孕育亲子2+1系列

孕产期百科全书

王 巍◎主编

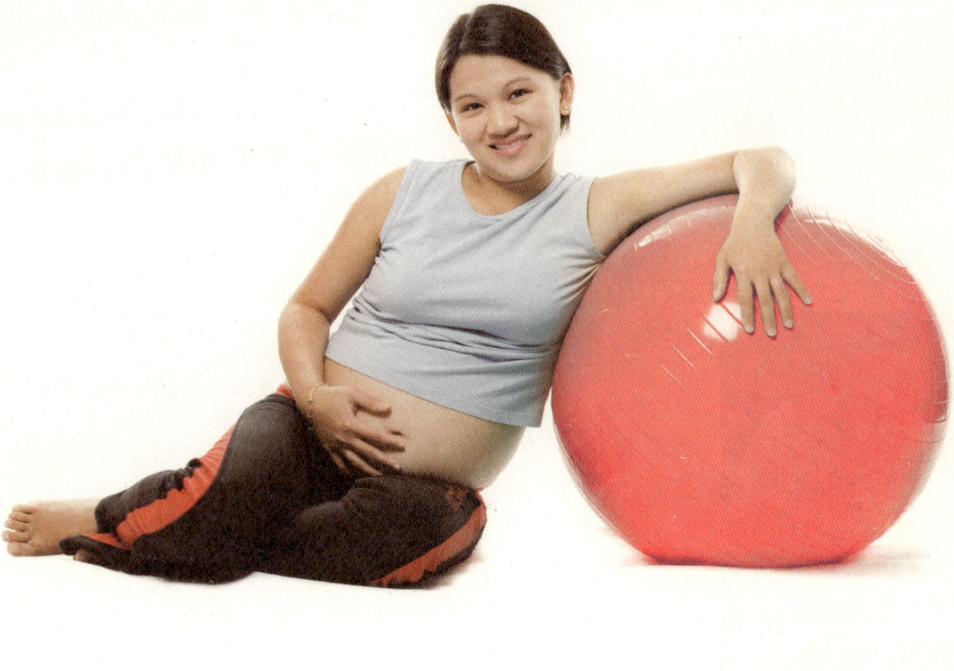

湖南科学技术出版社

目录

第1章 确认"有喜，迎接宝宝的到来

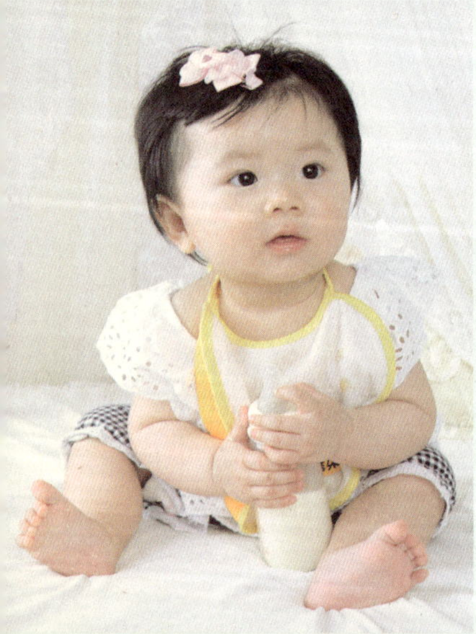

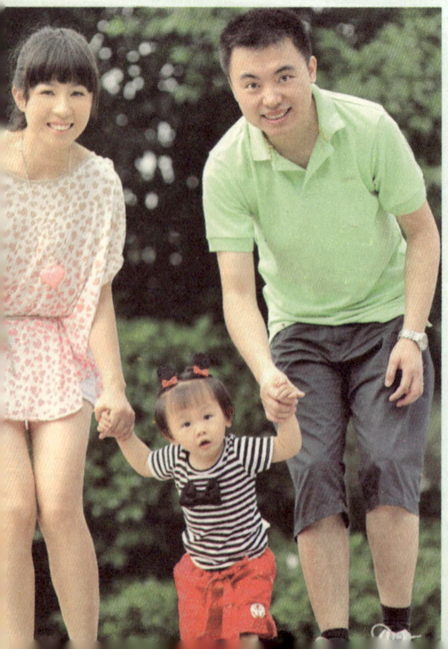

第2章 欣喜懵懂的早期妊娠

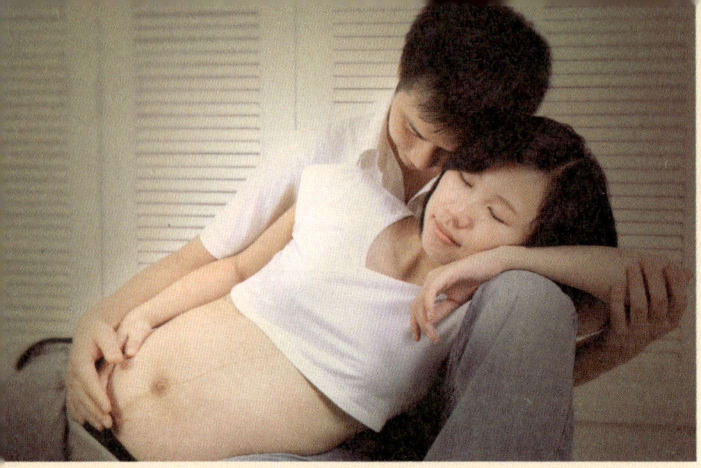

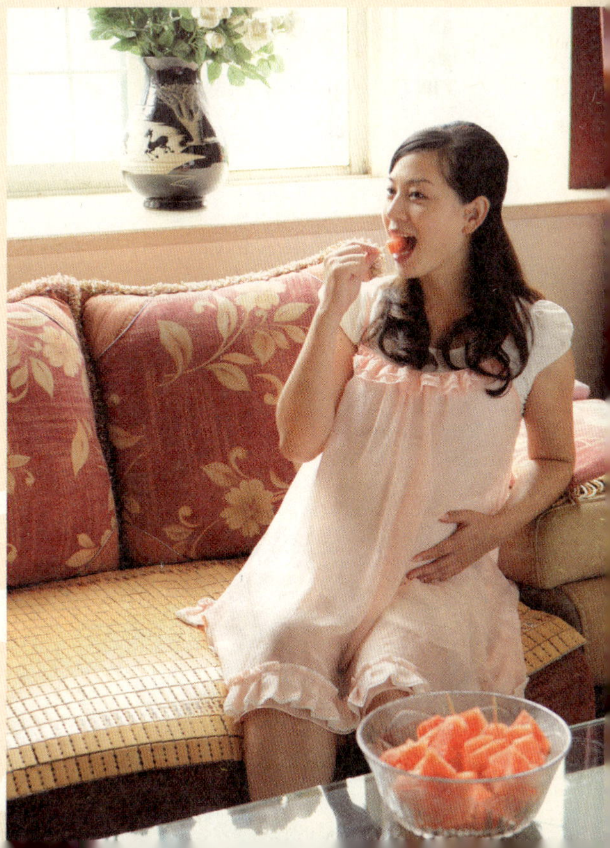

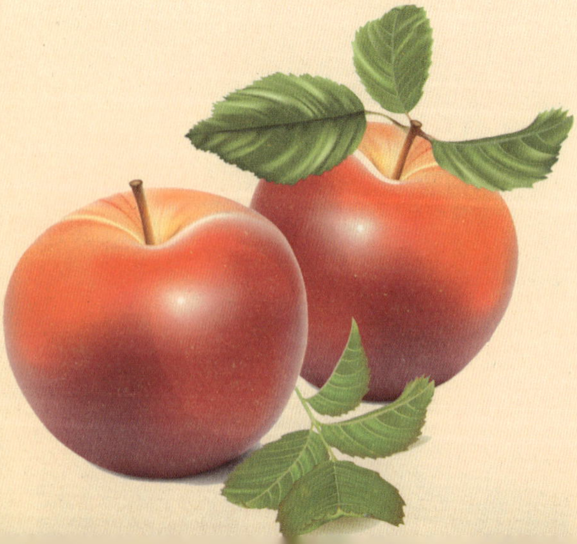

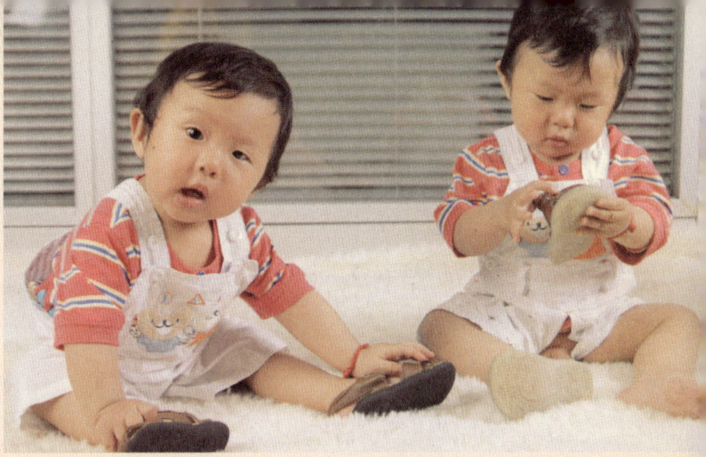

第3章 安心且“孕味”十足的中期妊娠

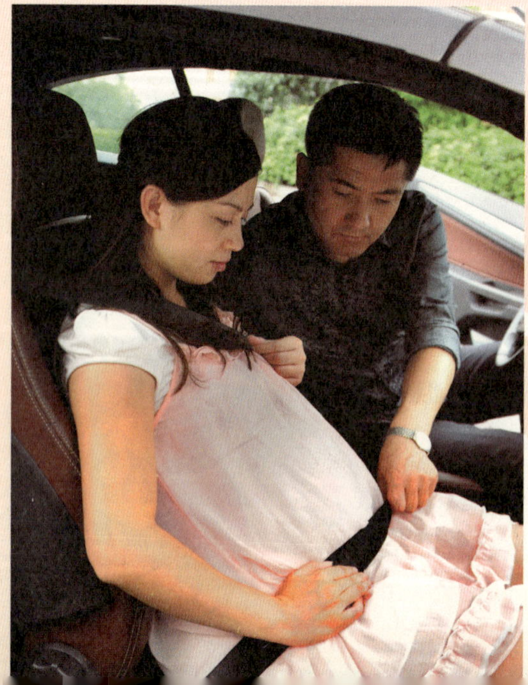

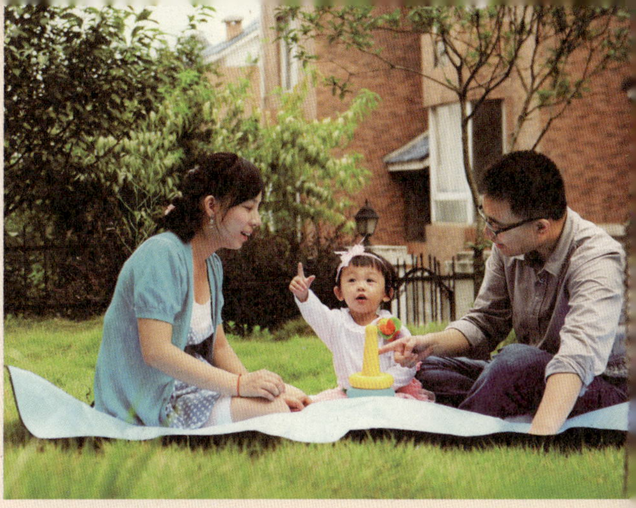

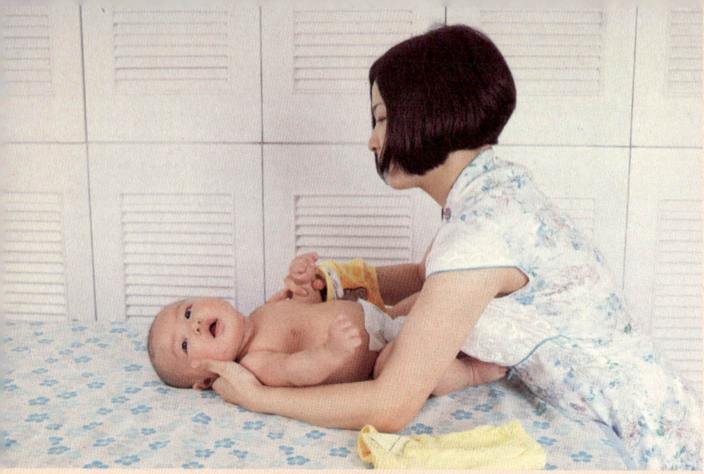

第4章 紧张且满心期待的晚期妊娠

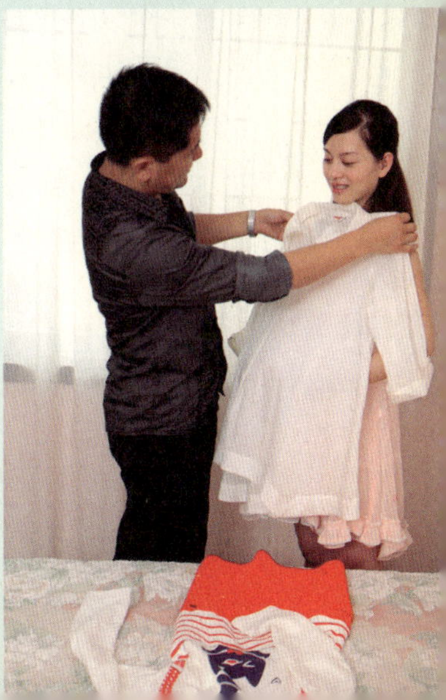

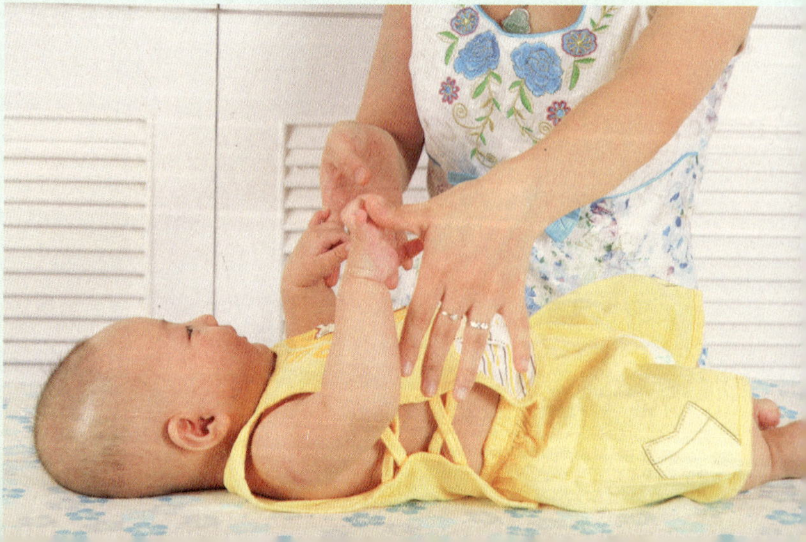

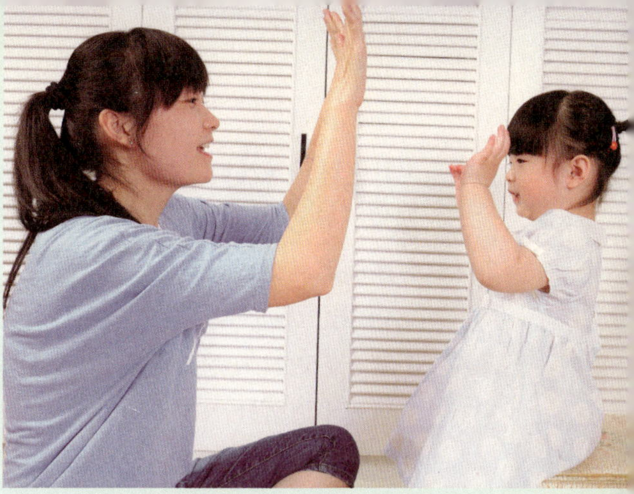

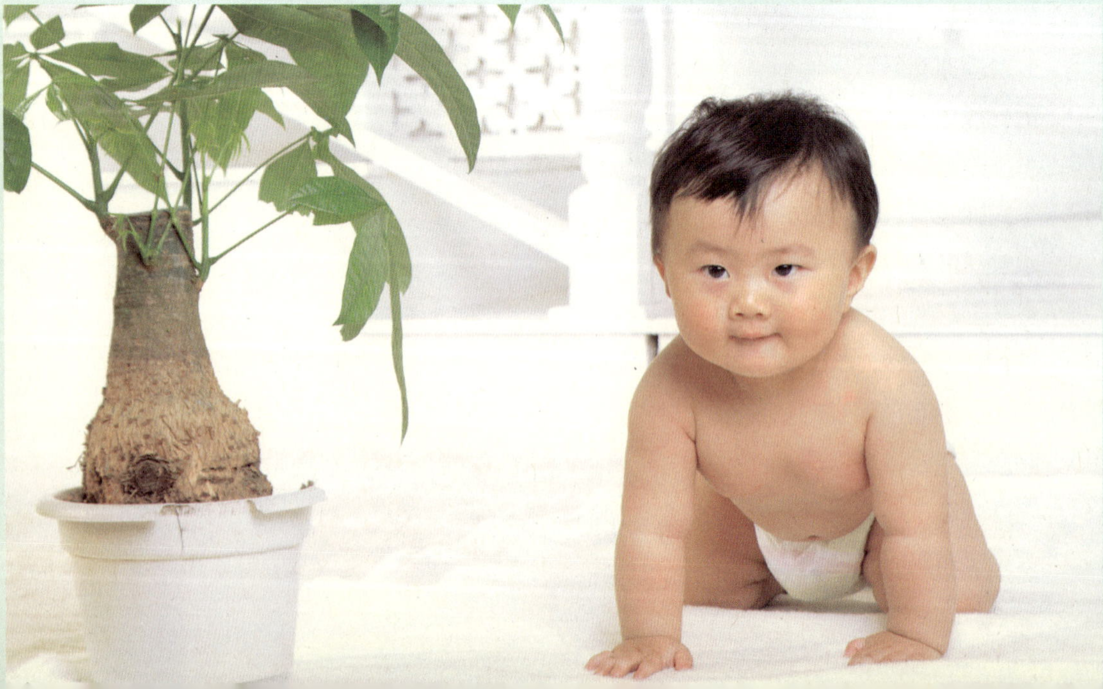

第5章 怀孕美容齐步走

第6章 产后护理

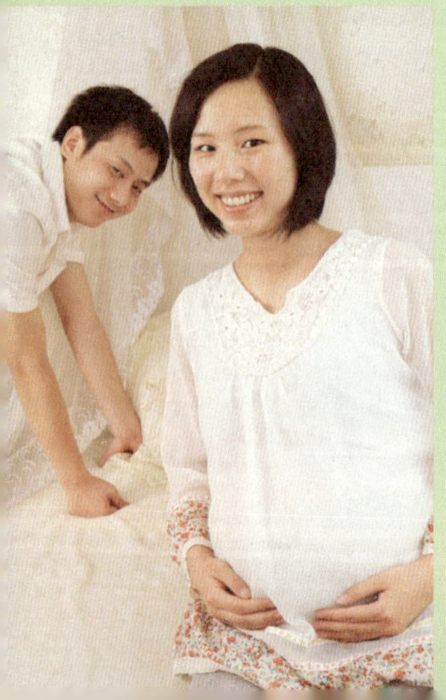

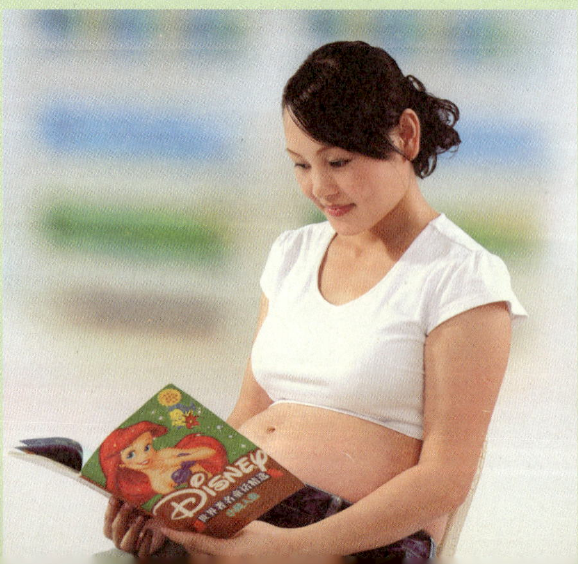

DISNEY

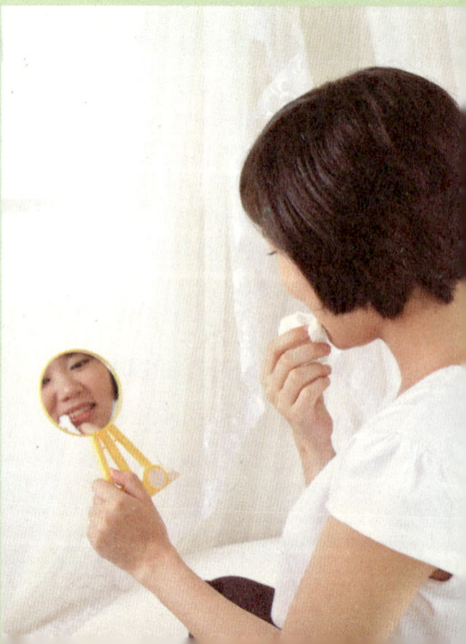

第1章 确认"有喜"，迎接宝宝的到来

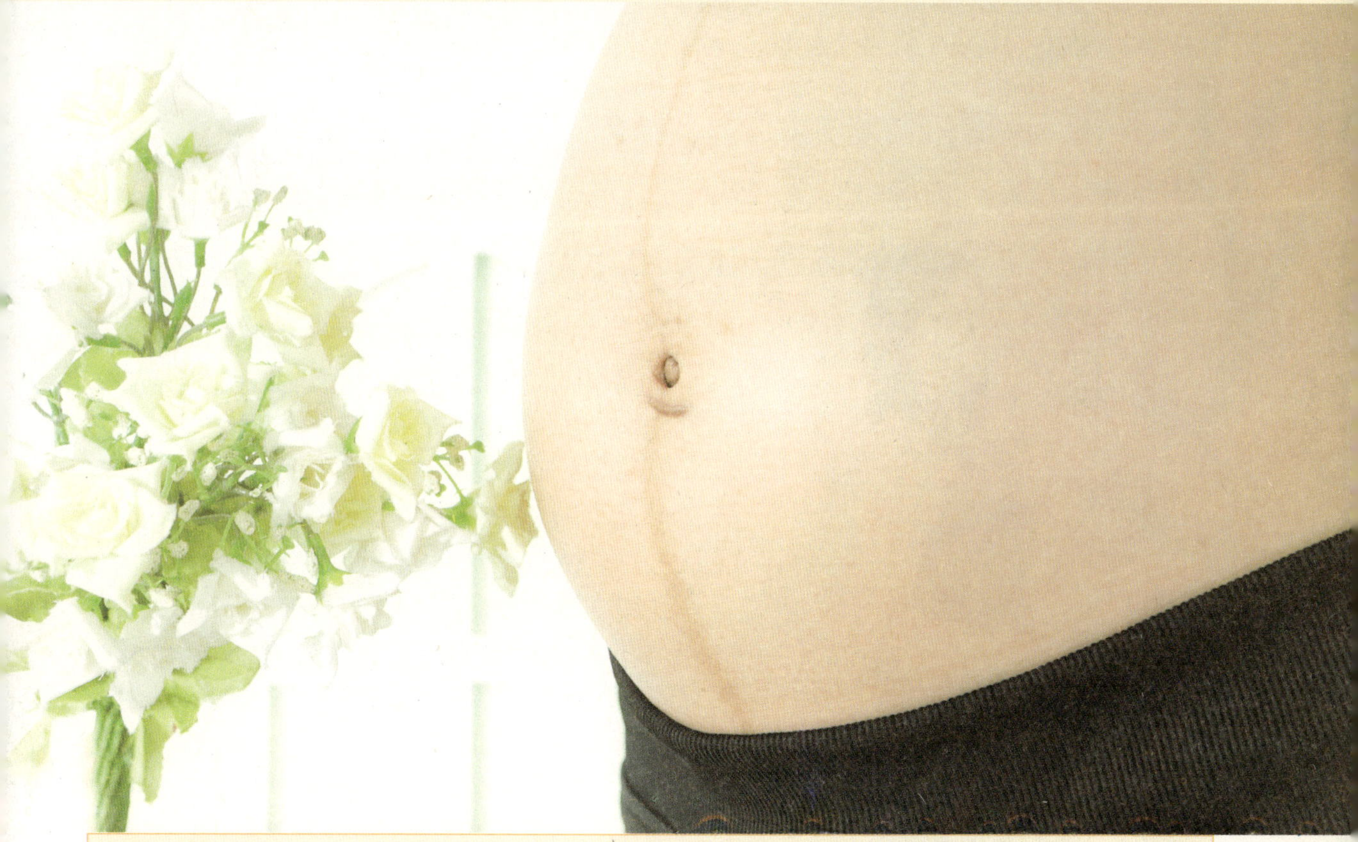

怀孕让女人的人生变得完整，让女人从女儿、妻子的角色向妈妈的角色转变。也许不经意间你已经为人母，也许你还在心怀忐忑地等待着宝宝的到来，也许，此刻宝宝已经在你的子宫"安家"了。

确认有喜

怀孕的自我检查

经历上个月的充满激情的“造人”仪式，你们播撒的爱情种子或许已经生根发芽了。此刻，他正安静地成长。刚刚怀孕的时候，基本上觉察不到身体的变化，但就身体而言，初期会出现发热、不思饮食等类似感冒的症状，如果胡乱吃药，不仅没有效果，说不定还会使宝宝畸形呢。所以在这段关键的时期，一旦不适，最好立即看医生。不过，身体还是会相继出现一些重要变化，来提醒准爸爸准妈妈可能怀孕了。

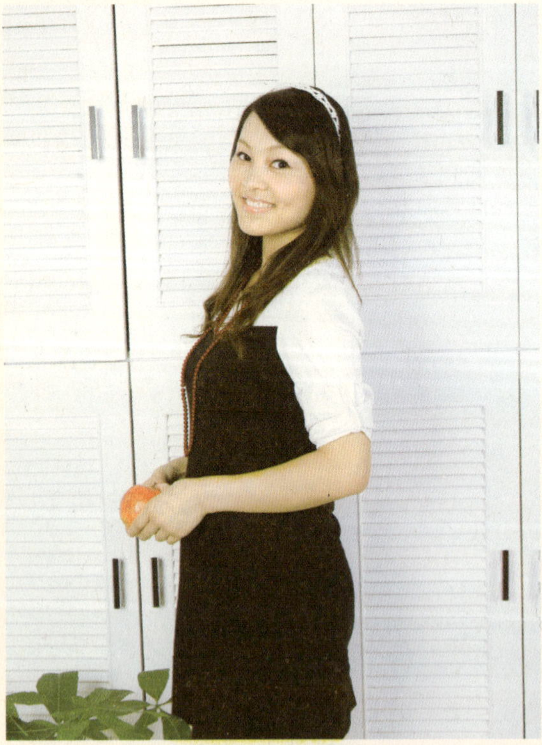

怀孕后身体会发生一些变化以提醒你怀孕了，但有些变化还不是很明显，比如已经怀孕4个月的妈妈。

停经

停经是指月经到期了还没有来潮。一个正常健康育龄女性的月经一向是按月来潮，如果婚后没有采取有效的避孕措施，且月经过期10天或10天以上，就很有可能是怀孕了。若停经已达8周，妊娠的可能性更大。值得注意的是，虽然怀孕的最重要症状是停经，但对有些育龄女性来说却并不一定是怀孕，反而有可能是妇科疾病的征兆，这时应当及时去医院检查，确定是否怀孕。

早孕反应

大多数女性在妊娠早期（停经6周左右）会出现头昏、乏力、嗜睡、食欲不振、喜吃酸性食物、厌油腻、恶心、晨起呕吐等反应，医学上称为早孕反应。

在怀孕初期，由于受增多的雌激素和孕激素影响，乳腺发育，乳房逐渐增大。孕妇会感到乳房胀痛、乳头坚实疼痛，初产妇更为明显。仔细检查，还会发现乳头及周围乳晕增大，颜色加深，乳晕上的小颗粒显得特别突出。

由于子宫增大，压迫盆腔内的膀胱，很容易产生尿意。因此，上厕所的次数变多，甚至1小时1次，这些情况都是正常的。但如果发现伴有尿急、尿痛和偶有发热现象，就要警惕是否患有膀胱炎，以便及时治愈。

基础体温可以反映安静状态下身体的新陈代谢情况。育龄女性的基础体温与卵巢激素的周期变化息息相关。排卵期间，体温会升高0.3℃~0.5℃，直到经前1~2天或月经第1天。如果基础体温上升但月经没有按时来潮达16天之久，则受孕的可能性比较大。如果持续3个月，基本上是怀孕了，但感冒、其他疾病也可使体温升高，这时需要及时就诊，不宜私自服用药物，以免误诊、误治，以保证身体健康安全。

有些女性在月经到期未来1~2周后，口味慢慢发生变化。可能平常喜欢吃的东西现在倒不爱吃了，有时吃过一次的东西就再也不想吃了，有些人突然很想吃酸的或者是辣的，还有些人什么都不想吃甚至要呕吐。这种情况一般到怀孕3个月之后会有所缓解或消失。

妊娠诊断

如果你出现了以上的某种或几种症状，但又不确定是否真的怀孕了，则应该去趟医院做早孕检查。所谓早孕，是指怀孕的时间是在12周之内。检查项目包括妇科窥器检查、白带检查、宫颈刮片检查、妇科三合诊检查、超声检查和其他检查。

1. 妇科窥器检查

此项检查主要是了解阴道和宫颈情况，排除孕妇的生殖器官发育异常，观察阴道黏膜是否充血，阴道分泌物的色、量、味是否正常，宫颈是否糜烂、有没有宫颈息肉存在，为宝宝的顺利出生做好基础工作，特别是对孕早期出血是否与阴道、宫颈有关的判断提供依据，为治疗提供参考。

2. 白带检查

此项检查主要是了解阴道内是否有滴虫、真菌存在，必要时还要进行支原体、衣原体和淋球菌检查。排除以上微生物，避免上行性感染诱发的流产。

3. 宫颈刮片检查

医生会要求怀孕的女性做宫颈刮片检查，主要是为了排除宫颈癌和宫颈肿瘤的发生，一旦发现肿瘤可以及时治疗，提高胎儿的生存率。

4. 妇科三合诊检查

此项检查主要是为了了解子宫大小与停经时间是否相符合，胚胎发育是否正常。当发现子宫大小与停经月份不符合时，需要B超检查，以排除子宫肌瘤、胚胎和子宫发育异常等情况。如果存在子宫肌瘤，需要估计生长部位、大小和是否因影响胚胎发育而需及时终止妊娠，并尽可能估计肌瘤的性质。同时，还需要检查双侧附件是否正常，增大的卵巢是因为怀孕还是因为疾病。若是怀孕引起，3个月后会自然消退；若是因为疾病，则需要及时治疗，以增加胚胎成活的可能性，降低流产率。

5. B超检查

B超检查主要是确定囊胚位置，如果没有看到子宫内的囊胚，则宫外孕的可能性很大。一般怀孕5~6周可看到囊胚，8周以内还可以看到胚胎数目，确定是否怀上双胞胎或多胞胎。

6. 其他检查

此项检查要根据自身情况而定。如患有心、肝、肾、甲状腺等疾病，需要请专科医生诊断继续妊娠是否会有危险。如反复自然流产的，孕早期夫妻双方咨询医生是非常必要的。

怀孕的好处知多少

“生还是不生”已成为一个困扰现代职业女性的难题。其实，生与不生，决定权在你自己，如果你在决定之前就已经有“不生”这个先入为主的观念，看看以下几个怀孕的好处，也许你的决定会更加冷静、理性。

夫妻感情更好

一些“丁克族”女性只顾享受着甜蜜的二人世界，却忽视了会出现的如性冷淡等问题，长久以往，夫妻之间再好的感情也会受影响。性冷淡表现为性交疼痛，对性生活提不起兴趣等。性交疼痛可能是由于子宫内膜异位症所造成的。子宫内膜异位症是指子宫内膜生长在子宫腔以外的位置，波及直肠等地方，导致性交疼痛。异位子宫内膜与激素有密切关系，如果你在适龄期怀孕，妊娠期孕激素分泌可使异位内膜受到抑制，性生活更协调，夫妻关系更好。

子宫内膜异位症的影响因素很多，一般认为与激素水平呈正相关。相关数据统计，35周岁仍未生育的女性发病率比正常生育女性高1.5~2.5倍。

家庭结构更稳固

在一个家庭中，由爸爸、妈妈、宝宝这三点所形成的家庭构架一定是稳定的，三者在这个小家庭中各自担任不同角色，正如一台人物众多的戏，精彩纷呈。因此，再也没有比养育一个宝宝，一个见证夫妻爱情的结晶所带来的“小日子”更有助于婚姻家庭的稳定了。

子宫及其部件更协调

相关数据统计证明，35~40岁仍未生育的女性患子宫内膜异位症、卵巢良性囊肿及卵巢癌的概率均高于正常生育的女性。

卵巢病变除了与激素水平有关系之外，还和心理健康有着很大关系。一般来说，未生育的女性在35岁以后如果没有强有力的精神寄托，会出现狂躁、抑郁、无助倾向，表现为小心眼、孤

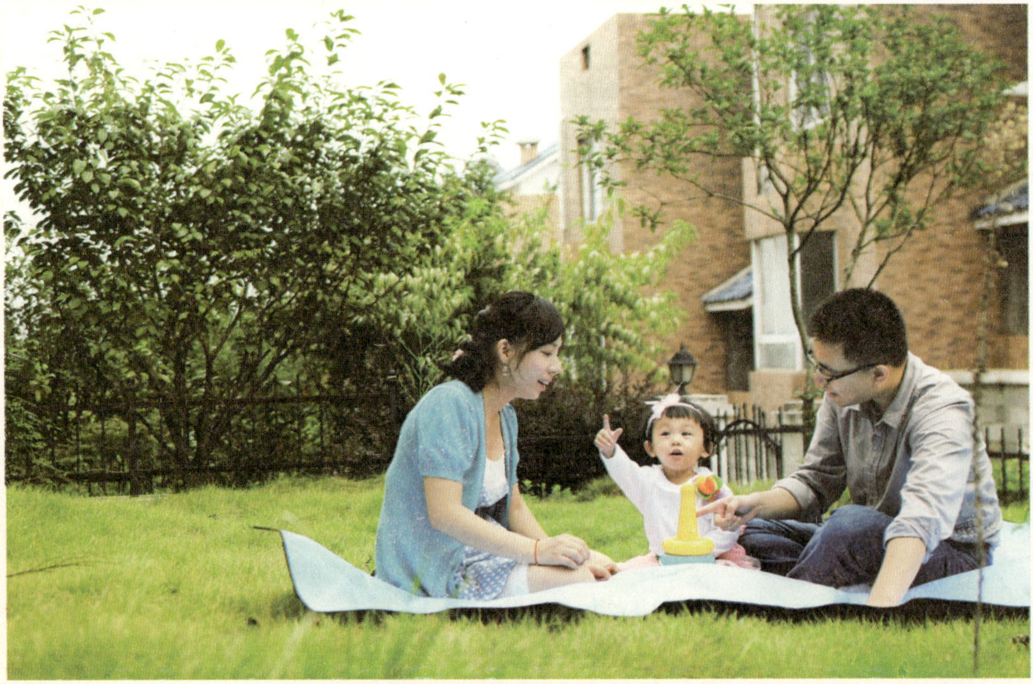

妈妈和爸爸带着女儿甜甜外出郊游，一家三口在野外玩得正起劲。

僻、爱钻牛角尖、对人尖酸刻薄、对事没有耐心等。医学上称为典型的“C型人格”（癌症倾向人格）。因为感情得不到很好地宣泄，这些负面情绪容易积压在心里，导致其身体内分泌系统失衡，从而引发癌症。

有了孩子之后，无论是工作还是生活，你都会找到一个情感寄托。开心时，你可以跟你的孩子（如果丈夫工作忙）一起大声笑，不开心了还可以跟孩子说说。你不要认为孩子太小什么都不懂，其实他们有着你想不到的洞察力和理解力，久而久之，你会为你的孩子更加理解你而开心、欣慰。

医学研究表明，人在情绪愉快的时候会分泌一种激素，调节身体内部的均衡，所谓“笑一笑，十年少”就是这个道理。

生育使你更加年轻

近年，逐渐增大的压力使精英女性群体出现早衰，那些身处高位的女性的更年期明显提前。人们一直以为生育会使女人衰老得更快，然而，更年期门诊的统计数据显示却不然：与丈夫分居的未育女性或离异女性，其更年期最早会在37岁左右出现；婚姻美满但不生育的女性的更年期推迟到45岁左右；而婚姻状况良好且生育的女性，其更年期最早要到48岁，甚至推迟到52岁左右才会出现。

女性一生中要成熟的卵细胞有400~500个，约30年排完。排卵停止，更年期便会到来，女性将步入老年时期。怀孕后和喂奶期间，卵巢暂停排卵，直到喂奶后4~6个月才恢复排卵。这段时期卵巢推迟了近20个卵细胞的排出，从而使已生育的女性绝经期推迟，换句话说，你就比别人更年轻啦！

让你散发出成熟女人的魅力

医学统计数据表明，未生育的女性在心理上远不如已经生育的同龄女性健康，因为没有宝宝这个角色，未育女性仅担任妻子的角色而缺少做母亲的体验，这也意味着，未育女性体会不到做母亲的责任，对丈夫一直处于依赖地位，内心空虚的她们会经常不断地求证丈夫是否会一直爱自己，“遥控”丈夫，但时间一长，丈夫很容易产生“审美疲劳”。他会觉得妻子永远是一株娇嫩的幼芽，需要他们不断地呵护，长此以往，他们会觉得很累，进而对她变得冷淡、麻木，甚至是对峙。可想而知，这时她们会变得多么歇斯底里。

已育女性由于同时担任妻子、母亲还有女儿、姐妹的角色，她们会有一种未育女性所没有的责任感，她们要照顾孩子、父母，这些经历会让她们迅速成长，从而就有了作为女人应该具有的情感与气质。有了寄托，空虚也就无懈可击，丈夫也就可以不用一直扮演呵护者的角色，做任何事情都要顾及“小”妻子，也就没有那么累，他会在偶尔空闲的时候注视你忙碌的身影，在心里默默地心疼你、爱护你。你身上散发出的那份他没有见过的成熟必然让他着迷。

同事们更加欢迎你

对于中低层白领女性们来说，35岁左右是一个分界点：在此之前，对未育女性来说，她们自由自在，精力充沛，负担少，因而成为职场的“冲锋者”；35岁以后，婚姻和家庭的双重作用使得她们识大体、懂得拿捏分寸，站在他人的角度思考问题，从而更受客户和上司的赞赏。

已育女性的这种宽容气质是在对孩子付出爱的过程中，在母亲、妻子的这个角色互换中

“磨”出来的。换句话说，当你在和一个从未经人事的宝宝相处后，你很难成为以自我为中心的人，你必须懂得自搭台阶，灵活处事，而这一变化也会慢慢作用于工作中，经历生儿育女后，你会和同事的关系更加和谐，共同语言也将更多，在这时，你的心情也会更愉悦，你的工作、生活将进入“良性循环”。

孕妈咪必须知道的这些数字

早孕反应出现的时间：妊娠第4周左右。

早孕反应消失的时间：妊娠第12周左右。

宝宝在肚子里的时间：40周，即280天。

预产期的计算方法：最后一次月经的第1天加上9个月零1周。

第一次产检时间：月经停止后3个月内。

首次胎动时间：妊娠第5个月内。

胎动的正常次数：每12小时30~40次，不少于20次，早、中、晚各测一小时，将测得的胎动次数相加乘以4。

早产容易发生的时间：妊娠第8~9个月内。

胎心音正常次数：每分钟120~160次。

过期妊娠：超过预产期14天。

临盆标志：见红、腹痛、阴道流液，每隔5~6分钟子宫收缩一次，每次持续30秒以上。

产程时间：初产妇12~16小时，经产妇6~8小时。

以上数字是每一位孕妈咪都应当知道的，如有特殊情况，应及时上医院。

孕期禁忌

忌孕前不进行咨询

年轻的父母总希望有个聪明、健康的孩子，尤其现在一对夫妇只生一个孩子，就更是如此。有些夫妇由于工作等方面的原因导致妊娠前疏忽，直到怀孕后才发现自己患上某种疾病，需要面临两难选择，要么冒险妊娠，要么终止妊娠。其实，很多问题在妊娠前检查中都是可以避免的。比如，夫妻有一方是遗传病携带者，其本人不发病，但是所生的孩子却有可能发病。凡是这样的父母，通过检查就可以查出，医生可以根据这种遗传病的遗传规律和方式，估计子代发病率有多大，从而对男女双方进行指导，这样，就可以减少身体不健康或智力有问题的孩子出生，不但减少家庭和社会的负担，而且可以防止这些遗传病在家族中延续。

有生殖系统疾病

由于女性生殖系统的特殊结构使女性患生殖系统疾病的概率明显大于男性。当女性患有阴道炎、附件炎、盆腔炎等生殖系统疾病未经及时治愈，在同房时有出现阴道流血的可能，其宫颈或阴道因患有炎症而红肿，炎症细胞会杀死精子或者阻碍精子与卵细胞受精，从而引起受精困难。且怀孕后，治疗阴道炎症的药物也会对胚胎有影响。引起胎宝宝的智力发育以及身体的综合素质。

因此，夫妻双方需要在计划怀孕前做全面的孕前检查，发现炎症及时治愈。

近亲结婚

我国古代一直都流传着这样的习俗，那就是表兄妹之间、堂兄妹之间、姐弟之间结亲，这种婚姻称为“亲上加亲”。现在，在我国一些封闭的地区还存在着这样的现象，以至于出现脑积水、脊柱裂、无脑儿、精神分裂症、先天性心脏病、癫痫等疾病的胎儿，使父母们“养之不能，弃之不忍”，最终会抱憾终身。

高龄妊娠

对女性来说，最佳生育年龄应该是在25～30岁之间，超过35岁再怀孕生育，会影响宝宝的健康和智商。因为女性在25~30岁之间是身体状况最佳的时候，随着年龄增大，女性的生殖系统，皮肤的弹性、骨骼关节的韧性，身体免疫力大大下降，怀孕后容易患上各种妊娠并发症，使宝宝患疾病的概率大大增加，还会出现难产、流产等不良后果。

妊娠知识答疑

哪些是高危孕妇

答：高危孕妇可分为七类人群。一是在年龄、体重、身体素质方面有危险因素的孕妇。大于35岁的孕妇属于高龄孕妇，因为身体整体素质下降，生育染色体异常的宝宝的概率较大，胎儿遗传缺陷的发生率也明显增高。这些产妇容易发生妊娠期并发症，如糖尿病、高血压等。由于骨骼及生理因素，高龄孕妇顺产的机会也可能减少，分娩时胎儿发生意外的可能性增大。

二是过胖或过瘦的女性。据统计，身高低于140厘米，体重不足40千克或超过85千克的孕妇发生难产的概率比较大。肥胖孕妇妊娠期并发症较多，胎儿肥胖还会导致难产。而腰身纤细的女性更容易在妊娠早期流产，特别是怀孕3个月内，这类女性比正常女性流产率高出72%。

三是幼年及青少年时期患过影响骨骼发育的疾病（如佝偻病、肺结核等）的孕妇和有生殖道畸形的孕妇。前者营养状况较差，疾病遗传给胎儿的可能性较大，后者则容易出现骨盆狭窄、产道异常而影响产程的正常进展，导致产程延长、胎儿窒息等意外。

四是有过不良孕产史的孕妇。如有过流产、早产、死产及新生儿死亡史的孕妇；分娩过巨大儿及低重儿、先天畸形儿的孕妇；有手术产（产钳、剖宫产等）、子痫史的孕妇；曾患不育症经过治疗怀孕的孕妇；妊娠期有过阴道出血的孕妇。这类群体的孕妇再次妊娠时发生危险的概率增加。

五是患有贫血、原发性高血压、血液病、心脏病、糖尿病、肾脏病、肝炎、甲状腺功能亢进等疾病的孕妇。

六是妊娠早期曾用过某些对胎儿有影响的药物，有过病毒性感染、接触过放射线等对胎儿有致畸作用的物质的孕妇。这些孕妇容易出现早产、流产或死产，甚至生出畸形儿或患有先天性疾病的胎儿。

七是患有妊娠并发症的孕妇，如妊娠高血压综合征和妊娠合并心脏病。另外，胎儿和孕妇本身的原因也可引起高危妊娠，如胎位不正、胎儿过大或过小、胎儿窘迫、胎儿生长受限、过期妊娠以及胎盘早剥、前置胎盘、产程延长、产时母亲大出血、感染等均可危及产妇和胎儿的健康安全。

此外，有家族遗传病史的孕妇都有可能发生高危妊娠。

虽然高危妊娠具有一定的危险性，但孕妇也不必过分紧张。只要在妊娠前做好咨询，妊娠期定期做好产前检查，积极配合医生做好孕期保健就能避免。

第2章 欣喜懵懂的早期妊娠

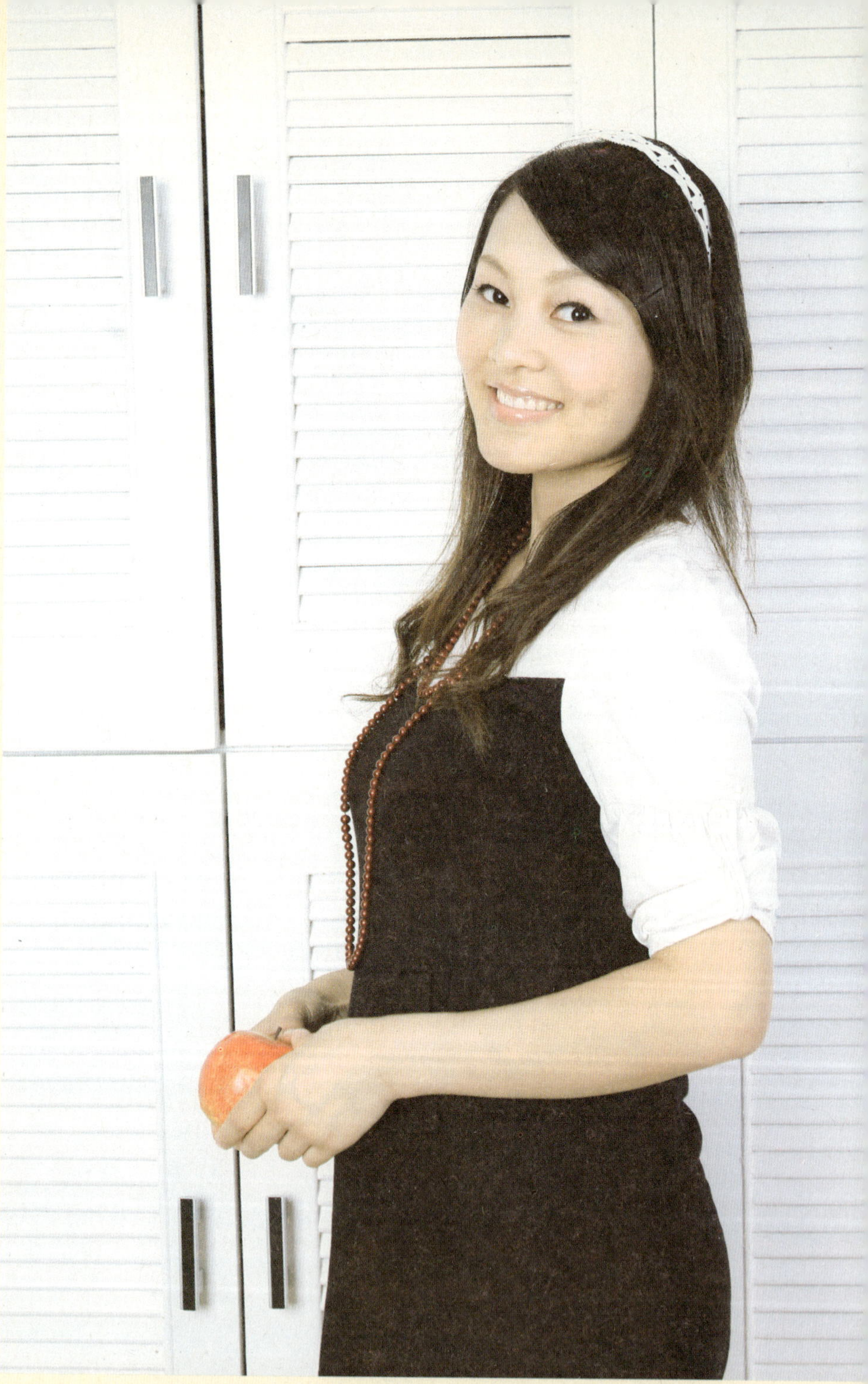

早期妊娠包括第1个月到第3个月这段时间。这期间，孕妈咪的体形基本上没有变化，值得注意的是，确定怀孕后要做好营养储备，以防孕吐严重导致胎儿缺乏营养。

第1个月

胎儿状况

受精卵直径约0.2毫米，在受精5~6天后着床，然后慢慢分裂。才刚刚成形的宝宝在这个阶段被叫做“胚芽”，胚芽表面被绒毛组织，即细毛样突起的组织覆盖着，这个组织不久将形成胎盘。8周左右的胚芽，其大小肉眼刚刚能看到，重量不足1克。从外表上看不具备人的特征，身体二等分，头部非常大，占身长的一半，直接连着躯体，有长长的尾巴，其形状很像小豆芽，虽然太小还看不清楚，但四肢都已经有了，脑、脊髓等神经系统，循环器官的原型，几乎都已出现。心脏从第二周末开始形成，第三周左右开始搏动。肝脏和脐带也在这个时期开始发育。眼睛和鼻子的原型还未形成，但嘴和下巴的原型已经能看到。

虽然宝宝还不具备人的模样，但是男是女在受精的那一刻就已经决定了。另外，宝宝的肤色、发色、身高等特征也因爸爸妈妈的基因而独一无二。

孕妈咪体征

在这个月内，孕妈咪难以发现自己已经怀孕，因为这段时间还没有任何怀孕迹象，距离下次来例假也还有一段时间。

这段时间，乳房因为黄体素的作用慢慢增大，乳头颜色变深，乳晕上的小颗粒也会显得特别突出。子宫壁增厚，也变得比较柔软，以保护刚刚成形的胚胎。

在这个时期，有些孕妈咪会比较敏感，她们有可能会出现全身乏力、轻微发热、嗜睡等类似感冒的症状，还有些孕妈咪甚至会出现恶心、呕吐、消化不良、胃口改变、喜食酸性食物等早孕反应。

孕妈咪的吃

本月的必需营养素

叶酸、蛋白质、脂肪、碳水化合物、水、钙质、B族维生素、碘无机盐、铁、磷、锌、矿物质。

要注意补充蛋白质

一般说来，孕妈咪一天需要补充的蛋白质是60~70克。而蛋白质一般多来自动物性食物，因此，素食的孕妈咪要特别注意，以防蛋白质摄入不足而影响胎宝宝的健康发育。动物肝脏、禽肉都含有丰富的蛋白质，孕妈咪可适量食用。

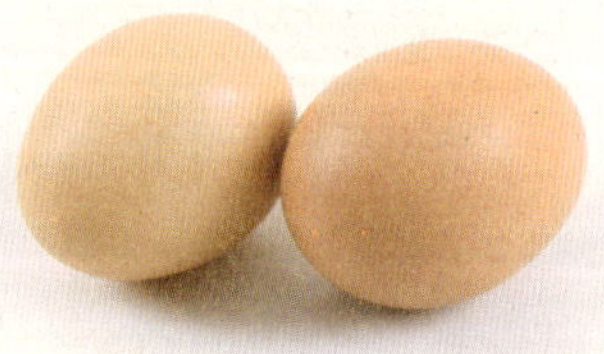

鸡蛋中含有丰富的优质蛋白质，可适量多食用。

要注意补铁

如果孕妈咪贫血，容易生下早产儿或体重过轻的宝宝。在补充铁质时，最好与富含维生素C的食物一起食用，如猕猴桃、葡萄、柑橘或绿叶蔬菜等，以促进铁质更好地吸收。在补充铁质时，还应避免与牛奶、咖啡、浓茶等同食，以免阻碍铁的吸收。

妊娠早期进补的黄金守则

一是要及时补充叶酸。

叶酸是一种水溶性B族维生素，又称维生素BC或维生素M，能促进蛋白质的代谢，与维生素B_{12}共同促进红细胞的生成和成熟，是制造红细胞不可缺少的物质，也是机体细胞生长和繁殖所必需的物质。

研究表明，人类（或其他动物）缺乏叶酸可引起巨红细胞性贫血以及白细胞减少症。此外，研究还发现，如果孕妇在妊娠头3个月内缺乏叶酸，可导致胎儿神经管发育缺陷，从而增加裂脑儿、无脑儿的发生率。因此，叶酸对孕妇尤其重要。

孕妇补充叶酸，可防止胎儿体重过轻、早产以及胎儿唇腭裂（兔唇）等先天性畸形。因此，为了提高宝宝的优生率，孕妈咪在孕前、孕初应及时、适量补充叶酸。

叶酸含量较高的食物有：猪肝、猪肾、鸡肉、牛肉、羊肉等动物肝脏、禽肉；还有豆类、坚果类食品以及新鲜水果，如香蕉、柠檬、桃子、李、杏、杨梅等，值得一提的是，猕猴桃中含有的叶酸尤其丰富。

二是要特别注意维生素B_{12}的作用。

维生素B_{12}是人体三大造血原料之一，因为它唯一含有金属元素钴，因此又称维钴胺素。食物中的维生素B_{12}进入人体内与蛋白质结合，在胃蛋白酶及胰蛋白酶的作用下被释放，与胃黏膜细胞分泌的内因子结合后在回肠被吸收，进入血液循环后储存在肝脏，吸收利用后主要经尿液排出，部分从胆汁排出。

维生素B_{12}对维护神经系统健康、参与神经组织中脂蛋白的形成起很大的作用；它促进蛋白质的合成，对婴幼儿的成长发育意义重大；还能促进红细胞的发育和成熟，预防恶性贫血；亦能消除情绪不安，集中注意力，增强记忆。

缺乏维生素B_{12}时，容易出现恶性贫血，导致女性月经不调、恶心、食欲不振、体重减轻、眼睛及皮肤发黄、皮肤出现局部小红肿、记忆力减退，非常不利于胎宝宝的发育。

维生素B_{12}含量较高的食物有：动物肝脏、牛肉、猪肉、鸡肉、鱼类、蛤类、蛋黄、牛奶、乳酪、乳制品。

提醒：维生素B_{12}很难被人体直接吸收，它与叶酸、钙质一起摄取，可产生最佳效果。

三是饮食重“量”不如重“质”。

在妊娠期间，孕妈咪对营养的需求大大增加，这是因为孕妈咪不仅要保证胎儿的器官和骨骼的正常发育，还要满足自己的营养需求。

若是孕妈咪妊娠前过胖，此阶段的饮食很关键，建议不必增加饮食数量，超过的“量”不仅不会增加胎宝宝的营养，反而会增加自身的体重，使孕妈咪身材臃肿、笨重。若是孕妈咪妊娠前过瘦，那就要通过妊娠期食补来增加营养，使体重达标。体重处于标准范围的孕妈咪，每日增加2093千焦热量就已经足够，这些热量相当于100克坚果类食物，只要保证摄入的食物的营养价值，均衡摄取营养，保持适宜的体重增加，饮食量可以根据自己的食欲而定。

让孕妈咪谈“流产”色变的食物

每位孕妈咪都会谈“流产”色变，好不容易才盼到想要已久的宝宝，尽管还要经历“十月怀胎，一朝分娩”的艰辛，但各位妈咪都会勇敢地坚守。不过，如果稍有不慎，宝宝就会悄悄“溜走”。因此，孕妈咪要特别注意饮食，一方面要注意营养均衡，另一方面，也要注意有些食物会对自己或宝宝带来不良后果。比如说以下几种常见食物。

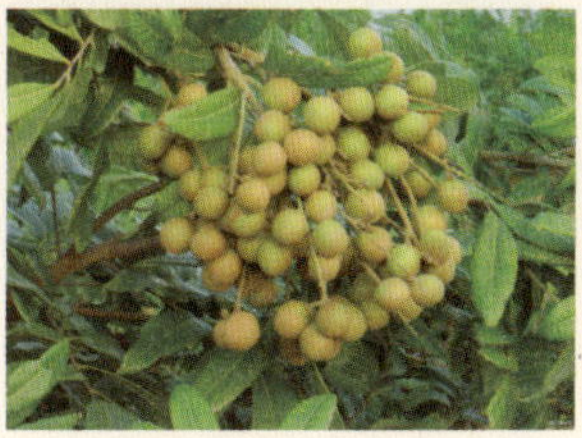

桂圆

新鲜桂圆又称“龙眼”，其果肉晶莹剔透，营养丰富，极受欢迎。怀孕后，身体处于阳盛阴虚，气有余而血不足的状态。中医主张胎前宜凉，而桂圆性热，孕妇食后使阳气妄行，势必引起腹痛、阴道出血等先兆流产。因此，为了避免流产，应慎食桂圆。

田鸡

田鸡因肉质鲜嫩、味道可口而为人们所喜食。殊不知，吃田鸡对人体的健康危害很大，对孕妇的危害就更大。有人剖检300只虎斑蛙，发现在179只蛙的肌肉中就有383条裂头绦虫的幼虫。这些幼虫寄生在虎斑蛙的内脏中，有极强的活动能力且耐高温，尤其善于钻孔，孕妈咪一旦被幼虫感染，很可能通过胎盘侵害宝宝，造成宝宝畸形。此外，农田长期施用各种农药，青蛙捕食了被农药施过的害虫后，农药成分残留在体内，如果长期大量食用蛙肉，其危害可想而知。

山楂

山楂开胃消食、酸甜可口，是很多人的最爱。妊娠期间，口味改变，不思饮食，而山楂是最易被想到的开胃食品。但对孕妇来说，还是不要食用为好。

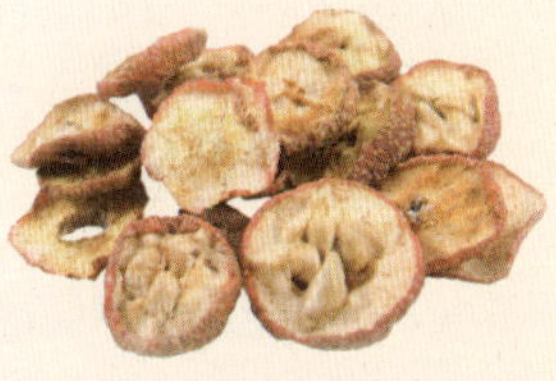

山楂虽然味甜可口，但孕妇不宜食用。

研究表明，山楂有兴奋子宫的作用，孕妇食用山楂及其制品，可刺激子宫收缩，导致流产。因此，孕妇最好忌吃山楂及其制品。

甲鱼

甲鱼味道鲜美，含丰富、优质蛋白质，壳为名贵中药材。甲鱼虽然滋补，却并非人人皆宜。甲鱼性寒，有较强的通血散瘀的作用，因而有堕胎之弊，特别是甲鱼壳的堕胎之力强于甲鱼肉，因此孕妇不宜食用甲鱼。

马齿苋

马齿苋既是中草药，又可做菜，其性寒，对子宫有明显的兴奋作用，因此，孕妇不宜食用。

芦荟

一直以来，芦荟被人们称为排毒养颜圣品，它对治疗便秘有显著功效，但孕妇却不宜食用。因为芦荟在体内分解后产生的芦荟大黄素对肠黏膜有较强的刺激作用，可引起恶心呕吐、腹痛腹泻，甚至出现便血，严重者还可能会使肾脏受到损伤；芦荟还会使女性骨盆器官充血，兴奋子宫，孕妇食用可导致流产。

本月推荐零嘴儿

豆类食品

大豆营养丰富，其中的氨基酸和钙更是大米、面食中所没有的。人的大脑中极为重要的谷氨酸、赖氨酸、天冬氨酸、精氨酸在大豆中的含量分别是大米的6倍、12倍、6倍、10倍，由此足以见得其对大脑的发育作用之大。大豆中含有的优质蛋白质是首选的健脑食物，有利于人体智力活动。如果孕妇在妊娠前没有吃豆制品的习惯，妊娠期不妨在自己闲暇之余，到小炒货店买些炒黄豆、豌豆、蚕豆等在无聊的时候嗑嗑，嚼在嘴里满口留香，会让你有饱腹感，同时还可以给宝宝补脑，更何况，大豆还可以美容，正所谓“一箭三雕”。

孕妈咪的穿

妊娠早期，孕妈咪的体形变化不明显，在穿衣服方面不需要特别强调，只需根据季节选择衣服就行了。但在衣服的面料方面，要尽量选择纯棉、纯麻的。在选择衣服时应稍微注意以下几点。

孕妇容易着凉，原则上应优先选择保暖的衣物，方便穿脱和活动就行。爱穿裙子或者是因为工作关系必须穿裙子的孕妈咪最好选择上小下大的A字裙；也可以选择上下装分开的套装；紧身、短小的裙子则不适宜。在颜色方面，选择色调明快的好。

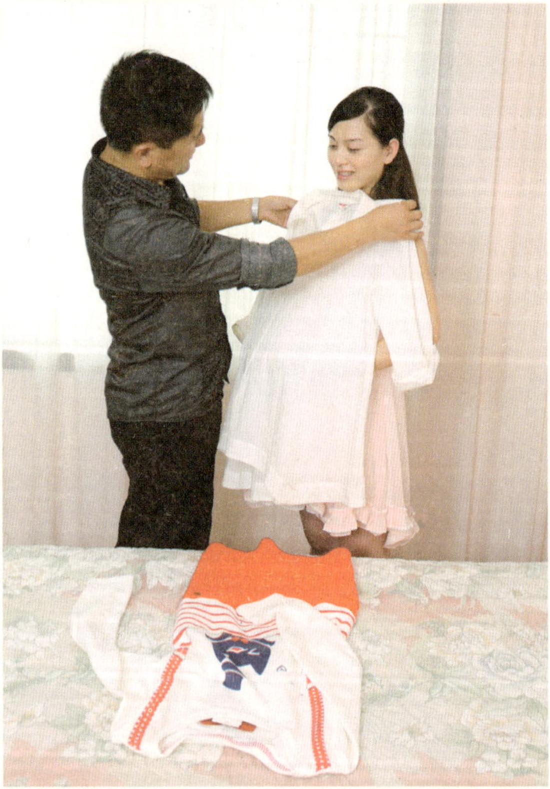

准爸爸给妻子买的孕妇装既时尚又实用。

在选择内裤和胸罩时要注意的几点：不买紧身裤，更不能束紧腰带；内衣必须选用纯棉的，胸罩选前开式的方便穿脱。

选择鞋子要注意的几点

鞋跟不宜太高，在2~3厘米之内就好，最好选择平底鞋。鞋身应柔软，鞋底要有防滑纹，需要特别注意的是，不要穿容易掉出来的鞋，以防跌倒。由于怀孕后身体重心前移，穿高跟鞋会使腹压增加，导致宝宝生长受到阻碍，身体也很容易疲劳，所以，严禁孕妈咪穿高跟皮鞋、凉鞋。

得体、大方而又舒适的装扮能让孕妈咪由内而外散发出一股迷人的风采，气质十足。

孕妈咪的住

宝宝已经在你的子宫中“安营扎寨”，妈妈的一言一行都会影响到宝宝，俗话说“近朱者赤，近墨者黑”，环境对人的成长有很大的影响作用。在孕期，为你和宝宝营造一个好的环境，开始你们的母爱之旅吧。

房屋整齐干净

孕妈咪居住的屋子应该干净整齐、安静舒适、宽敞明亮、通风条件好。居室中的温度应控制在20℃~22℃之间。温度过高容易使人疲乏无力、烦躁不安，还会杀死宝宝的脑细胞，影响宝宝的大脑发育；温度太低容易感冒。室内50%的空气湿度既不会让人觉得口干舌燥，皮肤缺水，又不会让被褥发潮，患关节炎。

居室物品便于拿放

居室中的物品要放在便于孕妇拿放的高度，不需要爬上爬下，以免孕妇跌倒撞到。当房间东西多的时候，不妨先整理归类，清理空间，然后用优美宜人的风景画、油画或镜子来开阔视野，有助于孕妇放松心情、陶冶性情；另外，还可以在室内悬挂宝宝照片，让孕妈咪对着照片想象肚子里的宝宝的样子，这也算是一种想象力胎教。

卧室要注意色彩搭配

色彩可以影响人的心情，起到调节心理的作用。可以选择女性喜爱的颜色来装饰孕妈咪的卧室，比如粉红色、淡绿色、天蓝色等。

最后一点也是极为重要的，那就是房屋内不能有噪声。噪声会使孕妈咪心浮气躁、听力下降，还会使宝宝不安，严重的会使宝宝的脑功能发育受阻。但过于安静也是不可取的，它会使孕妈咪感到孤独、寂寞，宝宝也得不到听觉刺激。建议家中常播放一些胎教音乐，让孕妈咪愉悦性情。

远离宠物

现在人愈来愈流行养宠物，但家中有孕妇的最好不要豢养宠物。因为这些小动物满地跑，随便播撒致病微生物。宠物猫身上有潜藏的病毒、弓形虫、细菌，普通人一旦接触后很容易染上疾病；这些治病微生物还可经血液到达胎盘，破坏胎盘的绒毛膜结构，造成母体与胎儿的物质交换障碍，使氧及营养物质无法输送给胎儿，使胎儿的排泄物无法及时排除，从而阻碍胎儿的新陈代谢，导致流产、胎儿宫内发育迟缓、死胎。除此之外，慢性缺氧会导致胎儿发育迟缓或死胎，弓形虫会引起先天性心脏病、脑积水、小头等多种胎儿畸形。

因此，为了自身和宝宝的健康，在孕期的这些日子，孕妈咪要远离宠物。

孕妈咪出行

在妊娠早期，孕妈咪的身材变化还不是很大，身子也不是很重，居家孕妈咪可以外出散散步，逛逛公园。孕妈咪的出行都有哪些需要注意的呢？

尽量少驾车

其实，怀孕后应尽量减少驾车外出的次数。因为在开车时，不管怎样注意都会对孕妈咪的腹部、腰部产生刺激，而且在开车时根本就不知道什么时候会有紧急刹车，这些都会造成孕妇过度紧张，不利于安胎，尤其在孕早期，流产的可能性也会增大。怀孕后由于体内黄体素的作用，孕妇容易疲劳，注意力、反应都比平常迟钝，因此交通事故的概率要上升许多。

需要提醒孕妈咪的是，在不得不开车时，一定要更加小心、谨慎，安全带尽量不要绑在腹部，而应当系于近腹股沟的部位。在紧急刹车时，千万不要撞到腹部，伤到胎儿。

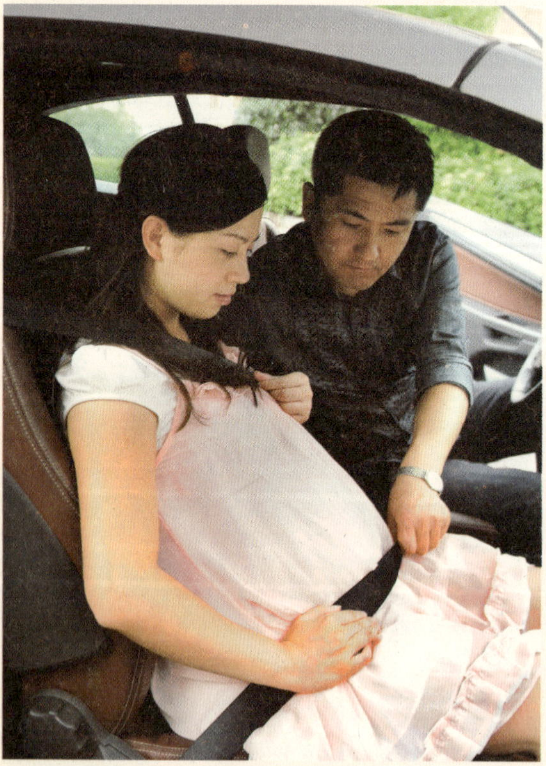

准备出门了，准爸爸轻轻地给妻子系上安全带。

在骑自行车时，应尽量选择平坦的路，且骑车时间不宜过长。因为路面坑坑洼洼会使孕妇颠簸，长时间骑车会使盆腔充血，容易流产。

搭乘交通工具要多多注意

在坐汽车时，为了避免疲劳、腰酸背痛，出门时可以带上一个坐垫或抱枕，用来缓冲震荡。上班族女性经常要搭乘公共汽车上班，为了防止腹部受挤压，上车后应当找个座位坐下来，下车时不要挤在人群中，下车不要走得太急，等车停稳再走以免摔倒。为了防止在公交车上呕吐，应在上班前吃点东西以防止强烈的空腹感，也可以随身带上一两包自己爱吃的饼干或者小零食充饥。应对呕吐，还可以带上随身听，放些自己喜欢的轻音乐或者胎教音乐，小声哼唱歌曲。如果还是不行的话，可以咨询医生，让医生开一些抑制呕吐的药物。这样，白领妈咪上班就可以轻松搞定啦。

孕妈咪走路上班要注意的：如果孕妈咪住的地方离公司不是很远的话，走路上班是首选方案。不仅能呼吸到新鲜的空气，还能保持一定时间的运动量，很适合不爱运动的孕妈咪，慢走还能有效防止静脉曲张、水肿、痔疮、过度肥胖的发生。但步行的时间不宜过长，以不超过30分钟为好，走路的节奏不能过快，以免被裤子或脚绊倒。

本月疾病早防

怀孕后，孕妈咪的抵抗力下降，很多病毒容易“趁虚而入”。以下介绍几种孕妈咪孕期常见疾病及其防治，以供参考。

感冒

冬春季节，天气寒冷，一不小心就着凉感冒。在感冒的多发季节，进入人群密集的公共场所，或者是接触感冒的病人，都有可能会感染病毒，患上流行性感冒、病毒性感冒等。对孕妈咪来说，可能会并发肺炎、心肌炎、哮喘等，导致胎儿畸形，也有可能使宝宝出生后体弱多病，而且感染的次数越多，影响也就越大。在平时，吃点感冒药就没事了，但是，现在是特殊时期，孕妈咪不能随便用药。

轻度感冒，仅有流鼻涕、打喷嚏等不一定要用药，只需注意加强保暖，服用些维生素C，多饮热开水即可。

中度感冒，出现高热、咳嗽较剧烈时，则应该去医院治疗，并在医生的指导下用药。可以用毛巾冷敷退热。具体做法是：把毛巾打湿，稍微拧干水，放入冰箱4~5分钟，取出放置于额头即可。或者用40%的酒精擦颈部及腋窝降温。或者取新鲜生鸡蛋一枚，最好是土鸡蛋，去黄备用，准备一个小酒杯，将蛋清打入小酒杯中，用一块柔软的比较薄的纯棉手帕（以前用来擦鼻涕的小手绢最好）包住杯口，倒置，在胸口打圈揉擦，注意不能用力太大。这种情况要特别注意休息，多饮热开水。

重度感冒，高热不退、咳嗽不止、头晕目眩，如果孕妈咪有以上症状，应立即上医院诊治，在医生的指导下打针用药，且在病愈后到医院做产前检查，以及时了解胎宝宝的状况。养病期间要注意保持充足睡眠，多喝开水，多吃新鲜水果、绿色蔬菜，特别是病愈后要加强营养，在饮食上应忌食太油腻以及太刺激的食物，及时补充高蛋白、高维生素的食物。

孕妈咪感冒应该以防为主

在妊娠期间，要注意保持充足睡眠，坚持每天半小时的午睡。注意日常卫生，不吃没有洗净的水果，不贪吃冷饮，加强锻炼，以增强身体免疫力。另外，在冬季要注意保暖，不能因为爱漂亮而穿得少，俗话说得好："爱得俏，冻得叫。"不要在人口密集的公共场所逗留太久，不接触感冒的病人，房子要注意通风换气。居室要勤消毒，具体做法是：将鹅卵石加热后放在铁瓢中，将陈醋淋在鹅卵石上，用冒出的蒸汽熏蒸房子，没有鹅卵石也可以将陈醋直接倒在铁瓢中加热，用冒出的蒸汽熏蒸房子。

要保持良好的心情，因为好的情绪是一剂良药。想到在不久后的几个月就要做妈妈了，想想看宝宝是多么的健康、可爱，你抵抗疾病的信心就会倍增，疾病也会知难而退。

孕妇感冒了，千万不要随便用药，否则会造成难以挽回的局面。

妊娠期抑郁症

如今，"抑郁症"已经成为困扰人们的又一顽疾，如不能及时疏导，会对以后的生活、工作带来很大影响。因此，无论是赋闲在家、专心养胎的孕妈咪，还是仍旧在上班的白领妈咪，都要积极预防抑郁症。

由于怀孕后身体会发生一系列的变化，体内的激素水平失去平衡，情绪也很容易受到影响。再有就是怀孕后，有些孕妈咪长期闲适在家，无事可做，容易想东想西，还有些孕妈咪仍顶着巨大的压力在工作，这些都有可能诱发抑郁。她们要不就是为腹中宝宝的健康、未来担忧，要不就是为产后返回工作岗位难担忧，于是对未来做漫无目的猜想，对任何事情都提不起兴趣，经常闷闷不乐、郁郁寡欢，要不就是脾气暴躁，经常头晕想睡觉，再加上丈夫忙于工作，疏于照顾她们，几种因素加起来，最终导致恶性循环。

根据以上诱因，应采取相对应的措施。

1. 给自己找点事情做。可以是些简单的家务，如打扫卫生；整理一下自己孕前那些漂亮的衣服；给自己做服饰搭配，还可以外出购买搭配饰物；找来食谱，给自己或爱人做些简单的小吃，既营养开胃，又打发时间；还可以找些经典的文章来读，比如《论语》、《离骚》等；如果喜欢理科，可以看一些简单的算术、定理，有兴趣的话还可以自己尝试去推理，既可以锻炼自己的思维，又可以当做胎教。

2. 出去散散步，逛逛公园，看看美丽的风景，放松身心。

3. 学会调节情绪，经常暗示自己：心情好好，聪明宝宝。

4. 偶尔打个电话给上司，聊聊天，了解一下工作信息，交流应对方法。也可以参加一些社交活动，不给自己多的时间去空想。

5. 在丈夫下班以后给他捶捶背、按按摩，在他放松之后可以对他撒撒娇，让他看看他宝宝的妈咪，抚摸还在腹中的宝宝，夫妻俩轻言笑语，一家人其乐融融。

宫外孕

宫外孕又称异位妊娠，它是指受精卵在子宫腔以外着床发育。正常的妊娠应该是精子和卵细胞在输卵管受精后游向子宫，在子宫腔内着床发育成胎儿。由于子宫内膜异位、慢性输卵管炎、输卵管发育不良以及结扎后再通或者受精卵外游等原因使得受精卵在子宫腔以外的地方着床发育，便是宫外孕，大多数情况是输卵管妊娠。

宫外孕的早期症状有

停经

大部分患者停经1~2周，这时候还没有察觉就已经发病了。

腹痛

恶心呕吐，肛门坠胀，腹部下一侧剧痛难忍，是由于输卵管破裂所致。

阴道出血

常有不规则阴道出血，色深量少，一般不超过月经量，淋漓不净。也有人粗心地认为是下一次的正常月经。

还有可能伴有尿频，排便感等症状。

宫外孕的症状不是很明显，当然，有的病人出现大出血而昏厥或休克，情况则不一般，要赶紧去医院检查，以确认是否发生了宫外孕，从而及时治疗。

小贴士

宫外孕的易发人群：慢性输卵管炎病人、输卵管发育不良者、结扎后再通患者，有人流史者，子宫内膜异位症病人，慢性盆腔炎病人。

葡萄胎

顾名思义，葡萄胎是指本应构成胎盘的绒毛组织发生病变，发育成状似葡萄的物质，故称葡萄胎。一旦发生这种情况，胎儿就会死亡甚至消失，葡萄胎分为完全性葡萄胎和部分性葡萄胎。

其明显症状有：

阴道流血

这是葡萄胎的最明显症状，其发生率在96%以上。出血持续不止，有时会从阴道流出状似葡萄的白色小球。当出现大出血时会出现休克，应立即去医院就诊 。

早孕反应

葡萄胎病人早孕反应更早且特别严重。

肚子特别大

葡萄胎病人在妊娠3个月时肚子就特别大，好像有了五六个月的身孕。但听不到胎心音，晚期病人可出现高血压、蛋白尿。

葡萄胎的治疗

葡萄胎一般是通过彻底摘除异常组织进行治疗，手术一般分2~3次进行。手术后，还要遵医嘱定期进行检查，以确定绒毛促性腺激素完全没有了。由于长期阴道流血，可导致不同程度的贫血与感染，因此，在治疗期间要特别注意防治感染，多摄入含有高蛋白质、高维生素的营养食物，加强锻炼，增强免疫力。

不能做的事

作为妻子，你有义务为你的爱人孕育一个健康的宝宝；作为母亲，你当然希望你的孩子是聪明可爱的。孕育一个优质宝宝，有许多工作必须要做，但孕期是一个特殊时节，也有许多事情是不能做的。

照X光

医用X光主要用于辅助检查。X光是一种有能量的电磁波，射入人体后产生的生物效应可导致组织细胞破坏及血液系统方面的病变。较易造成胚胎残废、胎儿畸形、胎儿脑部发育不良，使儿童期的癌症几率增加。

国际放射防护委员会认为：整个怀孕期间接受X光剂量不得超过1拉德，如超过10拉德，必须终止妊娠。

妊娠的前3个月是胎儿重要器官形成的关键时期，X光可能使那些正在发育的细胞组织产生突变，致使胎儿畸形。有研究表明，新生儿如果因头部受损伤做CT检查，会对以后的学习能力、逻辑推理能力有影响。

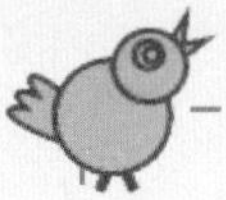

支招：

去医院就医时一定要告知医生你怀孕了，医生会根据你的具体情况进行治疗。如果不确定自己是否怀孕了，事后一定要记得最近有没有照X光以及照X光的日期，让医生来处理。

性生活应有所节制

整个妊娠期长达10个月，加上产后坐月子，总共的时间达一年之久，这个要求是很不近人情的，事实上也难以做到。妊娠期适当的性生活不但可以融洽夫妻关系，促进孕妈咪血液循环，增加胎儿对氧的摄入，有益于大脑发育，而且还可以使孕妇得到锻炼，有利于顺产。但是，妊娠期性生活是有一定的风险的：

会引起感染。有些人认为怀孕了可以不用带避孕套，其实，避孕套的功效不仅仅是避孕，它还可以防止准爸爸将细菌带入，降低妇科疾病的发生率。怀孕后，免疫力下降，用药不方便，感染的概率比平常要高得多。

会引起胎盘早剥等一系列并发症。孕妈咪由于腹部增大，行动不便，行房容易使腹部受压，引起胎盘与子宫壁早期分离，或者宫内压增高引起胎膜早破等并发症。

会引起出血。怀孕后，盆腔充血，阴道分泌物增多，性兴奋增强，很多人都觉得妊娠期过性生活会比平时的感觉更好，但妊娠期，阴道变软，性生活的摩擦可能引起黏膜血管破裂出血。

会引起流产、早产。性行为激烈时，容易引起子宫强烈收缩，胎盘脱落，导致流产或早产。

综上所述，妊娠期适当的性生活是可以的，但要视情况而定，比如说妊娠早期前3个月，预产期前1个月是绝对禁止性生活的。

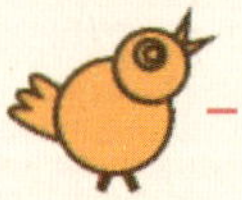

小贴士

夫妻俩可以参加社会交际活动，经常到公园散散步，说说话，讨论有关宝宝的话题，多找些有关胎教的资料好好研究，转移注意力，保持身心健康发展。等过了“危险期”，再适当地过性生活。

妊娠知识答疑

民间流传的“酸儿辣女”对不对

答：民间一直有“酸儿辣女”的说法，认为孕妇妊娠期喜欢吃酸的，就预示着将来会生男孩，而喜欢吃辣的，则预示着会生女孩。其实，孕妇怀孕后之所以喜食酸辣是因为体内激素水平的变化引起的胃肠道反应，如呕吐、食欲不振。酸的、辣的食物，因为可以刺激食欲、起到开胃作用，故此得到孕妇的偏爱。有人认为孕妇喜欢吃酸的是因为体内碱性物质较多，这样的条件下Y精子容易存活，因此生男孩。而喜欢吃辣的是因为体内酸性物质多，这样的环境下X精子容易存活，因此生女孩。其实，在受孕时，精子和卵细胞在相遇的那一刻就已经决定了宝宝的性别了，因此这种说法是毫无科学根据的。

孕妇能大量摄入盐吗

答：妊娠期食盐过多不好。因为在怀孕后，孕妇体内内分泌发生改变，会起组织内钠盐潴留，从而易患水肿和高血压，因此专家主张妊娠期不应多吃盐，特别是妊娠晚期更加应该控制。当然，要适当摄入盐以保证正常的新陈代谢和身体需要，只有适当少吃盐才是科学的。为了保证孕妇正常食欲和进食，家人可以为其提供些无盐的开胃品，使孕妇逐渐习惯少盐的饮食，比如加入新鲜的番茄汁、柠檬汁做调味品，新鲜的嫩黄瓜、香菜、大蒜、洋葱、韭菜等也可以，另外，孕妇奶粉也是很不错的选择。

孕妇早餐常吃油条好吗

答：在回答问题之前，咱们先来看一个事例：在美国长岛地区，长期流行着一种震颤麻痹性神经系统疾病，后经过科学家检测，发现当地土壤中铝的成分高得惊人。用含铝高的饲料喂养动物或直接把铝注入猫的脑内，结果这些动物都变成了痴呆。也有科学家解剖了一些因痴呆而死亡的病人，同样发现其大脑中含有高浓度的铝元素，最高者竟达正常人的30倍以上。由此判断，铝的超量对人的大脑是极为不利的。

很多人养成早餐吃油条加豆浆的习惯，其实，在做油条时，为保证色泽和味道，就必须加入明矾。明矾的化学式是$KAl(SO_4)_2 \cdot 12H_2O$，正是一种含铝的无机物。在炸油条时，每500克面粉就要用15克明矾，也就是说，如果孕妇每天吃两根油条，就等于吃了3克明矾，长期累积，总量相当惊人。这些明矾中含的铝可侵入胎儿的大脑，影响大脑发育，增加痴呆儿的概率。炸油条的油经过反复高温，产生对人体有害物质，食用后对自身的健康不利，因此，建议孕妇不要食用油条。

多吃玉米对孕妇有哪些好处

答：孕妇应该多吃玉米，尤其是嫩玉米。究其原因，主要有以下几点：第一，玉米属于粗粮，含有丰富的膳食纤维，有助于改善孕妇便秘，有利于肠道健康。其次，玉米含有丰富的蛋白质、脂肪、糖类、维生素和矿物质。它特有的胶质蛋白质、球蛋白和白蛋白对宝宝的智力、视力有益。第三，玉米中的维生素E、维生素A丰富，有利于防止细胞老化，对宝宝的皮肤很好。甜玉米中可以健脑的谷氨酸、天冬氨酸等对智力的发展都是极为有利的。综上所述，玉米是一种极佳的营养食品，孕妇应多吃。

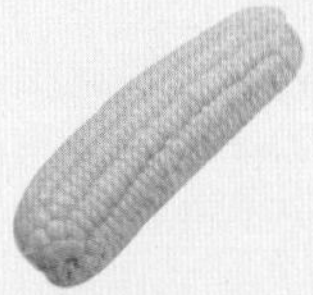

孕妇可以长期使用电脑、手机吗

答：最好不要。现在，手机、电脑普及，人们的生活已经离不开它们了，但它们却有很大的辐射。有研究表明，长期从事电脑工作，很容易对生育、性功能等产生慢性危害。长期从事电脑操作的孕妇，会感到眼睛干涩、头痛、沮丧、神经衰弱，辐射还会影响胚胎的早期发育，导致胎儿畸形，甚至可能诱发早产或流产。

孕妇在妊娠期长期使用手机，会使耳部和大脑受到损伤，宝宝出生后易产生多动症等行为障碍，在妊娠期使用手机的女性，自身也会产生脾气暴躁、关系障碍等一系列问题。

因此，为了自身和宝宝的安全，孕妈咪应远离手机、电脑等有辐射的区域。如果因为工作需要，建议穿戴防辐射的衣物，保持工作室的空气流通，也可安装空气负离子发生器。此外，要注意多补充含蛋白质、高维生素、高磷脂类的食物，以增强身体抵抗能力。

孕妈咪可以下厨房吗

答：最好不要。细心的你只要检查一下厨房里的用具，就会发现厨房里的气味难闻，铁器特别容易生锈，墙壁上也有许多黑斑。厨房中难闻的气味主要由煤或煤气引起，其主要成分是一氧化碳和二氧化硫。二氧化硫氧化为三氧化硫，溶于水后成了硫酸，硫酸有腐蚀作用，所以厨房里的器具容易被腐蚀生锈。

长期接触一氧化碳，可能导致心血管系统、神经系统受损和低氧血症。它一旦进入孕妇的血液中，还会与维生素B_1相结合，影响胎儿维生素C的代谢，导致胎宝宝营养不良、新生儿体重低、智力发育迟缓。因此孕妈咪要尽量减少在厨房的停留时间，建议在锅台上方安装抽油烟机，选择优质煤和低硫煤作燃料，且应通风良好。

居室可以摆放花草吗

答：可以，但要选择合适的植物。花草可以装点居室，净化空气，有利于营造好的环境。

虽然花草可以净化空气，但有些花草会使人产生一些不适应。有些人喜欢雍容的郁金香，但其花朵中有种毒碱，长期接触会使人毛发脱落。夹竹桃历来就被人们栽种，但很少有人知道它是有毒的。它可以分泌一种乳白色液体，接触后会使人中毒，严重时还会导致人死亡。还有月季、兰花、仙人掌，它们可导致皮肤过敏。

植物也要进行新陈代谢，它们吸入氧气，排出二氧化碳，使空气中的氧气含量降低，孕妇和胎儿得不到充分的氧气，对宝宝的健康发育十分不利。

因此，家中有孕妇的，摆放花草要特别注意选择合适的种类，以免造成不可挽回的影响。

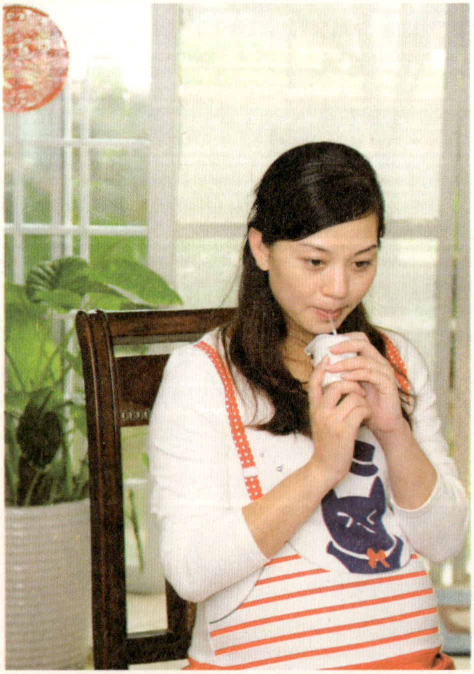

怀孕后，原本摆放在书桌的海芋被移到了墙角，即便如此，孕妈咪还是远离为妙。

孕妇可以做头发吗

答：切忌不要。怀孕期间，孕妇的头皮变得敏感，无论是烫发还是染发，都有可能引起不适。烫染头发的药水接触头皮后会刺激皮肤，引起敏感，导致头痛头晕，严重时会使脸部肿胀，药物还可以通过渗透血液进入胎盘，对胎儿产生致畸作用。而且怀孕期间新陈代谢加快，头发更新快，脱落得也会相对较多，一些药物会导致脱发、乳腺癌等。

所以，为了妈咪自身的健康和宝宝的正常发育，还是不要做头发的好。一头干净、整齐，散发出健康亮泽、打理得当的头发，一样让你神采飞扬。

白领孕妈咪上班好还是休假好

答：不一定，但上班对孕妈咪是有好处的。妊娠期工作正如勤工俭学一样，虽然辛苦，但很充实，更重要的是，它让人生多了一次不一样的经历。有些孕妈咪一怀上宝宝，就被接回家好好保养，不可否认，保养固然重要，但保养费也是不小的数目呢。还有的人觉得工作已经成为一种习惯，突然闲下来了，会觉得很不适应。但在这里，我们要告诉各位孕妈咪的是，上班是有很多好处的。

首先，可以降低一个人闷在家中从而产生抑郁的可能性。有些孕妈咪经过多年的努力奋斗，终于取得一定成绩，多年的“拼命三郎”习惯已经养成，突然休假会让她觉得闲得发慌，进而产生忧郁、敏感、急躁的情绪，这些都不利于胎儿发育。而上班的你总是处于忙碌之中，没有时间想多余的事情，尤其是当同事们都说你“怀孕了，气质就是不一样了”，“有女人味了”，“宝宝肯定和妈咪一样能干”时，你的情绪就会处于愉悦之中，如此良性循环，既有利于融洽同事关系，也能为你的工作带来积极刺激。

其次，有利于将来顺产。妊娠分泌的黄体素容易使人懒散，不想运动，而营养、热量的摄入仍旧不会停止，长期下去，会使孕妇体重过度增加、宝宝肥胖、生产难度加大，还会发生静脉曲张、水肿、痔疮等一系列问题。而外出工作会使怀孕女性接触的范围扩大，运动量也相应增加，甚至在这一阶段，很少有客户会在谈业务时太难为“大肚婆”，工作也会比往常顺利，也许你谈了很久都没有签约的客户现在被你“拿下来”了。工作中哪怕是小小的成就，都会让你心情舒畅、情绪乐观。

再次，可以和同事交流育儿经验。怀孕后，你变得比以前更有亲和力，而这也会感染已育的同事们，她们会很乐意跟你分享她们的“怀孕心经”、产后保养和育儿经验，这些经验会让你觉得除了有用之外，还有些小小的感动，这些比你待在家中听姥姥的传授更科学。

第四，能有效抑制你的“返岗难”忧郁症。随着电脑的普及，信息来源的多渠道化和生活节奏的加快，工作竞争越来越激烈，一旦离开工作岗位太久很长时间都难以适应，因为要补差，高强度的工作让你整日生活在苦恼中，情绪恶化，内分泌失调等一系列问题也会接踵而来，后果可想而知。建议白领女性工作到预产期前7天，产后也应随时关注工作信息，多和领导沟通联系，等你返回工作岗位时也就不会有跟工作、同事完全脱节的感觉，抑郁症自然离你远远的。

总而言之，怀孕之后是继续工作还是在家待产，还是根据自己的实际情况来定吧。

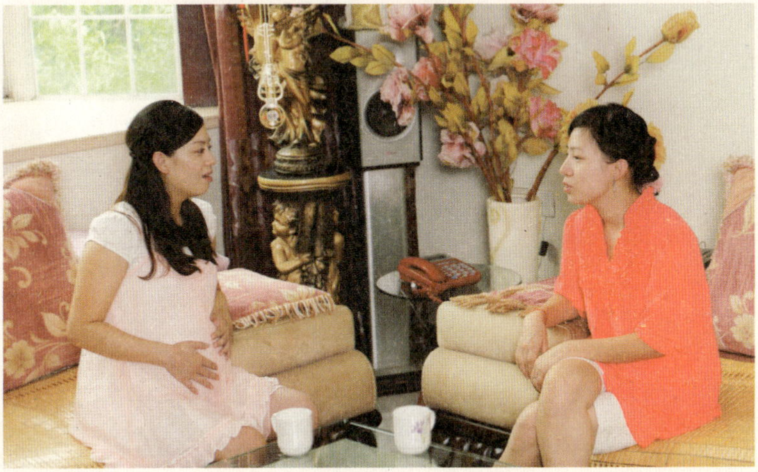
一有空，准妈妈就向好友请教育儿经验。

孕妈咪可以玩麻将吗

答：建议不要玩麻将。

首先，从卫生方面考虑。一副麻将被多人玩耍，上面沾染着不计其数的细菌、病毒。比如被肺结核病人接触的麻将上沾染的肺结核菌，一旦孕妈咪感染，病菌进入血液，通过胎盘进入宝宝体内，胎宝宝就有染上结核病的可能。如果是在妊娠早期，有些药物是绝对不能用的，否则会致畸或者流产。

其次，从玩麻将的环境来看，是非常不利于孕妈咪的。打麻将的房间内，烟雾缭绕，酒精味弥漫，孕妇吸入二手烟对胎儿的发育和健康是很不利的。烟草中含有尼古丁、一氧化碳、氢氰酸等有毒物，可导致胎宝宝发育迟缓，这些宝宝出生后体重低、体弱多病、死亡率高。这些孩子的生育能力也因此而受到影响。如果孕妈咪自己也吸烟，则还会使宝宝的畸形率升高，听力下降，先天性心脏病的发生率升高。打麻将需长期久坐，导致胃肠蠕动减弱，胃酸浓度增大，容易引起呕吐、“烧心”和厌食。长期久坐，会使腹部受压迫，引起血液循环不流畅，从而形成下肢静脉曲张、水肿，严重时会小腿抽筋，盆腔血液回流受阻，肛门周围静脉因充血而引发痔疮。

再次，麻将桌上，输赢未知，充满变数。孕妈咪会因赢钱或输钱而或喜或悲，情绪变化无常。且麻将桌上难免会有言语冲突，出现争论，这些消极因素都容易使孕妈咪失眠、内分泌失调。恶劣的外界环境，加上失调的内部环境，会使胎宝宝的大脑发育严重受损。

总结上述这些因素，玩麻将对宝宝的危害远远大于对孕妇本身的危害，因此，建议孕妈咪不玩麻将，养成健康的生活习惯。

什么是围生期

答：围生期是指从怀孕第28周（胎宝宝体重达到或超过1000克或者身高超过35厘米）到分娩后1周这段时间，划分为怀孕、分娩、产后三阶段。在这一阶段中的胎儿和婴儿被称为“围生儿”。

为什么要进行围生期保健

答：由于可预测和不可预测的原因，围生儿的死亡率较高，且围生儿的死亡率也是衡量一个国家和地区妇幼卫生工作质量的重要指标，为达到优生目的，医学专家们提出“围生期保健”这个概念。其工作包括降低母婴的发病率和死亡率；防止致畸因素对母婴的影响；防治某些疾病，及早发现疾病及早治疗；对胎儿的早期发育进行监护；预防流产、早产和难产；对怀孕的女性进行妊娠期指导；对新生儿进行疾病预防，保证优生与优育。围生期保健通过对母亲、胎儿和新生儿进行一系列的保健工作，使母亲健康，胎儿、新生儿的成长发育得到很好的保护。

哪些因素会导致胎儿畸形或发育不良

答：影响胎宝宝畸形和营养不良的因素很多，主要取决于遗传和环境。遗传是不可改变的，而环境则不然。环境主要包括感染、环境污染、药物致畸、营养失调等。

妊娠的第1～第3个月是胎宝宝的神经发育关键期，在这段时期内，孕妈咪稍有不注意，就有可能危害到胎宝宝。比如孕妈咪吸烟、酗酒。烟草中的有毒物可进入血液，使血液中氧的含量降低，造成胎宝宝缺氧，引起宝宝神经发育受损。酒精侵袭胎宝宝尚无防御能力的脑部，使脑细胞遭受破坏，过度饮酒还会导致胎儿畸形。

新装修的房屋不宜立即居住，装修材料中含有毒物质，可导致孕妈咪本身患某种恶性血液病和胎儿畸形。在妊娠期长期处于辐射环境中，或者由于自身免疫力较差而被感染，比如我们前面所说的宫内感染等，患病期间私自服用药物，妊娠期营养失调等，都有可能导致胎儿畸形或发育不良。

为什么要做产前检查

答：由于胎儿的生长发育，孕妈咪的身体会出现一系列相适应的变化，当孕妇因本身患有某种疾病而不能适应怀孕带来的一系列改变时，则孕妈咪和胎宝宝都可出现异常情况。而产前检查则能及早发现疾病并及时进行防治，确保孕妈咪和胎宝宝的安全健康。产前检查能进行预产期推算，检测并防治并发症，及时发现胎儿异常，纠正胎位，确定分娩方式。产科检查可以观察胎宝宝的发育、营养状态，孕妈咪的心、肺、肝、脾、甲状腺、乳房是否正常，脊柱、四肢有无畸形及水肿。

小贴士：

产前检查的时间应从确定怀孕后计算。从第6个月开始（包括第6个月），每月检查1次；第7个月时（包括第7个月），每半个月检查一次；第9个月时，每周检查1次，直到分娩。

怎样预防胎儿畸形

答：妊娠前，准爸爸妈妈要做好充分的怀孕准备，避开对宝宝发育不良、致畸的环境。不吸烟、酗酒，养成良好的生活习惯。注意营养搭配，及时补充叶酸以及富含叶酸的食物，如猕猴桃、菠菜、苹果、李子、动物肝脏等，特别是营养要均衡，要经常锻炼身体，以增强自身免疫力。

要按时做好产前检查，发现疾病及时治疗。患病不要随便乱用药，要严格遵循医嘱。

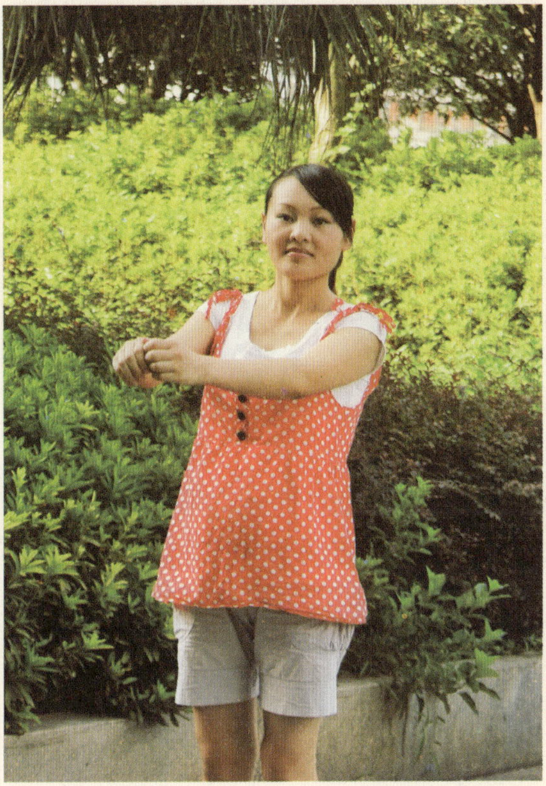

妈妈坚持锻炼身体，以帮助胎宝宝更健康地成长。

为何孕期的营养要求跟平常不一样

答：宝宝是由一个肉眼看不见的微小受精卵开始的，在40周的时间里，长成3~4千克的胎儿，需要大量的营养支持。孕妈咪在妊娠期，除了维持自身的营养需要之外，还要供给胎宝宝生长发育所需要的一切营养物质，所谓“一个人吃，两个人补”。而且，从孕前到分娩前的这段时间，宝宝对营养素的需要也是因时间段的不同而不同的，因此，只有及时补充，才能“有备无患”。同时，只有妊娠期摄入完整均衡的营养，才能孕育出优质宝宝，一旦孕妈咪体内的营养无法跟上，不但对自己的身体有损，而且也会使宝宝的发育受到限制，还会使产后的母乳喂养受到影响。因此，妊娠期的营养需求跟平常不同。

准爸爸课堂

多多理解妻子

妻子怀孕有1个月了，这也意味着你现在是那个有1个月大的胎宝宝的爸爸了，真的很开心吧。当你想象你们宝宝的样子，想象你跟妻子一起教育孩子的情景，想象一家三口的幸福生活时，你的嘴角是不是微笑着呢？是的，再有不到9个月的时间，见证你们爱情的结晶就要降生了。现在，看看那个为你孕育孩子的女人吧，她是你的妻子，你的爱人，你孩子的母亲。此时，她正勇敢地承受着怀孕给她带来的种种不适，她也许会呕吐不止、浑身乏力，也许还会心情不佳、脾气暴躁，但这些只是暂时的，作为准爸爸的你要包容她、安慰她，陪她一起孕育你们共同的孩子。

将好心情带给爱人

怀孕之后，由于体内激素变化，导致妻子烦躁易怒，心情欠佳，身体不适，这时，作为丈夫的你要在精神上多多关心她、包容她、理解她，主动将家务活接过来，给妻子做点好吃的，让她知道你爱她、在乎她。在她情绪低落时，给她讲些小笑话逗她开心，让她时刻保持愉快的心情。这样，既可以帮助妻子缓解不适，还可以增强夫妻之间的感情，而你们的胎宝宝，也才能一直保持好的发育状态。

给妻儿一个好环境

好的身体素质，跟遗传有很大的关系，但后天的环境所起的作用也是不可估量的。环境包括子宫环境以及生活环境，而良好的环境包括家居布置得当、空气不受污染、饮食营养均衡、起居规律有节。如果准爸爸你还在吸烟的话，居室中的二手烟就会被妻子和孩子吸入，那么宝宝的身体有可能会不健康，因为烟草中含有尼古丁、一氧化碳、氢氰酸等有毒物，孕妇吸入后进入血液，使血液中氧的含量降低，会造成胎儿缺氧，引起宝宝发育不良。除了烟之外，酒精也会对宝宝的大脑发育有影响，因此专家们都主张妊娠前和妊娠期夫妻戒烟戒酒，养成良好的生活习惯，给自己一个强健的体魄，也给宝宝一个好的身体。

胎教进行时

心情好好，优质宝宝

研究表明，施行胎教的宝宝无论在智力，还是在创造力上都比没有接受胎教的宝宝强。在胎教所有的方式中，好的心情居于首位。孕妈咪跟胎宝宝是一体的，孕妈咪的情绪，不仅会影响自己和丈夫，还会影响到腹中的胎儿。据专家说，孕妇心情愉悦时和情绪低落时所分泌的激素是不一样的，这些不同的激素通过调节体液对宝宝造成不同影响，于是，宝宝也随着妈咪的喜而喜，妈咪的烦而烦。

具体实施方法：在妻子不开心时，先问问她是什么原因不开心，分析不开心的原因，如果是由于妊娠反应身体不适，比如说呕吐严重，可以先给她喝点水，然后削个苹果或者准备一些妻子爱吃的水果；如果是腰酸背痛，可以先给她找张舒适的凳子坐下，然后给她按按摩，这时就算她的疼痛没有改善，她的心情也会有所好转了；如果是因为生活上的事情，比如说家务活，你可以先征求一下她的意见，如果她不愿意做家务的话，可以让她做些适合孕妇做的，告诉她适当做点家务是有益于身体和宝宝的健康的；如果是由于妊娠期抑郁症，那么你应好好开导妻子，经常带她出去走走，多参加一些社交活动，培养自己的兴趣爱好，转移注意力，心情自然就会好转。

多多了解胎教知识

说到胎教，很多人就会想到著名的斯芬蒂克胎教。斯芬蒂克是一对智商一般的普通夫妇，但通过胎教，他们却孕育出4个天才孩子，他们的胎教方法也被称为“斯芬蒂克胎教”。那么胎教究竟包括哪些方面呢?

语言胎教：孕妇要时刻牢记胎儿的存在，并经常与他对话，这可以刺激胎儿的语言中枢，促进胎儿语言能力的发展。

阅读胎教：定时讲故事给腹中的宝宝听，可以让胎儿有一种安全温暖的感觉，当孕妈咪反复讲同一个故事给胎儿听时，会令其听觉系统变得对语言更加敏感。

光照胎教：是在胎儿期适时地给予光刺激，促进胎儿视网膜光感受细胞的功能尽早完善。

抚摸胎教：用手轻轻抚摸腹部或轻轻拍打胎儿，通过腹壁传达给胎儿，形成触觉上的刺激，促进胎儿感觉神经和大脑的发育。

运动胎教：从怀孕第7周起，小家伙就开始活动了，小至吞咽、眯眼、咂拇指、握拳头，大至伸展四肢、转身、翻筋斗，都可以做到。运动能使胎宝宝的身体强壮，还有利于顺产。

音乐胎教：经常播放胎教音乐，对胎儿智力开发具有特殊功能，还可以促进宝宝的听力发育。

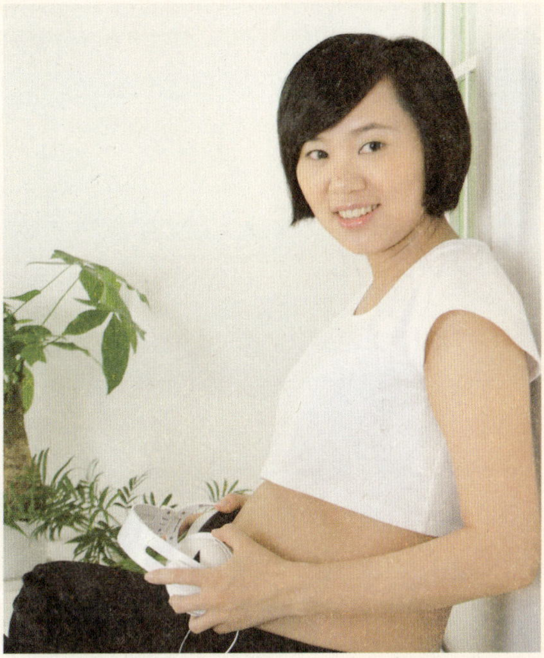

妈妈给宝宝听一些轻音乐，每次听到这首曲子，胎宝宝就“踢肚”表示喜欢。

环境胎教：好的环境可以让孕妇身心健康，胎儿各个方面正常发育。

想象力胎教：经常想象宝宝的样子，或是对着蓝天白云、苍翠的远山和神秘的星空畅想，想象着另外一个星球，想象着浩瀚无边的宇宙，心情会顿时变得很好，求知欲也会被激起，有利于胎儿想象力的培养。

美育胎教：经常对宝宝进行美育胎教，不但可以提高自己的审美水平，还有利于宝宝的性情和审美能力的培养。

营养胎教：妊娠期均衡营养有利于满足宝宝生长发育所需要的各种营养素，还会使宝宝潜意识里形成不挑食的习惯，在宝宝出生后进行强化，效果将更显著。

第2个月

胎儿状况

进入怀孕第5周时，胚盘长约2毫米，小胚芽大约6毫米，大小像豌豆一样，看上去仍旧很像“小豆芽”。

进入怀孕第6周，“小豆芽”正在飞快成长，肾脏和心脏的轮廓已经出现，他（她）的心脏已经划分心室并且开始有规律地搏动，面部五官渐渐成形，眼睛的雏形显现，可以清楚地看到鼻孔。

进入怀孕第7周，“小豆芽”长成了一粒“大扁豆”，长度大约有12毫米，心脏每分钟跳动150次，是正常人的2倍。面部五官逐渐清晰，腿和胳膊的雏形显现，在本周，胚胎会偶尔“伸展手脚”，但因活动幅度不大，所以，还感觉不到胎儿在动。

怀孕第8周末，胚胎的身长达2~3厘米，重量在4克左右，看上去像一颗青梅。胎儿漂浮在羊水里面，长长的尾巴逐渐缩短，脑袋和身子也能区别清楚了，大体上像个人形了。手、脚已分明，甚至能看清楚有几个手指头和脚指头，指甲也能看出来。面部的眼睛、耳朵、嘴都可以看清大体轮廓，但是，眼睛还分别长在两个侧面。本阶段，胎儿的内脏已初具规模，肝脏明显发育，大脑发育迅速，仅从外表上还无法分辨宝宝的性别，但内生殖器的原基已能被辨认。

孕妈咪体征

孕妈咪已经有一个多月没有月经来潮，并且开始出现如恶心、呕吐、食欲减退、胃口改变等症状，特别是早晨刷牙或闻油腻味后更加明显，还有可能会头晕，嗜睡，浑身乏力。此时，孕妈咪的乳房变大，柔软，偶尔会有刺痛的感觉。子宫增大到有准爸爸的拳头那么大了，压迫膀胱，所以孕妈咪很容易产生尿意，上厕所频繁。

孕妈咪的吃

本月的必需营养素

蛋白质、铁、脂肪、碳水化合物、水、钙质、维生素D、无机盐、磷、锌、矿物质碘。

优质蛋白质让宝宝更聪明

孕妈咪在本月仍旧要注意补充优质蛋白质。蛋白质是生命的物质基础，没有蛋白质就没有生命。机体中的每一个细胞和所有重要组成部分都有蛋白质参与。蛋白质占人体重量的18%，即一个60千克重的成年人其体内约有蛋白质10.8千克。人体的毛发、皮肤、肌肉、骨骼、内脏、大脑、血液、神经、内分泌等每个组织都是由蛋白质组成。蛋白质对人的生长发育非常重要。比如大脑发育的特点是一次性完成细胞增殖，脑细胞增殖有两个高峰期，第1个就是胎儿3个月的时候，此时正值第2个月，属于蛋白质的储备时期，此时若没有充分的蛋白质供给，胎儿的身体、智力发育势必受到不可逆转的影响。“不可逆转”是指即使以后供给再多蛋白质，也不可能使大脑细胞重新发育。胎儿阶段和婴儿阶段是大脑细胞猛烈增长的时期，优质蛋白质对宝宝的智力发展尤其重要。

缺乏的影响

如果孕妈咪缺乏含有重要氨基酸的蛋白质，身体各个重要器官都无法正常工作，就像“没有油的动力”，既容易引起自身身体不适，又不利于胎儿的正常发育。

食物来源

日常来源主要有豆制品、肉类、鱼类、蛋类、奶制品等。

禽蛋和奶制品的蛋白质最易为人体所吸收，也最常见，因而人们往往忽视了植物性蛋白质的补充。殊不知，植物性蛋白质如豆腐，不但味道鲜美，而且价格便宜，像豆腐煮鱼就是一道很好的补充蛋白质的家常菜，它取料便宜，操作简单，可以常吃。此外，多食用豆制品还可以保持新陈代谢，预防孕妈咪水肿、便秘，还兼有美容养颜的作用。

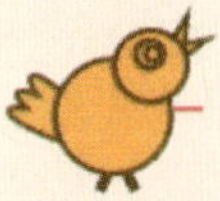

小贴士：

蛋白质的作用是不可忽视的，但奶制品、肉类中还含有高脂肪，大量食用容易引起高血脂。当然，长时间摄入高纯度蛋白质，不但会影响食欲，还会加重肠胃负担，有可能引起腹泻、消化不良等不适应。

让你不得不爱的脂肪

除了优质蛋白质之外，脂肪也是宝宝大脑发育的必需品。专家提倡孕妇可适量食用海鱼及坚果，就是因为其中含有的不饱和脂肪酸可促进胎儿大脑的发育。脂肪分为饱和脂肪和不饱和脂肪。饱和脂肪是指动物油脂，如猪油。不饱和脂肪是指植物油脂，如茶油、菜油等。因此，孕妈咪可适当食用植物油烹制的菜肴。

脂肪的作用

脂肪中含有维生素A和维生素D，其中的胆固醇也是胎宝宝大脑发育的必需营养素，它还可以促进维生素E的吸收，对宝宝的皮肤很好。

当缺乏脂肪时，孕妈咪会出现面黄肌瘦、免疫力下降、皮肤粗糙、没有弹性、内分泌系统紊乱等症状，有可能患上皮炎等疾病。

脂肪的食物来源：

坚果，如花生、瓜子、芝麻、核桃等，豆制品，植物油如茶油、动物油如猪肥肉等。

小贴士：

“菜无油不香”，在菜里面加些油，菜会变得美味。如果菜不好吃，孕妈咪的食欲也会受到影响。当然，孕早期呕吐时厌食也是正常的，但为了开胃，加入很多油，或者是大量摄入坚果之类的食品，容易导致肥胖。因此，不要拿怀孕当借口，吃什么都百无禁忌，还是要注意适可而止。

本月推荐零嘴儿

瓜子

瓜子中不但含丰富的不饱和脂肪酸和蛋白质，还含有钾、磷、钙、镁、硒等营养元素。适当嗑点瓜子，能刺激舌头上的味觉神经，促进唾液、胃液的分泌，有利消化，还能促进面部肌肉运动。据营养专家分析，葵花子不但有开胃促消化的作用，还可治泻痢、脓疱疮等疾病。西瓜子能健胃、利肺、润肠；南瓜子含有胡萝卜素、蛋白质以及维生素等人体所需要的多种营养成分，能缓解精神紧张，提高耐温能力。此外，南瓜子还含有丰富的锌，对胎儿的智力发育有十分重要的作用。

这些食物还是不能吃

油炸及辛辣刺激食物

高温使油中的营养物质分解，且产生不利于人体的致癌物质，食物经过高温油炸后会引起上火，加重便秘和痔疮。辛辣刺激的食物虽然有刺激食欲的开胃作用，但容易诱发肿瘤、畸形，影响胎儿的发育。它还是女人衰老的催化剂，因此，孕妈咪不宜食用。

含有酒精的饮品以及浓茶

如咖啡、可乐、啤酒等，这些饮料会导致子宫收缩，血液循环加快，有可能会引起流产、早产等。

发生霉变的食物

霉变的食物中含有霉菌繁殖产生的有毒的代谢产物，具有很强的致癌性。优生学专家研究认为，某些真菌产生的毒素就是天然的染色体断裂剂。在胚胎2～3个月时，染色体正处在高度增殖时期，由于真菌毒素的危害，可使染色体断裂和畸变，产生遗传性疾病和胎儿畸形。所以，孕妈咪绝对禁止食用霉变食物。

烟熏食品

烟熏食品如熏鱼、肉、香肠等，内含有大量亚硝酸盐，会导致胎儿畸形，不利于胎儿的健康发育。因此，孕妈咪最好在孕期不吃烟熏制的食品。

含碳水化合物过多的食品

碳水化合物中含有大量的糖分，如奶油、巧克力、糖果、糕点等，这些食物中的热量很多，热量容易转换成脂肪储存，会导致孕妇体重过度增加、胎儿肥胖，导致分娩的难度加大，出血增多。

含味精多的食物

味精中含有的谷氨酸钠不利于孕妈咪对锌的吸收，容易阻碍胎儿的神经系统发育。

孕妈咪的穿

怎样选择“大肚”内裤

妊娠期间，孕妈咪阴道分泌物增多，要想自己的下体干净、舒适，内裤的选择也就成为一门学问了。

首先，孕妇内裤的料子一定要纯棉的。由于阴道分泌物增多，下体长期处于湿润状态，很容易滋生细菌，引起阴道炎，因此，孕妈咪应该选择透气性、吸水性好，手感柔和的纯棉内裤，纯棉对皮肤无刺激，既不会擦破会阴部的皮肤，也不会引起皮炎。

其次，内裤款式的选择。怀孕初期，形体并没有发生很大的改变，但孕妈咪能够感觉到自己的腰围增粗了。为了使自己腹部没有紧绷的感觉，孕妈咪应当把平常穿的内裤换成孕妇专用内裤。一般孕妇内裤都有活动腰带的设计，可以随着孕妈咪腰围的增粗而自如地调节，即使穿到孕晚期也可以。裤子是加长的，高腰的设计可以包裹整个腹部，起到保护腹部和保暖的作用。

孕妈咪的住

怀孕2个月了，胎宝宝偶尔会出现一些“小动作”，由于太小，你可能感觉不到，但是，你的一言一行都会对宝宝产生不可磨灭的影响。

居住环境对孕妈咪和胎宝宝而言是非常重要的。夏季，天气炎热，久在空调房里，会有呼吸困难的感觉；在冬季，关上门窗则空气浑浊，打开窗户又容易着凉。那么，在夏、冬季应当怎样调节孕妈咪的居住环境呢?

凉爽居室舒适过夏

室温在25℃时最为理想，同时还要保持50%的湿度，且居室内要经常通风换气。用电风扇时，不可直接对着自己吹。

新装修的房子，在夏季散发出的有毒物质更多，如果要搬家，最好先等有毒物质散发了后，再买几个菠萝放在家里，这样，不仅可以达到除味的效果，空气中还散发着诱人的果香，最关键的是不会对孕妈咪有害。

居家温暖过冬

如果不小心着凉，孕妈咪身体会出现一系列不适，且感冒的次数越多，对胎宝宝的影响越大，甚至会出现流产、畸形的可能。所以，孕妈咪冬季要注意保暖，不要因为体形臃肿而减少衣物。

要注意通风。有些体弱的孕妈咪在冬季特别怕冷，不但身穿很厚的衣物，还把家里所有的门窗关得紧紧的，防止冷空气进入。这样做虽然当时很暖和，但时间一长，空气就会变浑浊，特别是家里烧煤球的时候，孕妈咪就要谨慎，注意防止一氧化碳中毒，要每隔一段时间就打开窗户通风，使新鲜的空气进入。因为胎宝宝对浑浊的空气特别敏感，一旦孕妈咪发生一氧化碳中毒，可危及自身和胎宝宝的生命健康安全。

冬季，孕妈咪不应只待在室内，还应适当进行一些户外活动。可以在风和日丽的日子邀上三两个闺中密友，到公园晒晒太阳，讨论一些你们感兴趣的话题。也可以跟丈夫一起在最近的体育

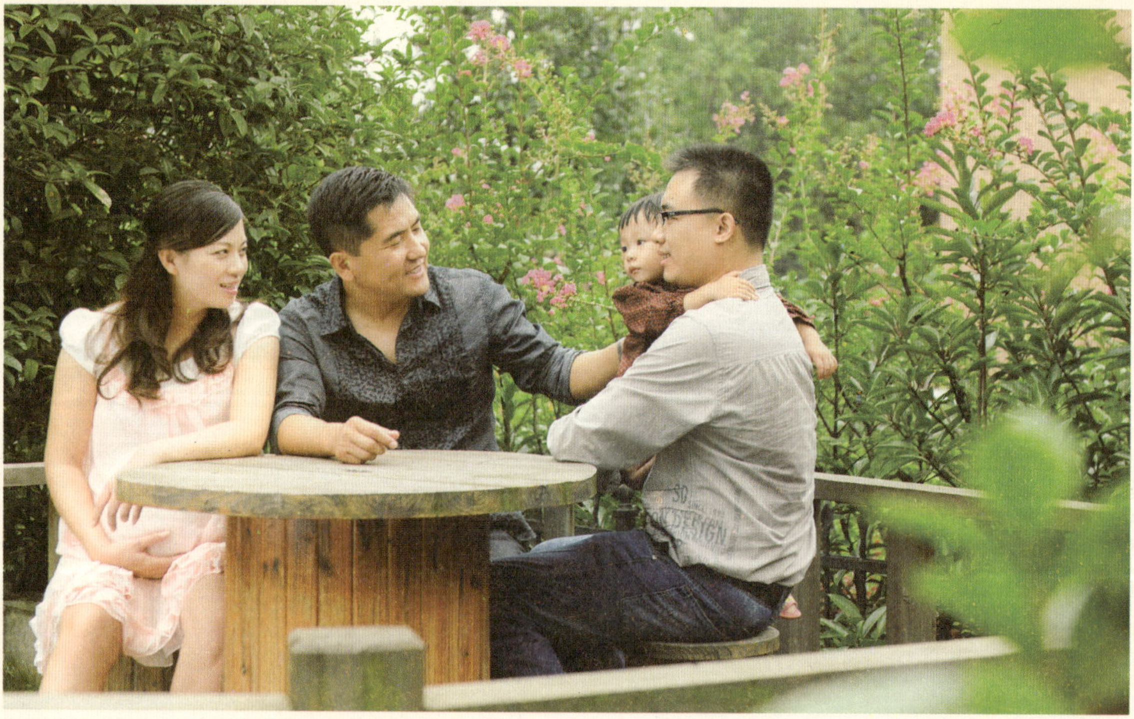

在天气好的时候，孕妈咪拉上准爸爸一起到户外的公园静坐，与有宝宝的爸爸闲谈。

场慢跑。但要注意跑步速度不应过快，而应慢跑，外出前记得戴上口罩以防止寒气进入肺部而引起咳嗽，每次慢跑的时间不宜超过10分钟。当然，如果你想画画，还可以带上你的画夹，到风景优美的地方去写生。写生时要注意，不要在无人的场所，以免发生危险而无处呼救。也不要靠近河边，以免失足滑倒。

小贴士：

外出时，要穿上舒适的平底鞋，鞋底要有防滑纹。穿上宽松的衣服裤子，方便四肢活动。最重要的是要注意人身安全。

孕妈咪的床上用品准备

床对任何一个孕妈咪来说都是非常重要的，也许你可以一两顿不吃饭，但对于怀孕的你来说，哪怕是一个短时间的午休都不能少。睡觉可以消除身体疲劳。孕妇一旦无法保证充足的睡眠，脑垂体促生长激素分泌就会减少，胎儿的发育就变得缓慢。因此，为了保证睡眠质量和胎宝宝的正常生长发育，应该给孕妈咪一个好的就寝环境。

床

很多孕妈咪喜欢睡软床，特别是整个人都陷进去的床，其实，这样做对孕妈咪是很不利的。孕妇的脊柱较未孕时腰部前曲更大，睡席梦思床及其他高级沙发床，一方面易致脊柱的位置失常，会对腰椎产生严重影响。另一方面，席梦思床太软，深陷其中，不方便翻身。孕妇适宜睡木板床，孕期和产后皆宜。多铺几层棉絮就会很柔软，不但方便翻身，还有利于身体健康。产后，妈妈和宝宝都适宜睡木板床。

枕头

又旧又脏的枕头容易滋生真菌、螨虫，引发过敏或呼吸道疾病。出于对自己和胎儿的保护，孕妈咪应注意及时更换枕头。还有就是那些已失去弹性，需要拍打好一阵才能使其恢复的，又或者弄好之后很容易就扁平了的，有结块、凹凸不平的，填充物受潮有异味的，都要更换。

其次，要注意枕头不能太高或太低。过高迫使颈部前屈而压迫颈动脉，从而引起脑缺氧；过低使血液往大脑充盈，影响睡眠。但购买时度量枕头高度是一件很麻烦的事，所以孕妈咪可以到孕婴店选购一些孕妇专用的枕头。

被子

孕妈咪的生理特殊性就决定了对被子的要求。首先，被子的质地最好是纯棉的，被芯为轻软保暖的棉絮，既安全、透气，又轻柔。其次，被子的重量不宜太重，太重会压迫腹部，导致胎儿缺氧，不利于宝宝的正常发育，也不利于孕妈咪翻身，影响睡眠质量的提高。

蚊帐

入夏蚊子增多，叮咬瘙痒令人烦恼，用蚊香、抹花露水、喷杀虫剂又怕对胎儿不利，于是挂蚊帐就成了自然而然的事情。除此之外，蚊帐还有防风、遮挡灰尘的作用，可谓一举多得。

孕妈咪出行

尽量少出入公共场所

怀孕后，随着体内激素的变化，孕妈咪身体和心理状态都要发生变化以达到平衡。早孕反应使她们常常会感到疲劳、困倦，即使进行轻微的活动，也会感到疲惫不堪。加上孕早期胎盘功能尚未发育成熟，重体力劳动和长途旅行都可能影响胎儿，所以，早期最好多休息，尽量少出入人多、空气污染严重的公共场合和疾病流行区域。

适量锻炼爬楼梯

在孕早期，由于腹部增大并不明显，很多孕妈咪还是像孕前一样蹦蹦跳跳，这种情况在怀孕之后是要避免的，行动过于激烈可能会导致阴道出血。孕妇不宜快速跑步，也不要一口气上下楼梯，如果怕上班迟到，就提前几分钟出门。

但是，多休息不是指完全躺下来或者是坐在那里一动不动，适量的活动可以促进血液循环，增加血液中氧气的含量，供给胎宝宝充分的氧，有利于胎儿的健康发育。

如果孕妈咪要进行锻炼的话，可以步行上下楼梯。爬楼梯一定不要三步并作两步，要手扶把手，待全脚掌完全站稳后再上更高阶梯。每次爬4层楼为宜，且爬楼速度不宜过快。每天练习爬楼不但可以促进新陈代谢，锻炼身体，还有益于胎儿的发育。

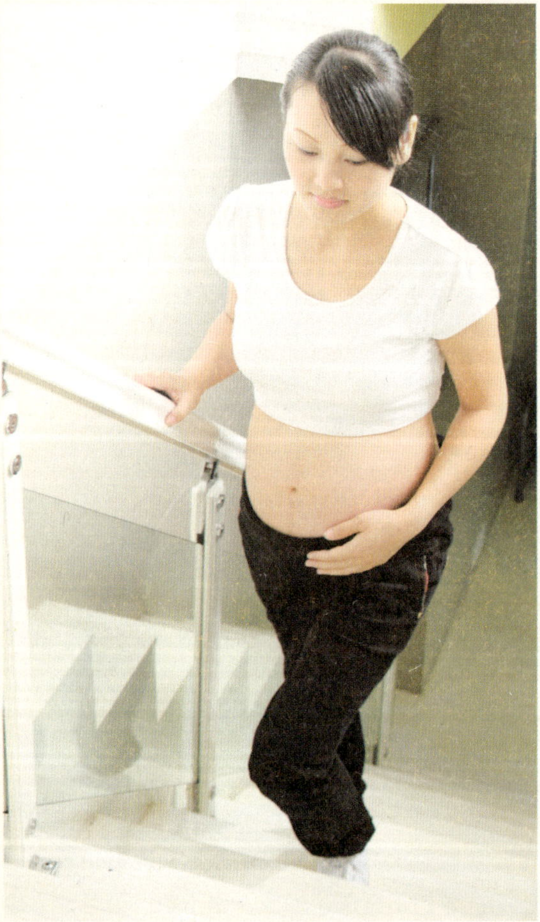

虽然家住的楼层较高，但孕妈咪还是喜欢慢慢地爬上二楼或三楼后再坐电梯。

本月疾病早防

尽管已经怀孕2个月了，但这时候，胎儿仍然不稳定，要孕妈咪注意的事情很多，特别是应对各种疾病。

过敏

生活中人们常会看到这样一些现象，有的人吃了鱼、虾等食物后，会发生腹痛、腹泻、呕吐，或是皮肤奇痒难熬的状况；有的人吸入花粉或尘土后，会发生鼻炎或哮喘；有的人注射青霉素后会发生休克等，这些都是过敏反应的表现。事实上，孕妈咪食用了致敏物后，过敏的情况远远大于一般人。往往就因为一个小小的过敏，导致早产、流产、宝宝畸形，甚至出生后还会患上很多疾病。比如说过敏性食物经过消化吸收后，经胎盘进入宝宝的血液中，妨碍胎儿的生长发育，有的还会直接损害胎儿的器官，如五官、四肢等，从而导致宝宝畸形。

预防过敏有妙招

以前吃过的食物，如果发生过敏，孕期禁止食用。比如有些孕妈咪对龙虾、鸡蛋、芒果等过敏，怀孕后坚决不吃。

不要食用过去从未吃过的食物或霉变食物。

怀孕后，最好不要食用过去从未吃过的食物，如果实在嘴馋，也要先少量食用，确定你是否过敏，再决定以后是否食用。

若是吃过某些食物后出现腹痛、头晕、浑身瘙痒、呼吸困难，甚至休克等症状，则禁止再吃。

孕妈咪在购买花卉、盆栽、药物时，一定要询问医生，看对孕妇是否会过敏，如会过敏，则坚决不买。

外出时，特别是春季外出，记得戴上口罩，以防吸入过敏性灰尘、花粉。

手在接触不明物质后，不要随便接触脸或身体的其他部位，应当立即洗干净，以免引起感染。

要勤洗手，注意个人卫生，少去人口密集的公共场所。

避免接触有可能会导致过敏的物质。不用有可能导致过敏的护肤品，特别是有过敏体质的孕妈咪，选择护肤品要慎重。

室内要注意通风透气。经常锻炼身体，提高免疫力。

放慢日常生活节奏，不要紧张，保持充足的睡眠。

要摄取足够的多种维生素和矿物质，如维生素D具有抗病毒能力，富含维生素D的食物有小白菜、番茄类蔬菜，以及柑橘、柠檬等水果。

蜂蜜对抗过敏

孕妈咪在食用某种过敏性食物之后，可以用蜂蜜来对抗过敏。

《本草纲目》载蜂蜜入药之功有五：清热、补中、解毒、润燥、止痛。孕妈咪可以尝试每天食用一茶匙蜂蜜，冲饮或者夹在面包中直接食用都行。

用蜂蜜时有下列事项需要注意：

蜂蜜如果选择冲饮的话，一定要用温水冲泡，千万不可用沸水，否则容易引起上火和营养成分流失。

本身已经对蜂蜜过敏的人群，千万不要轻易尝试这种脱敏的办法，以免引起更严重的过敏症状。

蜂蜜忌与生葱、韭菜、豆腐等一起食用，同食会影响人体健康。

过敏症病人要注意饮食营养的均衡，少食用甜食、油腻及刺激性食物，以及烟、酒等。

孕妈咪一旦过敏，应立即上医院咨询医生，在医生的指导下用些抗过敏的药物。

黄体囊肿

黄体囊肿可发生于任何时期，一般来说，发生在怀孕期间比较多，平常比较少见。正常黄体是囊性结构，未怀孕时，黄体正常分泌孕激素，则每个月月经按时来潮。排卵后，黄体血肿立即封闭，若囊性黄体持续存在或增长，或黄体血肿含血量较多，血液被吸收后，均可致黄体囊肿。

一般而言，黄体囊肿并不对人体构成危险，真正的肿瘤通常较大，95%的直径小于5厘米的黄体囊肿为非肿瘤性囊肿。万一囊肿继续增大，或者发生破裂时，则要考虑进行手术治疗。其实需要进行治疗的情况很少，而在妊娠2个月时还需要进行手术的则少之又少。因此，孕妈咪不需要太担心。

呕吐剧烈

在妊娠早期，孕妈咪出现恶心、呕吐、不思饮食的症状是正常的。只是有些孕妈咪的症状很轻，而有些却特别严重。有些孕妈咪不仅仅只是晨吐，而是整天都会吐，甚至连胆汁和血都吐出来，以至于出现脱水、酸中毒、整天精神委靡不振，非常难受，医学上称为“妊娠剧吐”。早孕症状是因个人体质不同而划分轻重的，体质好的症状要轻些，长期体弱的，呕吐也相对严重。

怎样减轻呕吐症状

呕吐是怀孕期间所特有的，大约3个月后就会自然消失，因此，孕妈咪要做好心理准备，消除顾虑，保持乐观情绪。

不要限制饮食，应坚持少吃多餐；尽量选择自己喜欢吃的易消化食物，避免油腻食品；不要让自己有饥饿感，以免加重恶心，即使吐了也要再吃。如果晨吐较严重，可以在床上吃些易于消化的食物后，继续卧床30分钟再起床。

晨起刷牙时应避免碰到咽部，以免诱发或加剧呕吐。

做饭时的油烟味很容易诱发和加剧呕吐，故应尽可能不进厨房。

可在医生的指导下服用少量维生素 B_6，以及少量镇静剂，如苯巴比妥（鲁米那）等。经以上处理，大多数孕妈咪都会逐渐好转，但若治疗无效，出现脱水及其他新陈代谢障碍者，则需要住院治疗。如果经积极治疗仍无效，且病人出现持续性黄疸、精神症状等情况时，可以考虑进行治疗性流产。

孕早期流产

在妊娠20周以前，由于某些因素导致妊娠中断的现象，称为流产。导致流产的原因很多，特别是在孕早期，胚胎很不稳定，稍微有疏忽，就有发生流产的可能。

遗传因素

这是由于染色体的数目或结构异常导致胚胎发育不良。自然流产中，怀孕3个月内的流产，遗传因素可占60%～70%，其中流产儿染色体异常的占50%～60%。夫妇一方或双方有染色体异常的约占10%。

外界不良因素

大量吸烟(包括吸二手烟)、饮酒、接触化学性毒物、严重的噪声震动、搬举重物、激烈的性生活、情绪恶劣、高温环境等，均可导致胎盘和胎儿损伤，造成流产。

妈妈的身体因素

孕妈咪子宫内膜薄或患任何不利于胎儿生长发育的疾病都可造成流产。比如甲状腺功能低下、黄体功能不足、肿瘤等。

爸爸的身体因素

有10%～15%的男性精液中含有一定数量的细菌，可导致孕妇流产。

胎儿因素

流产也与胎宝宝有关，如胎宝宝与孕妈咪之间血型不合，可引起胎儿在母亲子宫内发生溶血和贫血，严重时会流产或早产，甚至引起新生儿死亡。

以妊娠12周为分界点，发生在12周之前的称为早期流产；发生在12周以后的称为晚期流产。根据病情及症状的轻重，可将流产分为先兆流产、难免流产、不全流产、完全流产、稽留流产和习惯性流产。

先兆流产。主要表现为停经后虽然妊娠反应呈阳性，但仍出现少量阴道出血，并可伴有下腹痛和下坠感等流产征兆。如能及时进行安胎治疗，仍有希望继续妊娠，达到足月分娩。

难免流产(或不可避免流产)。先兆流产未得到及时治疗或治疗无效，阴道出血量增多，胎儿生命已中断，妊娠已不能继续，即为难免流产。

不全流产与完全流产。在流产的整个过程中，部分胚胎组织已流出，但仍有部分胚胎组织在子宫内，这称为不全流产。不全流产时可出现阴道大量出血，严重时可引起休克，如不及时抢救可导致死亡。完全流产是指胎儿全部排出体外。不全流产容易继发感染，完全流产多在短时间内止血，腹痛缓解。

稽留流产。有少数流产病人，胎儿在子宫内已死亡2个月以上，仍不能将全部胚胎组织排净，阴道出血超过2个月，此为稽留流产。因胎盘与子宫壁粘连，不易分离，可引起凝血因子大量消耗而发生全身大出血的严重后果，要及时治疗。

习惯性流产。由于种种原因，连续两次以上怀孕都发生流产，称为习惯性流产。

牙龈出血

牙龈出血多发于孕早期，是怀孕女性的常见症状。这是由于怀孕后，由于体内雌激素和孕激素增多，使牙龈毛细血管弯曲，弹性减弱，致使血液淤滞及血管壁渗透性变大，出现牙龈水肿、脆软，龈乳头轻轻一碰就会出血，特别是缺乏维生素C时症状更严重，医学上称为“妊娠期牙龈炎”。严重时还会形成妊娠性龈瘤，龈瘤长大后会影响进食。

预防牙龈出血可从以下几点出发：

每日早晚正确刷牙、饭后漱口。每次进食后都用软毛牙刷刷牙，刷时注意顺牙缝刷，尽量不碰伤牙龈，不让食物碎屑残留而致使局部感染。

每日按摩牙龈3次，促进局部血液循环，挑选质软、无须多嚼和易于消化的食物，以减轻牙龈负担，避免牙龈损伤。

吸烟的孕妈咪最好戒烟，吸烟可导致口臭、牙龈炎症加重。

多食富含维生素C的新鲜水果和蔬菜，或口服维生素C片剂，以降低毛细血管的通透性。一旦发现牙龈出血，应及时去口腔医院治疗，以免加重病症。另外，要把怀孕的事情告诉医生，避免做牙齿的X线检查。

不能做的事

用电吹风

在冬季，气温低下，孕妈咪洗了头发之后如果不能及时弄干，有可能会着凉感冒，如果是在晚上洗头，头发则更难干。湿着头发睡觉可能引起一系列连锁反应，比如发热、咳嗽、头痛，紧接着胎儿发育受到阻碍等。这时候，很多孕妈咪就会想：直接用电吹风把头发吹干不就完了吗？可是，孕妈咪是不宜使用吹风机的。吹风机的辐射极大，根据环境辐射研究监测中心的一项检测数据显示，普通家用的1000瓦的电吹风，辐射值达350毫克斯左右（毫克斯是磁场强度单位），而电视机和电脑显示器的辐射值分别约为45毫克斯和100毫克斯，远远低于电吹风的辐射量。

电吹风的某些部件是由石棉做的，吹出的热风中大多含有石棉纤维微粒。这种石棉纤维微粒可通过呼吸道和皮肤进入血液，经胎盘循环进入胎儿体内，诱发胎儿畸形。据统计，经常使用电吹风的孕妇，胎儿畸形的发生率要比正常孕妇高1倍以上。当电吹风工作时会形成电磁场，它的微波辐射会使人出现头痛、头晕、精神不振等症状，不利于胎儿健康和优生。有些孕妈咪认为戴上口罩就没事了，但纤维微粒可以透过口罩，因此，戴口罩的效果不大。故怀孕后不宜使用电吹风。

怎样避免使用吹风机

确认怀孕后，孕妈咪可以剪短头发，这样不但利于清洁，也有利于孕期和产后打理，而且洗头发之后头发很容易就干了。如果是长发，可以在洗完头发之后多用几条干毛巾擦头发，用手把头发抓蓬松，这样有利于头发快干。市面上有很多干发帽，也可以试试。除此之外，还可以调整作息时间，适当减少洗发次数，改为白天洗头，洗完头后待在温暖的房间等待发干。总之，怀孕后不宜使用电吹风。

用电热毯

电热毯对孕妇、儿童、老人的损害最大。睡

觉时，人体细胞处于休息状态，电热毯会使人体细胞长期处于电磁波辐射中，这种辐射可能影响母体中胎儿细胞分裂，使其细胞分裂发生异常改变。且胎宝宝的骨骼细胞对电磁波辐射非常敏感，长期使用电热毯容易使胎宝宝畸形。电热毯本身就相当于一个电磁场，即使关上电源，辐射仍然会扰乱体内的自然电场。而且电热毯的温度不好精确控制，超过38℃时，会杀死宝宝的脑细胞，出生的宝宝会先天性脑瘫、痴呆。

孕妈咪如果怕冷的话，可以使用最天然的暖身物——热水袋，在热水袋里灌满热水，放在脚旁边。充电的热水袋在充电时存在安全隐患，建议孕妈咪最好不使用。也可以开着空调，但要注意保持卧室的湿度，也可以开空气加湿器，或在房间放置一盆水。孕妈咪要与空调保持一定距离，更不要将空调直接对着吹。

接触洗涤剂

怀孕后，孕妈咪觉得要给胎宝宝一个好的环境，家里要尽量保持干净、清洁。于是，大量使用洗涤剂，将桌椅、水果、衣物等清洗得一尘不染。科学家发现：肥皂、洗衣粉、洗洁精、消毒剂、漂白剂、洁厕灵、杀虫剂等各种各样的家庭清洁用品，在方便人们生活的同时，也给人们尤其是女人带来多种健康危害。这些东西所含的化学成分会导致女性皮肤、免疫系统功能、血液系统、神经系统以及生殖系统受损，有的甚至还会引发癌症或导致胎儿畸形。

因此，孕妈咪应对各种清洁用品的成分和功效加强认识，平时应尽量减少直接接触的机会，使用浓度不宜过高，最好戴上橡胶手套，使用后应及时用清水冲洗干净，尤其要避免多种清洁剂混合使用。用洗涤剂洗的瓜果、蔬菜等，还应用清水漂洗干净后才能食用。居室多开窗通风等，如在使用过程中出现头晕、过敏等，应及时就医。

妊娠知识答疑

什么时候吃瓜子适宜

答：瓜子宜饭前、饭后吃，上班疲惫了，也可以吃点瓜子。瓜子不但营养丰富，还香气诱人，如果饭前不思饮食，吃点瓜子，能刺激舌头上的味觉神经，促进唾液、胃液的分泌，增强食欲；饭后吃瓜子有益于消化，随着胃液分泌，消化功能也得到加强。经过上述分析，西瓜子、南瓜子、葵花籽等多种瓜子混合吃效果更好。

一天应该吃几个鸡蛋

答：孕妈咪的奶奶、姥姥辈会告诉你，一天要吃7~8个鸡蛋，而且最好是土鸡刚刚生下的鸡蛋。但是，这种说法跟做法都是不符合科学的。那么，到底一天应该吃几个鸡蛋呢?

鸡蛋中含有丰富的优质蛋白质，蛋白质中含有人体新陈代谢必需的胆固醇，成人应该每日平均摄取200毫克到300毫克胆固醇，这相当于一个鸡蛋黄的分量，因此每天吃一个鸡蛋，就足够满足一天的需求。但孕妇不但要满足自身的需要，还要为胎儿提供营养，故每日蛋白质的需要量应达90~100克。烹饪鸡蛋，应以蒸为主，少用油炒，以减少营养素的流失。

但是，饮食中的蛋白质长期含量过高，会增加胃肠道的负担，影响食欲和其他营养物质的吸收，使饮食营养失去平衡。研究证实，过多地摄入蛋白

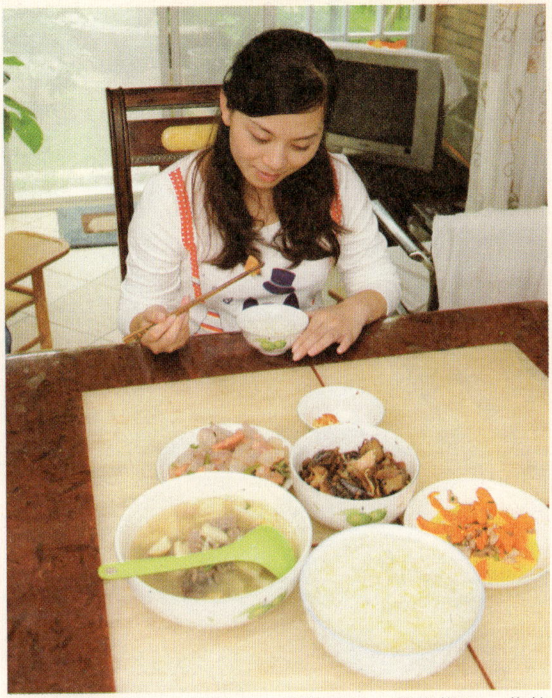

胡萝卜炒蛋、炒芽白、清炖鸡汤，荤素搭配，营养结构更合理。

质，体内可产生大量的硫化氢、组胺等有害物质，容易引起腹胀、食欲减退、头晕、疲倦等现象。此外，蛋白质摄入过量，还会造成血中的氮质、胆固醇增高，加大肾脏的肾小球过滤的压力。所以，孕妈咪一天所吃的鸡蛋最多不要超过2个。另外，鹌鹑蛋含胆固醇过高，皮蛋含铅量过高，孕妈咪都要少吃。

患上阴道炎，可以自己用外用洗液擦洗吗

答：不可以。怀孕期间，阴道分泌物增多，人体免疫力下降，有时一不小心就患上了阴道炎，这是正常现象。因为瘙痒、异味的困扰，有些孕妈咪拿出了平常用的妇科药用洗液。其实，当孕妈咪这样做时，危险已经悄悄地向你走近了。

首先，洗液虽然被稀释了，短时间内皮肤吸收得很少，但长期用的话，吸收相对较多。

其次，当药被皮肤吸收时，就进入到血液，参与胎宝宝的血液循环，进入羊水后被胎儿吞入体内，容易引起流产、畸形。

再次，用药清洗时，阴道口张开，细菌容易“趁虚而入”，引起别的病菌感染。

如果因为疾病要用洗液治疗，应该在医生的监督下使用，且要咨询医生，什么时候适宜用。一般来说，在怀孕后2周内，孕妈咪的抵抗力还未开始下降，此时用药相对安全。2周以后，3个月以内，因胎宝宝尚未稳定，孕妈咪要谨慎用药。孕中、后期，孕妈咪可以用一些不威胁胎儿安全的药，比如说苦参、茵陈等。

孕期可以多吃醋吗

答：妊娠早期，因体内激素变化，导致孕妈咪产生相应的妊娠反应，她们胃口改变、喜食酸辣。在汤、菜里面加入大量的醋，这种做法是否会影响胎儿呢?

事实上，在怀孕的15日左右，大量食用酸性食物会使孕妈咪体内的碱度下降，引起浑身乏力、酸软，这跟我们平时运动后体内产生乳酸，导致浑身酸软无力是一个道理。长此以往，会使孕妈咪的体质下降，还可能会产生抑郁症等一些并发症，导致胎儿畸形或发育不良。但是，适量吃点醋，会让孕妈妈食欲大增，宝宝也有口福哦。

孕妈咪吃水果需要注意哪些方面

答：水果可以为我们提供水、糖类、多种矿物质和维生素等。其中矿物质主要有钾、镁、钙等，

维生素主要有维生素C、胡萝卜素以及B族维生素。它们特别是维生素C和胡萝卜素比较重要的来源。这些营养成分都是胎宝宝正常生长发育所需要的重要营养物质，因此，孕妈咪可多吃点水果。

但有些孕妈咪认为，怀孕多吃水果以后宝宝的皮肤就会很好，于是，每天吃大量水果，甚至吃到几千克一天，还有的干脆就以水果代餐。其实，这些做法都是不科学的。那么，孕妈咪吃水果都有哪些讲究呢?

首先，要注意量的多少。吃任何东西，并非多多益善，水果也是一样。因为到目前为止，没有任何一种食物可以提供给成年人所需的全部营养素。

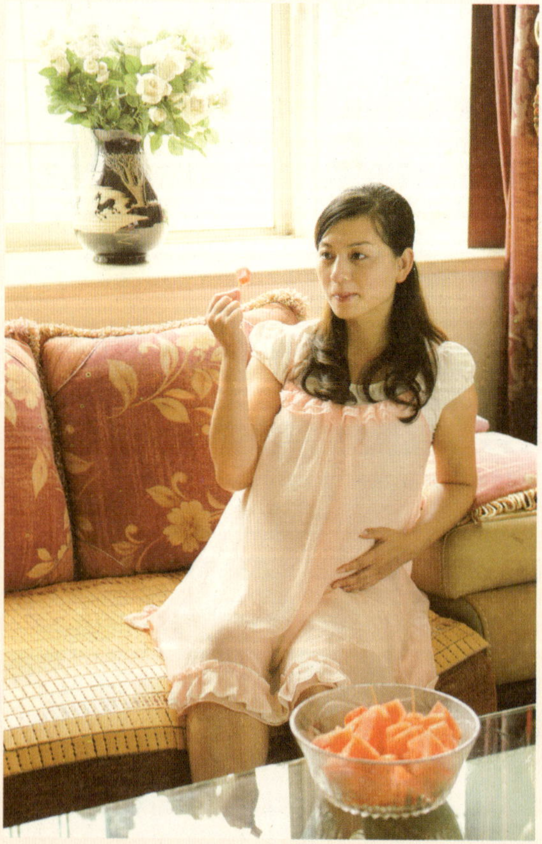

孕妈咪喜欢在两顿正餐之间吃些西瓜。

因此，水果代餐的做法是不对的。大量摄入水果，可导致热量超标，营养摄入不全面和其他方面的问题。因此，中国营养学会建议，孕妈咪每天宜摄入200～400克水果。200克水果大约相当于一个中等大小的苹果。一般建议在两顿正餐之间食用水果。

其次，要注意水果的类别。并不是所有的水果都适合你的。比如血糖高的孕妈咪，最好选择低糖的水果，如苹果、梨、桃、樱桃、草莓、柚子等。血糖低则应选择含糖稍微高一点的水果，如红枣、香蕉、葡萄、荔枝等。没有妊娠并发症的孕妈咪，建议食用水果要品种多样，但在孕早期，山楂、木瓜等水果要尽量少吃，以免使子宫收缩，导致流产。

怀孕可以吃杨梅吗

答：是可以的。古有曹操的“望梅止渴”，说的是曹操率领部队去讨伐张绣，天气热得出奇，几万人马连水都喝不上，为了不贻误战机，他快速赶到队伍前面说：“士兵们，我知道前面有一大片梅林，那里的梅子又大又好吃，我们快点赶路，绕过这个山丘就到梅林了！”士兵们一听，仿佛梅子已经吃到嘴里，精神大振，步伐不由得加快了许多。

鲁彦的《我爱故乡的杨梅》中对杨梅的描写：“你轻轻咬开它，就可以看见那新鲜红嫩的果肉，嘴唇上舌头上同时染满了鲜红的汁水。没有熟透的杨梅又酸又甜，熟透了就甜津津的，叫人越吃越爱吃。”杨梅那种酸酸甜甜的味道，让人一听到“杨梅”二字，口水就要流下来了，恨不得马上吃个够。

杨梅含有丰富的营养，还有生津止渴、健胃的功效，多食不仅无伤脾胃，还可以解寒去毒。但是，杨梅中有一些白色的小寄生虫，需要用盐水浸泡2小时后再吃。杨梅的果季很短，容易腐烂、发出难闻的气味，且不宜储藏，一般放在冰箱最多不得超过3天，所以，注意不要食用腐烂变质的杨梅。考虑到杨梅吃多了会酸倒牙齿，不利于下一餐的进食，所以，孕妈咪最好遵循少吃多餐的原则。

孕早期，孕妈咪出行能乘坐飞机吗

答：最好不坐。由于飞机在高空中飞行，气压降低，客舱内的氧气相对减少，不利于孕妈咪对氧气的摄入；且空中的辐射大，各航空公司对孕妇乘机都有一定的限制条件：除医生诊断不适宜乘机外，怀孕超过32周的孕妇乘机都必须提供医生诊断证明，其内容应包括：怀孕时间长短(如果超过36周以上的孕妇是短途旅行的，还要注明预产期)、旅行的航程和日期、是否适宜乘机、在机上是否需要提供其他特殊照料等。出具的诊断证明书，应在旅客乘机前72小时内填写，并由医生签字和医院盖章方可有效。

以下是航空公司通常对怀孕女士登机的规定：

怀孕的乘客，当她们在订购位子时有责任告诉我们她们的怀孕状况，怀孕的乘客需要符合以下条件：

（1）怀孕达27周内：无需医生的证明，我们会航运。

（2）怀孕28~36周：乘客需要医生证明她适合乘坐飞机。

（3）怀孕36周或以上：我们拒绝航运。

在孕妇健康手册上有这样的建议：不论在汽车、火车，还是飞机上，孕妇最好能每15分钟站起来走动走动，这样可以促进血液循环。

孕妈咪能去美容院做美容吗

答：建议不要去。孕早期，因孕激素的影响，孕妈咪的皮肤会变黑、暗沉，于是爱美的女性仍然去美容院做美容，其实这对自身和胎宝宝都会有不好的影响。一般的美白产品或多或少都含有铅和激素。铅会使人中毒，轻者可食欲不振、体重减轻、经常头晕、恶心、呕吐、腹泻、腹胀、腹痛、便秘；重者可能会导致明显贫血、神经系统器质性疾病；孩子铅中毒还会严重影响智商，据相关数据记载，孩子长大以后的智商可能会低20%左右。

孕妇也不能随便使用精油。因为精油的渗透力很强，能迅速进入人体循环系统并产生影响。例如迷迭香和薰衣草精油有通经的作用，当归、茴香等有化瘀作用，怀孕时使用很可能导致流产。除非你对精油的知识和用法已经很熟，否则，不要随便使用精油。

对孕妈咪来说，美甲、烫发、染发就更不好了，因此，怀孕期间，孕妈咪最好不要去美容院。

孕早期可以外出旅游吗

答:孕早期不能外出旅游。首先，孕妈咪有早孕反应，不论是在旅途中还是旅游地，早孕反应的难受远比美景带来的愉悦感强。其次，旅途上，选择交通工具也有很多顾忌，如怀孕未满27周，坐飞机是很危险的，不但气压较低，而且辐射也大；火车或汽车带来的颠簸和拥挤会加剧早孕反应，给外出带来很大不便。再次，孕早期胎儿不稳定，极易造成小产；孕妈咪也容易疲劳，况且旅途中还要防止意外摔跌、腹部挫伤等，使人提心吊胆，孕妈咪情绪紧张，旅游还不如在家休养，因此，孕早期不宜外出旅游。

孕妇可以吃金针菇吗

答：可以的。金针菇，别名毛柄金钱菇、金菇等。金针菇的菌肉呈白色，较薄，菌柄黄褐色，是菇类中的蛋白质库。金针菇含有维生素C、维生素E、泛酸、烟酸和钙、铁、磷、锌、钾等，有促进儿童智力发育和健脑的作用，因此金针菇被誉为“益智菇”。它不仅可以预防和治疗肝脏病及胃肠道溃疡，降低胆固醇，抑制血脂升高，还能促进体内新陈代谢，有利于食物中各种营养素的吸收和利用，并对某些重金属有解毒、排毒作用。除此之外，金针菇还具有抵抗疲劳、抗菌消炎的作用，并有美容、减肥的功效。

所以，孕妈咪只要不过敏，都可以吃金针菇。需要注意的是，食用时，要煮熟，变质的金针菇千万不要食用。

胎教进行时

孕妈咪积极向上，胎宝宝爱学习

我们知道，妊娠前3个月是胎儿大脑细胞发育的第一个高潮，0~3岁的婴儿时期是第二个高潮。孕早期中又以妊娠第4周时宝宝的脑细胞发育最为迅速，每分钟大约有250000个神经细胞形成，可见，此时也是宝宝的“胎教黄金时间”。

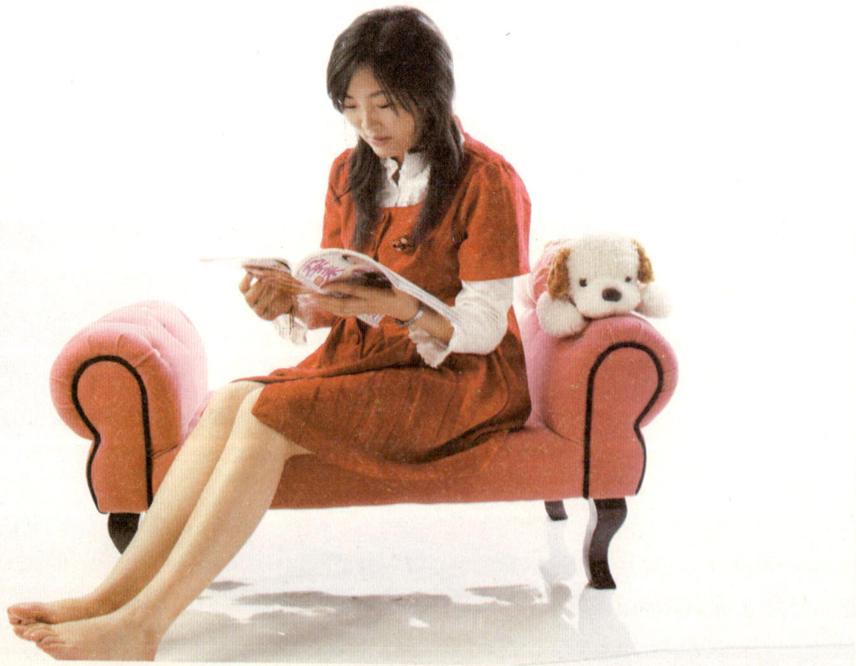

孕妈咪喜欢看书，她很关注怀孕的一些注意事项和胎教知识。

孕妈咪能够迅速影响胎宝宝，宝宝也能够感知到孕妈咪的想法，而孕妈咪产生惰性时，宝宝也会变“懒”哦。显然，消极影响对宝宝的发育不利。

如果孕妈咪积极学习，努力思考，宝宝也会受到刺激，在妈咪的肚子里“努力耕耘”。闲时，孕妈咪可以找来爱读的书看看，比如说有关胎教方面的，医药方面的，看完后思考怎样进行胎教，胎教的好处；日常生活的用药都要注意哪些，可以对药物的药性和药效进行了解；还可以讲解给胎宝宝听，这样既可以训练宝宝的语言能力，还有想象力，最主要的是妈妈的这种积极的学习精神影响着胎宝宝。相关数据表明，接受胎教的孩子比没有接受胎教的孩子要出色得多，他们在以后的学习中会积极、主动而有计划地学习。

订制宝贝计划

孕妈咪学习到了很多有关胎教的方法，例如意念胎教、营养胎教、运动胎教、音乐胎教、环境胎教等一系列理论知识，但胎教要因人而异，不同情况，不同对待。那么孕妈咪现在就为自己的宝宝量身打造一个“宝贝计划”吧。

我们知道，孕妈咪与宝宝是一体的，当孕妈咪的生活作息有规律时，宝宝也会有相同的作息时间，反之，宝宝出生后的作息就会昼夜颠倒，给护理带来很大难度。因此，制定一个独一无二的胎教计划是很有必要的。孕妈咪可根据妊娠早期、妊娠中期、妊娠晚期（即1~3月为妊娠早期，4~7月为妊娠中期，8~10月为妊娠晚期）的不同特点而制订详细的计划。计划制订后，同准爸爸一起商量后将计划定下来。一旦制订好了计划就不要随意改变，因为形成了习惯后就成为规律，也是胎宝宝跟爸爸妈妈沟通的很重要方式。这种规律一旦形成，胎宝宝什么时候醒来，什么时候入睡都可以感知得到。

准爸爸课堂

和妻子一起进行胎教

宝宝是爸爸妈妈爱情的结晶，所以胎教也应当是夫妻双方的共同责任。

过去人们一直认为胎教纯粹是母亲的事情，宝宝的性别，宝宝是否聪明、健康，都是由妈咪决定的，而忽视了爸爸的责任。事实上，宝宝的聪明与健康同爸爸是分不开的。

因此，准爸爸应该积极参与到胎教中来，当妻子产生惰性时，要“监督”其坚持进行胎教，只有不间断地胎教才能产生作用。你可以陪着妻子一起同胎宝宝“玩游戏”，选择好的胎教故事讲给宝宝听，也可以跟妻子一起念些优美的诗歌给腹中的胎宝宝听。如李白的《静夜思》，骆宾王的《鹅》，还可以用自己低沉而有磁性的声音给宝宝描述《静夜思》中悬挂天空的圆月，《鹅》中在一池清水中引吭高歌的白鹅等，这样既可以培养宝宝的想象力，又可以让宝宝熟悉爸爸的声音，培养与爸爸之间的熟悉感。

创造好的胎教环境

良好的家庭环境有利于夫妻感情和谐，生活美满，同样，也只有良好的胎教环境，才能使宝宝得到良好的胎教。如果夫妻之间关系紧张，经常吵架，孕妈咪的情绪经常处于紧绷状态，体内的激素调节失衡，这些激素都能迅速影响胎宝宝。当孕妈咪情绪紧张、愤怒时，丘脑的激素会发生变化，极易使得胎儿不安。所以，准爸爸要对孕妈咪的小脾气宽容，理解妻子出现妊娠反应的不适应症，不能因为工作忙而冷落了妻子，而让她产生寂寞忧郁感。要使妻子心情保持愉快，创造好的胎教环境，不要忘记，好心情也是一种很好的胎教。

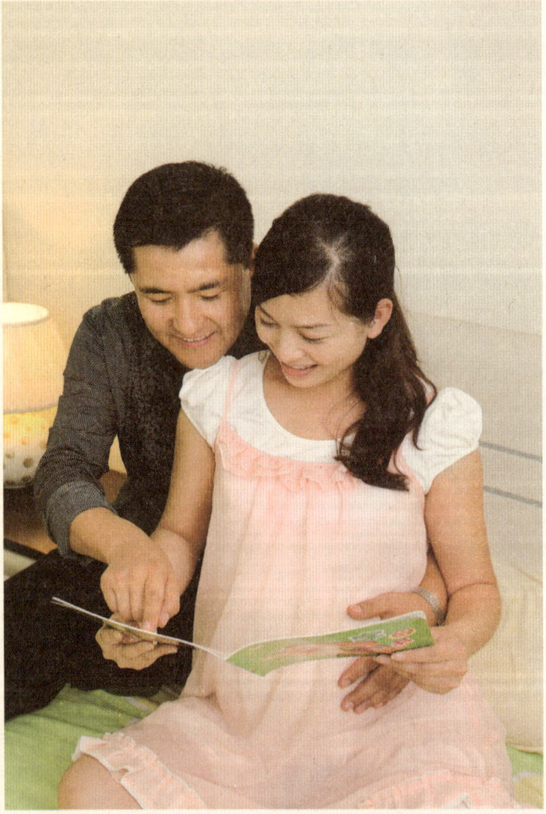

和谐的夫妻关系有利于胎宝宝的健康成长。

陪妻子进行第一次产前检查

怀孕第8周，孕妈咪可以进行第一次产前检查了。这是你们的第一个宝宝，所以一切都要小心谨慎。妻子怀孕很辛苦，她很希望有你陪在身边，累了可以有个肩膀给她依靠，同时，她也希望将人生的重要时刻跟你一起分享在肚中的胎宝宝，所以，陪她进行孕前第一次检查吧。

首次产检需要检查的项目有：盆腔检查、测量血压、检查心脏和肺、化验尿常规及尿糖。

通常进行检查前，医生要对孕妇的饮食习惯，如是不是经常饥饿、厌食，是否饮酒吸烟等进行大概了解。

其次是孕妇以前得过哪些病，家属得过哪些病，检查是否有染色体变异，怀孕半年内是否接触过有害物质等，还有月经史，婚姻史等，这些都是第一次检查需要记录的信息。

通过了解体重的变化了解胎儿的发育情况。通过检查孕妇的腹围、宫高，可了解胎儿的成长情况。而了解乳房发育状况，则有利于在产前纠正乳头凹陷等情况。

血压测量可确认孕妇的健康总体状况。血压标准值不应超过130/190 毫米汞柱，或与基础血压（怀孕前的血压）相比增加不超过30/15毫米汞柱。血压高是先兆子痫的症状之一，它将影响胎儿的发育成长。

进行骨盆外测量可了解产道情况，判断能否自然分娩。妇科内诊可帮助检查子宫位置、大小、胎位等。

心电图主要是排除心脏疾病，以确认孕妇是否能承受分娩。

血常规主要检查血红蛋白、白细胞、血小板和血细胞比容。检查血色素是判断孕妈咪是否贫血，血色素正常值为110克/升~150克/升。轻度贫血对孕妇及分娩的影响不大，重度贫血则可引起早产、低体重儿等不良后果。所以，发现贫血应及时治疗。

尿常规检查尿液中是否有蛋白、尿糖及酮体。

镜检红细胞和白细胞，尤其是蛋白的检测，可提示有无妊娠高血压等疾病的出现。

第3个月

胎儿状况

从怀孕第8周开始，胚芽已经可以称为“胎儿”了。到第9周，“小豆芽”的尾巴消失不见了，手和脚已经成形且慢慢长大了，他（或她）在不停地动来动去，但你仍然感觉不到。

怀孕第10周时，胎宝宝大约有4厘米，体重大约10克。他（或她）像一个1寸多点的小精灵，放在你的手掌心刚刚好。他（或她）的手指和脚趾已经清晰可见，耳朵的轮廓也很清晰了，但B超还看不到生殖器官。胎盘已经成熟，宝宝可以进行微量排泄。

怀孕第11周时，胎宝宝大约有6厘米，体重达14克。他（或她）可以灵活地在孕妈咪的肚子里运动了，一会儿伸伸懒腰，一会儿做做运动，孕妈咪可以看到肚子表面稍微凸出来。

这时，他（或她）的骨骼细胞发育加快，肢体长长。到怀孕第12周末，胎宝宝在妈咪的肚子里就足足有3个月了。他有8~9厘米长，体重约20克。头部还是明显的大，面部的五官已经基本成形，眼睛上已长出眼皮、眉毛，头发也长出来了；心、肾、肝、胃、肠等变发达；从B超看，可以清楚区分性别了，内生殖器的功能也慢慢活跃；脐带也长长了，胎宝宝可以在羊水中小小地活动了。

孕妈咪体征

到怀孕第3个月，准妈咪的子宫逐渐增大，膀胱明显受压，腹部微微隆起，腰围略微增粗，只有用手摸才感觉得到腹部的变化。由于孕激素的影响，会阴部的颜色变深，阴道分泌物增多，呈乳白色黏稠状，无异味也不会瘙痒。本月“害喜”会比前两个月严重，但也不是绝对的，有的人几乎感觉不到妊娠反应，有的则甚至连喝水都觉得恶心，饮食爱好也完全改变，这称为“真正的害喜期”。

孕妈咪的吃

到了妊娠的关键期，胎宝宝的发育越来越快，对营养素的需求也越来越高，因此，孕妈咪在营养方面要更加注意。

本月的必需营养素

蛋白质、铁、脂肪、碳水化合物、水、钙质、无机盐、磷、锌、矿物质、微量元素。

让孕妈咪血气充盈的铁

铁是合成血红蛋白的主要原料之一，血红蛋白的主要功能是把新鲜氧气运送到各组织。孕妇铁缺乏时，会面色发黄或苍白、食欲减退、倦怠乏力、不能合成足够的血红蛋白，胎盘氧供应不足，无法提供给胎儿正常造血需要的原料，常使胎儿宫内发育迟缓及早产。孕妈咪血红蛋白和血清铁的多少直接影响新生宝宝的身长。

妊娠早期服用铁剂可增加胃肠负担，加重早孕反应，还会引起胃肠道不适和便秘，影响铁的吸收，因此最好的办法是通过饮食来补充铁。

铁的食物来源：海带、紫菜、芹菜、南瓜、西红柿、动物的肝、肾、瘦肉、蛋黄、鱼类，植物中的豆类、红枣、紫葡萄、红果、樱桃等。

小贴士：

谷物类、牛奶、咖啡、茶或钙剂会抑制铁的吸收，如果服用铁剂，最好不要与茶同喝。与维生素C一起服用，可以增加铁的吸收。

让宝宝强壮的钙

钙是人体必需的矿物质，是胎儿骨骼和牙齿形成、生长的原料。据统计，孕妇每日平均需要摄入1500毫克钙，整个妊娠期需要储备35～45克钙，以满足胎儿骨组织的生成发育及母亲生理代谢的需要。胎儿所需的钙是从母体获得的，即使母体缺钙，胎儿仍然要从母体吸收足够量的钙，这时，母体的钙就被胎儿消耗了。为了避免母子“抢营养”，孕妈咪就需要及时补充钙了。

钙的作用：抑制神经细胞的异常兴奋，强化神经系统的传导功能，促进体内多种酶的活动，维持酸碱平衡，参与血液的凝固过程，维护骨骼和牙齿的健康等。

缺乏的害处：孕妈咪如果钙摄入不足，就会出现生理性钙透支，造成血钙水平下降，易患骨质疏松症，软骨症，使盆骨变形，造成难产；对痉挛、腰酸背痛、关节痛、水肿等变得敏感。胎宝宝缺钙会智力发育不良，出生后易患先天性佝偻病。

钙的食物来源：鲜奶和奶制品、豆类、绿色蔬菜、连骨和皮可吃的虾、小鱼、排骨、蛋黄、木耳、燕麦、花生等坚果。

小贴士：

钙与维生素D、乳糖、蛋白质、磷一起合用，可吸收更好。孕妈咪还可以通过晒太阳来增加对钙的吸收。但补钙千万不要太盲目，如果大量服用含钙高的钙片、食物等，可能会使胎宝宝得高钙血症，表现为：出生后婴儿囟门过早关闭，面部畸形，既不利于宝宝发育，也有损宝宝容貌。

让宝宝聪明的锌

锌是微量元素的一种，在人体内的含量以及

每日所需的摄入量都很少，但它对机体却有着举足轻重的作用，有“生命的火花”之称。

人体正常含锌量为2~3克。人体绝大部分组织中都有极微量的锌分布，又以肝脏、肌肉和骨骼中含量较高。锌是体内数十种酶的主要成分，它参与核酸和蛋白质的合成，提高人体的免疫功能。如果孕妈咪怀孕期间摄入足量的锌，有利于胎宝宝健康和顺利分娩。怀孕期间，孕妈咪除了维持自身的需要，还要供给宝宝生长发育，故比一般人需要多一点锌。

锌的作用：锌能帮助提高人体免疫力，减少孕妈咪怀孕期间的痤疮以及皮肤病变，有利于宝宝的智力发育。同时，锌还参与合成胰岛素，能维持性腺、脑垂体、消化系统和皮肤的正常功能。

缺乏的害处：孕早期缺锌，会导致胎儿的中枢神经系统的发育受阻，严重时会造成胎宝宝的中枢神经系统畸形。孕晚期缺锌，可导致胎宝宝的神经系统发育受损。孕妈咪缺锌，会影响宝宝的大脑发育，使新生儿体重过轻，严重时还会导致先天畸形。缺锌还会影响维生素A的运转，并伴发夜盲症。孕妈咪缺锌时，子宫收缩无力，产程延长，增加分娩的痛苦。要保证安全补锌，孕妈咪可从调整饮食入手，多进食一些含锌丰富的食物。

锌的食物来源：鱼、肉、肝、肾、海产品、贝类食品、核桃、花生、芝麻。

小贴士：

牛肉等动物性产品及海产品是锌的主要来源。锌与维生素A、维生素C和蛋白质一起服用会提高免疫力；不能同时服用锌和铁的补充剂，否则会相互干扰。

让宝宝健康的碘

碘是人体中一种必需的微量元素，对人体健康起着重要的作用。碘是合成甲状腺激素的原料，缺碘可导致甲状腺激素的合成和分泌减少，使甲状腺功能低下。人体最需要补碘的时期是脑神经的生长发育期。从怀孕的前3个月到胎宝宝出生前，脑神经的形态和功能已经形成，这段时期如果缺碘，可使胎宝宝的脑神经组织的增殖、发育、分化出现障碍，轻者智力减退，重者会得克汀病。克汀病表现为智力低下、身材矮小，而且终身不治。随着妊娠时间的增长和胎儿的长大，孕妈咪对碘的需求量逐渐增加，她们的碘摄入量要同时满足胎儿和本身的双重需要。另外，怀孕可使肾脏排出的碘增多，容易发生孕期营养不良。

碘的作用：碘是人体甲状腺素的主要构成成分。甲状腺素可以维持人体正常新陈代谢。孕妈咪摄入适量的碘还可以促进宝宝的生长发育。

缺乏的影响：缺碘的孕妈咪早孕反应会比不缺碘的孕妈咪严重得多。它还会使孕妈咪的甲状腺功能低下，减缓机体新陈代谢，导致异位甲状腺肿；还会增加流产及胎宝宝畸形、死胎的发生率；胎儿的生长发育和智力水平也直接受到影响。

碘的食物来源：海带、紫菜、海蜇、带鱼、干贝、蛤、虾等。

碘是由海藻灰中提炼的一种无机物，海藻是人类碘的主要食物来源。我国居民大多食用碘盐，但由于孕妇不宜食用大量盐，因此只能从食物中摄取以满足需要。

因碘有挥发性，食用碘盐不宜保存过久，宜将碘盐放在密封干燥的阴凉处。碘与β-胡萝卜素、脂肪一起食用效果更佳。

小贴士：

碘的摄入以适量为宜，既不能过少，也不能过多。如果摄入过多，会造成甲状腺激素分泌过多，甲状腺功能亢进，俗称"甲亢"。表现为心慌、心动过速、怕热、多汗、食欲亢进、消瘦、体重下降、疲乏无力及情绪易激动、性情急躁、失眠、思想不集中、眼球突出、手舌颤抖等，也不利于胎儿的发育。

让脏器功能协调的铜

铜最重要的生理作用之一是作为体内关键酶的辅助因子。铜是凝血因子Ⅴ和金属硫蛋白的组成成分，还是葡萄糖代谢调节、免疫功能、红细胞生成和心脏功能等功能代谢所必需的。

缺铜的危害：铜缺之时可影响血红蛋白的合成，产生寿命短促的异常红细胞，容易导致全面营养不良和长期腹泻，并伴有小肠吸收不良。孕妈咪缺铜会产生嗜睡、运动障碍、黑色素生成障碍、毛发脱色、角化等症状，有的还出现具有钢丝样头发的卷发症；胎宝宝的发育会停止，脑组织将萎缩。

铜的食物来源：肉类、肝、肾、谷类、豆类、坚果、贝类、奶等。

小贴士：

成人每天从膳食中得到2.5～5毫克的铜便能满足需要；孕妈咪铜过量会使宝宝致畸，故不需要额外补充铜，但挑食、偏食的孕妈咪则要引起注意，养成良好的饮食习惯。

防流产宜多吃蔬菜

绿叶蔬菜不但色泽苍翠、惹人喜爱，而且营养丰富。它们含有各种维生素，叶酸便是很重要的一种。叶酸对人体的重要营养作用早在1948年已得到证实，如缺乏叶酸可引起巨红细胞性贫血以及白细胞减少症，可导致贫血、流产。此外，研究还发现，叶酸对孕妇尤其重要。如果孕妇在怀孕头3个月内缺乏叶酸，可导致胎儿神经管发育缺陷，从而增加裂脑儿、无脑儿的发生率。其次，孕妇经常补充叶酸，可防止新生儿体重过轻、早产以及婴儿腭裂（兔唇）等先天性畸形，因此，妇女在怀孕期间应多吃小白菜、卷心菜、菠菜等绿色蔬菜，以保证体内有充足的叶酸预防流产。

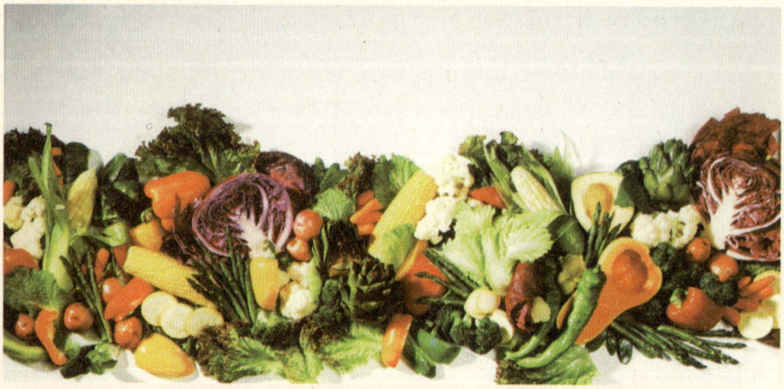

本月推荐零嘴儿

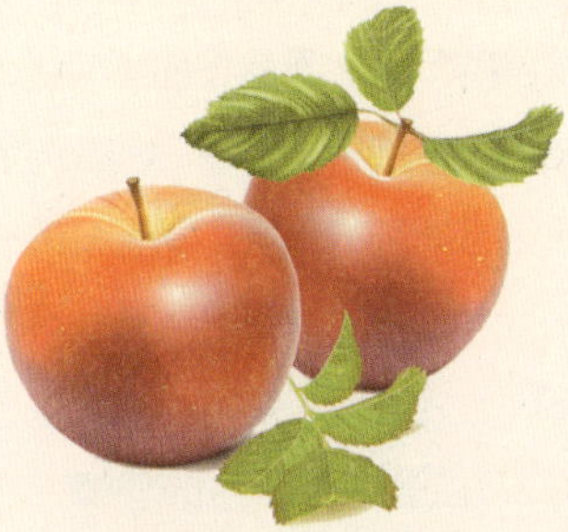

苹果

苹果不仅营养丰富，而且酸甜可口、脆嫩多汁、口味清香。俗话说：一天一苹果，医生远离我。专家认为，女性在怀孕期间多吃苹果，可预防宝宝哮喘。研究人员分析说，其原因可能是苹果含有特殊的植物化学成分，比如类黄酮，它具有抗氧化、抗感染和抗病毒的特性。

苹果富含锌，苹果汁中的含锌量超过牡蛎。孕妈咪摄入充足的锌，不仅利于分娩，而且有助于胎儿健康发育。美国医学专家研究发现，假如产妇在妊娠期间体内锌元素充足，分娩时快而且顺利，痛苦较少或无痛苦。据测定，熟苹果所含的碘是香蕉的8倍，橘子的13倍。因此，孕妇食苹果，可补充锌和碘，有利于产后减肥，预防便秘，还能促进顺产，有助于优生优育。

孕妈咪的穿

换件宽松的衣服吧

虽然孕妈咪现在身材变化还不明显，但穿以前的衣服总觉得紧了点，有时甚至会感到很不舒服，这个时候可以选择宽松的或是有松紧带的衣服或裙子。那些吊带装和露脐装就暂时收起吧。

孕妈咪的穿着宜宽松，以方便四肢活动。夏装可选择颜色素雅、散热好的面料，主要是防暑；冬装则应选择颜色鲜艳、吸热好的面料，以保暖为主。

如何选择鞋子

到第3个月末，孕妈咪的腹部比平常略有增大，身体重心前移，为了保持身体平衡，防止跌倒，暂时只能跟漂亮的高跟鞋说拜拜了。如果孕妈咪要选择有跟的鞋，鞋跟不应超过2厘米，鞋底要有防滑纹。鞋跟太高影响身体平衡，鞋跟太低容易

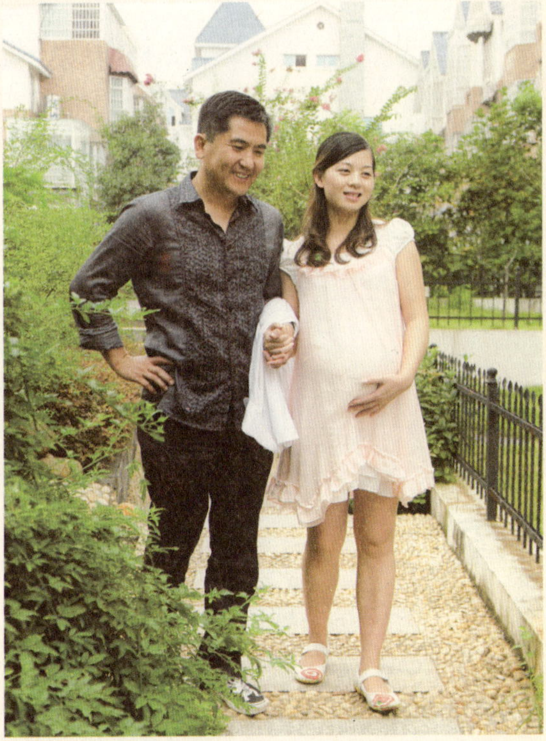

柔软的平跟鞋更舒适、更方便行走。

使脚部胀痛疲劳。软底布鞋、旅游鞋等就很不错，这些鞋有良好的柔韧性和易弯曲性，还有一定的弹性，随脚。穿着舒适、轻便、无需系鞋带的鞋，可以减轻孕妈咪的许多负担。

孕妈咪的住

孕妇慎住新房

搬新房、住新家被称为“乔迁之喜”，然而喜中有忧。有些人搬进新房之后出现不适症状，如头痛、头晕、失眠、关节疼痛、记忆力减退等，这些不适很可能是“新家”引发的。装修住房的材料中，一般都会含有甲醛、氡气、聚乙烯、铅等对人体有害的物质。甲醛对肝脏、眼睛、大脑造成影响，还可导致皮肤过敏、皮疹，女性容易患不孕症，孕妇则会流产、生出低体重儿、胎儿畸形。氡气可导致白血病，神经系统、生殖系统、消化系统疾病。因此，新房在入住之前要先做个检测，如果甲醛超标则不宜入住，特别是孕妈咪。可经常将门窗（雨天除外）、家具的柜门等都打开，保持室内空气对流，让污染物挥发、扩散。

卧室内少用芳香剂

也许是刚刚搬进的新房还有很刺鼻的气味，也许是孕妈咪怀孕之后鼻子变得敏感，不管是何种原因，孕妈咪周围都要保持空气新鲜，这时那些色彩缤纷、气味芳香的人工芳香剂就成为“首选”。其实，芳香剂的原理，是利用一种更加强烈的气味去盖住原来的气味，产生“遮蔽效应”。但细心的孕妈咪有时就会发现，周围的空气反而越闻越臭。这是什么原因呢?

人工芳香剂分为固体芳香剂和液体芳香剂两种。主要成分包括香料或者香精、有机溶剂、乙醇。人工芳香剂主要是化学合成，有机溶剂、乙醇则是香料挥发到空气中不可或缺的配角。不论是固体芳香剂还是液体芳香剂，具体的危害取决于芳香剂的成分和吸入量。有的人在放置过芳香剂的环境中待上一段时间，便会出现皮肤瘙痒、头晕、咳嗽甚至呕吐等症状。而液体芳香剂喷出后，会形成颗粒物，弥漫在空气中。这些颗粒物可进入人的呼吸道，引发咳嗽、过敏。经常处在芳香剂环境中的孕妈咪，不但会患上产后抑郁症，而且生出的宝宝也会比一般的宝宝更容易患上肠道、皮肤等器官的儿科疾病。

孕妈咪出行

订制外出计划

怀孕到第3个月末，胎宝宝基本稳定，孕妈咪可以不用再整天“提心吊胆”地担心流产了。在房间里足足“憋”了3个月，是时候到外面走走，调节一下心情，活动活动筋骨的了。但要注意，不要老想着之前憋了3个月，现在好不容易给自己“放风”了，有好多事情都要把它做完才觉得过瘾。在出门之前先制订一个计划，留出充足的时间休息，计划包含的主要内容有：

地点　首先，孕妈咪要计划准备去哪里，那里离家远不远，去的目的是什么。

搭乘的交通工具　搭乘哪种交通工具，是公交还是地铁，抑或是步行。研究好路线，去目的地一共有几条路线，走哪条最方便。

外出的时间　确定好外出的时间，选择在自己体力充沛，非上下班的高峰期。

打理妥当，外出走一走

打理妥当，准备充足了，就出发吧。外出时要穿舒适的鞋子，宽松的衣物，轻装出门。冬季外出记得戴上口罩、毛衣，以免着凉感冒；夏季戴上薄围巾、太阳伞，以防中暑。

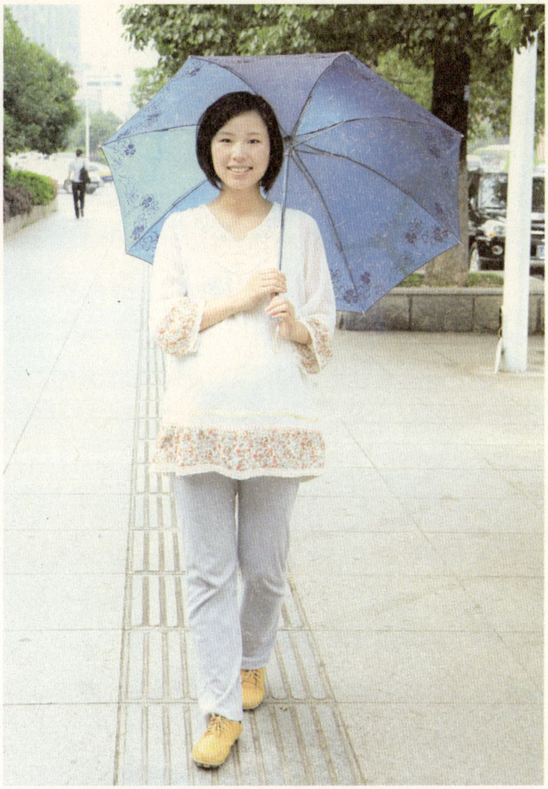

孕妈咪夏季外出时带上太阳伞以防中暑。

尽量将外出时间安排在交通工具比较空闲的时间，比如公交车上有座位，不拥挤时。避免去人多的地方，比如大型购物超市、电影院、酒吧等，这些地方是人群的集中地，也是疾病集中区，人太多、太拥挤的地方对孕妈咪不利。没人的地方，如果发生意外，不方便求救。

上下楼梯时要注意站稳、抓好楼梯扶手，注意台阶和地面的高低。

不宜外出的时间

流行性感冒，风疹流行时期。

身体患有疾病或者体力欠佳的时候。

天气太热或太冷的时候。

家里只有一个人，丈夫、家人不在家的时候。

外出地点的注意事项

电影院　孕妈咪最好不去电影院，电影院人口流动频繁，病毒和细菌集中，感染的概率高。孕妈咪要避免看恐怖片，以免引起宫缩流产。

餐厅　如果去的那家餐厅人特别多，最好先预约。要记得不要点自己从来没有吃过的菜，以免引起过敏等不适。

音乐会　孕妈咪可适当去听一些好的音乐，特别是好的胎教音乐。

本月疾病早防

贫血

贫血包括叶酸性贫血和缺铁性贫血。缺铁性贫血是孕妇最常见的贫血，因胎宝宝生长发育需要和妊娠血容量增加，孕妇对铁的需要量大大增加，一般从怀孕5个月时开始发生，尤其在妊娠后期，孕妇对铁摄取不足或吸收不良，更容易发生贫血。贫血时面色苍白，常常感觉浑身乏力、容易疲劳、头晕目眩、指甲薄脆，甚至呼吸困难、心悸、胸痛。以下列出两款防贫血的食谱供参考。

【红烧海参】

素材

水发海参100克，冬菇7朵，生姜3片，葱10克，花生油20克，盐5克，酱油5克，黄酒3克，白糖、蚝油、湿生粉少许。

具体操作

1. 将海参、冬菇切成片；生姜去皮切片；葱切段。

2. 锅内油烧热，下入海参、冬菇、姜片和黄酒，用中火翻炒约 3 分钟，注入适量清汤，煮约 5 分钟。

3. 加入葱段，调入盐、糖、蚝油和酱油，烧透，用湿生粉勾芡推匀，出锅入碟即可。

小贴士：

此菜有滋阴养血、安胎的功效。但脾胃虚弱、大便稀薄者不宜食用海参。

【红枣生姜茶】

素材

红枣8枚，生姜5克，红糖适量。

具体操作

1. 将红枣洗净；生姜洗净切片。

2. 将红枣、生姜放入沙锅内，加入适量清水，煮沸后再用小火煮10分钟。

3. 加入红糖，搅匀即可。

小贴士：

此汤养血、安胎。用于妊娠中期气血失和所致的面色暗黄、气短无力、脾虚等症。注意不要食用腐烂变质的红枣。

服食补品的注意事项

孕妈咪的饮食对胎宝宝的影响极大，人们也越来越重视妊娠期进补。孕妈咪应多吃对胎宝宝有益的食物，同时也要避免食用不利于保胎的食物。

中医认为，妇女在怀孕后月经停闭，将所有经络之血注于冲任（冲任是奇经八脉中的两脉，奇经有八条，即督、任、冲、带、阴跷、阳跷、阴维、阳维，合称“奇经八脉”，有统率、联络和调节十二经脉的作用。）以养胎，因此，母体全身处于阴血偏虚、阳气相对偏盛的状态，易出现“胎火”。孕妈咪可根据食物性能，适当进补。

人参

人参属于大补元气之品，久服或者用量过大时，会使阳气大盛，阴气消耗，形成“胎火”。李时珍在《本草纲目》中指出：“人参甘温助气，气属阳，阳旺则阴愈消。”这说明如果服人参不当，可致阴虚阳亢。有关资料记载，人在内服了100毫升人参酊后，会感到轻度不安和兴奋；内服200毫升可出现中毒现象，如全身玫瑰疹、瘙痒、头痛、眩晕、体温升高和出血等。此外，服用人参过多易引起水肿。因此，孕妇滥用人参，容易加重呕吐、水肿和高血压等，也可促使阴道出血而导致流产。且胎宝宝对人参的耐受性很低，孕妇服用过量人参有造成死胎的危险。

桂圆

桂圆营养丰富，也是重要补品。中医认为：桂圆有补心安神、养血益脾之效，但其性温大热，孕妇食后，不仅不能保胎、营养自身及胎儿，反而易出现漏红、腹痛等先兆流产症状。据统计，这类病人往往占流产总数的9%以上，为了避免漏血，孕妇要忌吃桂圆。

此外，鹿茸、胎盘、龟胶、驴胶、鹿胶等补品均属温热助阳之品，孕妈咪应当少服或者不服用。

便秘

便秘在孕妇中比较常见，原因在于很多女性怀孕后为了胎宝宝的健康成长，大量进补，食物过于精细，含渣的食物相应减少，导致便量减少，排便次数减少；其次，怀孕后“阴虚”，营养的补品会加重这种情况，患上“胎火”，上火后大便干结，不易排出；第三，很多孕妈咪大都不喜欢运动，如此一来，随着胎儿的发育，子宫不断增大，继而压迫直肠，造成胃肠的蠕动频率减弱，肠容物滞留导致便秘；腹部增大后腹肌的力量却在逐渐减弱，而排便需要腹肌力量的协助，因此造成了排便困难。

一般人便秘可以通过服药缓解，但孕妇要严格限制用药，要缓解便秘需要格外注意，因此，孕妇便秘应以预防为主，从以下几个方面入手，只要掌握了相关原则，便秘的问题就能得到解决。

生活习惯　包括饮食习惯、日常作息习惯、卫生习惯等。孕妈咪要避免养成贪食、偏食、挑食的习惯。饮食可以少量多餐，但要有规律。多吃含膳食纤维的食物，如糙米、全麦食品、各类果仁、干杏、豌豆、葡萄干、韭菜、芹菜、无花果等。不要只吃精米精面，要适量吃粗粮，多食用绿色蔬菜、新鲜水果，避免食用辛辣刺激的食物，不喝酒及碳酸饮料，不抽烟。

保证足够食物摄入　不能因为怕肥胖而节食，只有摄入足够的食物，才能保证一定的排泄物。

日常作息要有规律保证充足的睡眠时间，养成定时排便的习惯，有便意应立即排便。

个人卫生习惯　养成良好的卫生习惯，要勤洗澡、洗头，勤换内衣裤，要注意养成随时补充水分的习惯，早晨起床喝一杯温开水，防止因体内缺水而使粪便无法形成，也可以多喝蜂蜜水润肠，多吃香蕉也能有效缓解便秘。

适量运动　保持一定的运动量，适当的运动能加强肠胃蠕动，防止肠容物在体内堆积时间过长，有了便意千万不要憋着。

水肿

由于增大的子宫压迫下腔静脉，使静脉血回流受到阻碍，血管内的液体成分渗透出血管，积聚在下肢及手部组织间隙中，使手、足部及踝部出现“发胖”，这种“发胖”称为水肿。水肿可随体位不同而改变部位，使孕妈咪行动不便，对身体造成不同程度的影响，还会损害胎宝宝健康。治疗水肿主要有以下几种方法。

保持充足的睡眠，不宜干重活。消除水肿最好的方法莫过于静养，人在静养时心脏、肝脏、肾脏等负担减少，水肿自然会减轻或消失。

穿着宽松的衣服。紧身的衣服会导致人体血液循环不畅，引发身体水肿。因此，孕妈咪在怀孕期间应尽量避免穿着过紧的衣服。

尽量避免长时间站立，休息及睡眠时抬高下肢。孕妈咪在睡前（或午休时）把双腿抬高15～20分钟，也可以脚部按摩，可加速血液回流、减轻静脉内压，不仅能缓解孕期水肿，还可以预防下肢静脉曲张等疾病的发生。

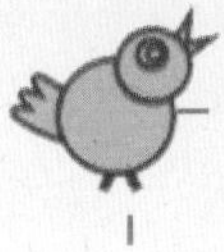

小贴士：

妊娠期水肿要适当注意营养，可多吃高蛋白和低碳水化合物的饮食。体重不宜增加过多、过快，整个妊娠期体重增加不超过9千克，以免加重心脏负担。

正确的睡姿。孕妈咪可以采取左侧卧，避免压迫下肢静脉，并减少血液回流的阻力以缓解水肿。

在饮食方面，注意少吃盐，以免水钠潴留加重水肿。多吃利尿消肿的食物，如西瓜、冬瓜等。

病毒感染

冬季气温低，空气干燥，温差大，呼吸道抵抗力降低，孕妇容易患病毒性传染病。如果孕早期感染流感、风疹、巨细胞病毒、水痘、流行性腮腺炎，会对胎儿发育有不良影响，甚至会导致胎儿畸形。因此，冬季，孕妈咪应尽量避免去商店、影剧院等流行病高发场所，以免被传染。如患病应在医生指导下合理用药，切记不可擅自用药，避免对胎儿造成危害。

腹痛

孕期腹痛是比较常见的症状，在孕早期，有些腹痛是生理性的，是因为怀孕所引起的正常反应，但有些却是病理性的，可能是身体的疾病警告，也可能预示着流产等危机的发生。孕妈咪应谨慎对待，不可大意。

1. 生理性腹痛

怀孕早期，很多孕妈咪总感觉有些胃痛，有时还伴有呕吐等症，这主要是由于孕早期胃酸分泌增多引起的。

可以采用饮食调养。进餐应以清淡、易消化为原则。例如早餐可进食一些白米粥，也可以食用一些易于消化的粗粮饼干或者是面条，但面条里面不宜放太多油和辣椒。孕早期一结束，不适自然消失，不需要特殊治疗。

从怀孕第3个月起，偶尔感觉腹部皮肤绷紧，有时出现无规律的轻度疼痛，但无阴道出血。这是

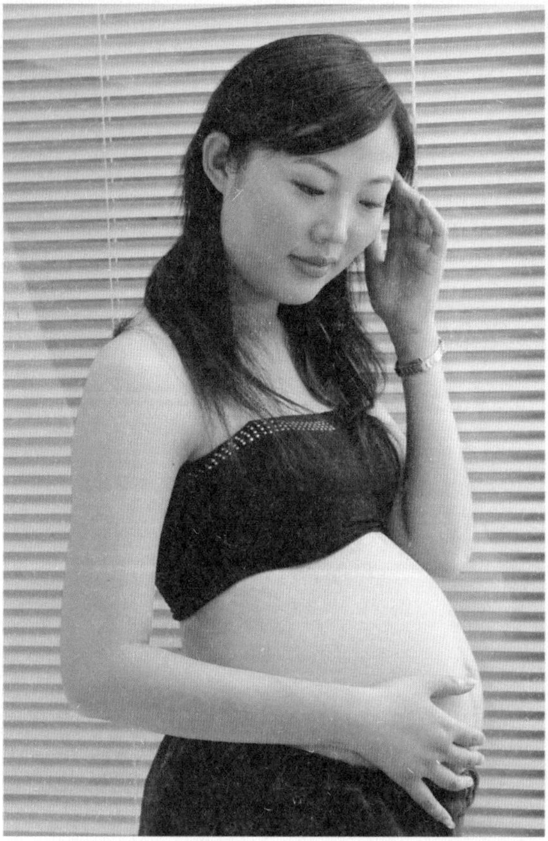

3个月后腹部皮肤紧绷是正常的生理现象。

由于胎宝宝逐渐长大引起的不规律的宫缩，有时运动、疲劳和紧张也会引起保护性的宫缩。它是一种正常生理现象，不必担忧。

2. 病理性腹痛

在孕早期出现腹痛，特别是下腹部疼痛，要警惕是否有先兆流产和宫外孕。

先兆流产引起的腹痛

在孕早期，如果出现阵发性或规则小腹痛、腰痛，同时伴有阴道点状出血或腹部明显下坠感，可能预示着先兆流产。孕妈咪应多休息，少活动，不行房事，补充水分，及时就诊。如果疼痛加剧或持续出血，需要立即就医。

宫外孕引起的腹痛

如果是一侧下腹剧痛，不规则的少量阴道出血，色暗红，或突然腹痛并逐渐加重，进而发生晕厥和休克，则宫外孕的可能性较大，应立即到医院就诊。

有些孕妈咪认为出现腹痛如果不严重，关系不大，只要卧床休息就好了，其实，这种盲目的做法是不可取的，应及时到医院检查治疗，以免耽误病情。

葡萄胎引起的腹痛

怀孕后早孕反应明显，腹部明显增大、胀痛，约在怀孕3个月阴道出现不规则出血，腹痛可轻可重，有时有白色葡萄状物流出，则葡萄胎的可能性较大，建议住院治疗。

急性阑尾炎引起的腹痛

疼痛固定在右下腹阑尾所在的位置。表现为开始时上腹或脐周疼痛、呕吐，有时大便次数增加，数小时后因炎症波及局部腹膜。急性阑尾炎可能发生于怀孕的任意阶段，随着胎宝宝月份增加，阑尾上移，给诊治增加难度。

子宫肌瘤引起的腹痛

表现为突然腹痛且痛处固定，属于局部疼痛。若肌瘤位置不会影响到胎宝宝，也不会引起流产则无妨。但如果在孕前患有子宫肌瘤，则可能在怀孕期间长大、病变、坏死或者是干扰胎宝宝生长发育则需要手术摘除，术后至少1年才可考虑再次怀孕。

胃肠溃疡引起的腹痛

疼痛多位于上腹部，常被描述为“烧心”或“饥饿”，病程具有长期性和反复性。进食后或服用制酸剂可缓解。

孕期还有些腹痛不一定完全因怀孕引起，但受怀孕影响，具体原因不详，给诊断和治疗带来了困难，孕妈咪应引起重视。

不能做的事

多吃动物肝脏

动物肝脏营养丰富，但在怀孕早期，鸡、牛、猪肝不能过多食用。肝脏中含有丰富的维生素A，食用太多动物肝脏，容易引起维生素A过量。维生素A过量会引起皮肤干燥、粗糙、瘙痒等，胎宝宝也会出现中毒反应，甚至出现畸形。猪肝有破血功效，食用过多可造成早期流产。

肝脏还是解毒器官，虽然它有解毒的功能，但本身也会残留毒素，时间一长，毒素累积增多，人食用后可进入人体，引起中毒反应，因此，不宜多吃动物肝脏。

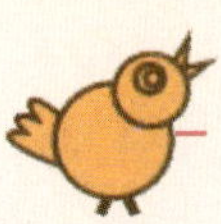

小贴士：

孕妈咪要严格注意食品卫生，一旦吃了不干净的食物，比如霉变的食物，会使染色体断裂和畸变，从而导致胎儿患上遗传性疾病或畸形。

盲目保胎

因为各种因素，生育宝宝越来越珍贵，人们也越来越重视保胎，保胎的方法也越来越多，但是保胎不宜盲目进行。

首先，保胎必须是在胚胎存活的情况下才能进行。胎宝宝存活的指征是孕妈咪有恶心、呕吐、头晕、嗜睡等早孕反应。症状较轻时，可以通过饮食调节，卧床休息，禁止性生活，减少不必要的阴道检查，保持情绪稳定，增强信心来缓解，2周后情况会好转。但是有少数孕妈咪的早孕反应特别严重，出现妊娠剧吐，嗓子嘶哑，不能进食、喝水，甚至吐出胆汁和血水（胃黏膜出血），孕妈咪因此而明显消瘦、尿少，出现这种情况应当立即到医院就诊。如果出现血压降低、心跳加快、高热、嗜睡、昏迷等一系列危险症状，则不能勉强保胎，特别是盼子心切的夫妇，要认真听取医生的意见，不可盲目保胎，以免造成稽留流产、感染，胎宝宝发育不良甚至畸形，即使保胎也没有多大意义。孕妈咪还会因稽留时间过长，发生凝血功能障碍，导致弥散性血管内凝血，危及生命。

穿紧身衣裤

有些爱美的孕妈咪希望自己怀孕的时候也尽可能体态轻盈，于是，给自己选择了紧身衣裤塑身；还有些孕妈咪则认为紧身衣裤可以避免胎宝宝长得太大。其实这些做法都是不科学的。孕期体重增加8~10千克是很正常的，如果硬给自己穿上紧身衣裤非但不能使体态轻盈，还会使身体不舒服，最重要的是可能引起一系列后遗症，比如孕晚期胎位不正和悬垂腹。

首先，体重是反映新生儿成熟程度和营养状态的重要指标。足月新生儿体重正常范围在2.5～4千克，平均为3千克，女婴略轻于男婴。那些出生体重达到或超过4千克者，医学称为巨大儿，不足2.5千克者，称为低体重儿，两者均属高危新生儿。胎宝宝稍微偏大，虽然容易导致难产，却说明胎儿先天发育成熟，营养状况良好；而体重越轻，说明发育越差，越不成熟，患病和死亡的危险也就越大。而孕妈咪想要通过穿紧身衣控制胎宝宝长得太大的方法会导致胎宝宝先天不足，后天难养，这是不可取的。

其次，怀孕使孕妈咪的汗腺更加发达，分泌物增多，皮肤变得敏感。紧身衣裤阻碍汗液排出，废物积聚在体内，容易引起水肿，不利于健康和美容。如果内裤不透气，容易使私处滋生细菌，患阴道炎症、尿道感染等的概率大增，使得宫内感染、流产的可能性上升。建议孕妈咪通过合理搭配饮食来控制体重正常增长。孕妇经常穿紧身衣服还会导致腹部受压、呼吸困难、静脉曲张、加重下肢水肿、便秘、痔疮等。因此，建议孕妇不要穿紧身衣服、牛仔裤。

戴隐形眼镜和美瞳

据统计，30%左右戴隐形眼镜和美瞳的孕妇出现过问题，这些问题最主要是：

佩戴隐形眼镜时干涩、有异物感；觉得隐形眼镜表面油腻程度增加；视力变得模糊；佩戴承受时间比平常缩短等。

研究指出，怀孕期间角膜的厚度平均增加约3%，且越到后面，角膜厚度增加越明显，敏感度也下降。敏感度降低会影响角膜反射及保护眼球的功能。且怀孕期间角膜的弧度也会有些改变，越到晚期越明显，使得原先佩戴的隐形眼镜变得不合适，造成视力模糊，看东西不清楚。

怀孕期间，眼睑的水肿层容易导致眼睑发炎，破坏油脂层的分泌，使得泪液膜中的水液层更易蒸发，长期佩戴隐形眼镜和美瞳，使得眼睛干涩、有异物感。

虽然隐形和美瞳能带来一时的美丽，但留下后遗症就不好了。建议平常佩戴有框眼镜的孕妈咪在怀孕期间不宜改戴隐形眼镜；原先佩戴隐形眼镜和美瞳的，孕期就必须摘掉了，以免隐形眼镜和美瞳滋生细菌，造成角膜发炎、溃疡、甚至失明。

另外，预防胎宝宝近视，可适量补充维生素A和鱼肝油，或多食用一些含有维生素A的食物。母乳喂养对胎宝宝的神经系统发育、视神经发育也是非常有利的。

不按时进行产前检查

有些孕妈咪懒于外出或者因害羞不去或不按时去医院进行产前检查，这就不能及时了解身体的健康状况和胎宝宝的发育情况，不利于及时发现、防治妊娠并发症，还有些人甚至不知因何缘故流产、早产等。因此，定期产检有利于优生优育。

有病不吃药

有些孕妈咪怕吃药会引起胎宝宝畸形，因此在生病期间拒绝吃药。其实，这是不可取的。当生病了不得不吃药时，医生会根据你的具体情况来开出药方的，应在医生的指导下用药，避免危险。

害怕呕吐而禁食

在怀孕的头3个月，多数孕妈咪都会有恶心、呕吐、怕油腻等早孕反应。那些早孕反应特别严重的，吃什么吐什么，甚至连胆汁都吐了出来，于是产生了厌食反应，还有些孕妈咪因为怕呕吐就不吃东西。事实上，禁食不但不能防止呕吐，还会因缺乏营养而导致身体消瘦，胎宝宝营养供应不足，发育不良。

孕妈咪可调整饮食习惯，坚持少吃多餐，这样不但可以减轻空腹感，有效缓解呕吐，还会吃得更香。可多吃些清淡的绿色蔬菜、饼干，喝点牛奶、豆浆等，不食用刺激及油炸食物。

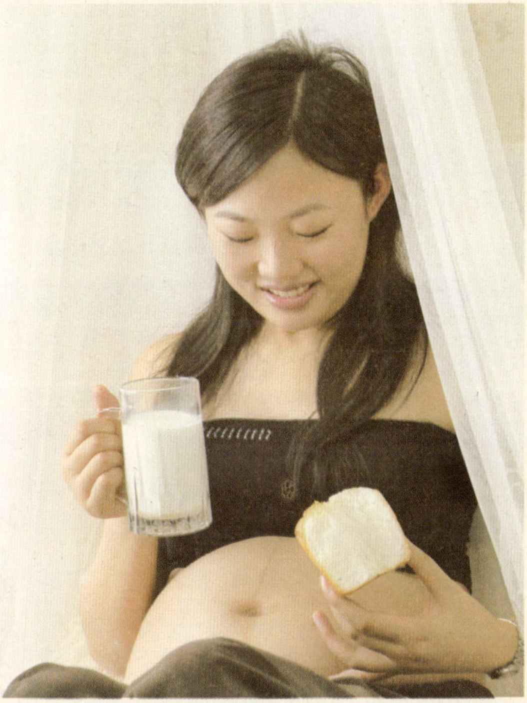

孕妈咪喜欢清淡饮食，牛奶、面包是她很喜欢的营养补充餐。

大量服用止吐药

很多孕妈咪因受不了严重的早孕反应而大量服用维生素B_6，以期望止吐。维生素B_6是常用止吐药，虽然在很严重的时候服用一些是必要的，但不能长时间大量服用。

专家指出，孕妇服用大量的维生素B_6后，可致新生儿产生维生素B_6依赖综合征，但新生儿不能直接摄入足够的维生素B_6，于是就会出现维生素B_6缺乏，表现为哭闹、烦躁、容易受惊和发育受阻。

如果妊娠期确实呕吐严重而无法进食，可在医生的指导下，适量服用止吐药，但不可自作主张大量服用止吐药。

妊娠知识答疑

哪些食物有利于宝宝大脑发育

答：鱼

近年来，一项测试证明，日本儿童的智商比欧美儿童要高。据研究，这是因为日本儿童长期吃鱼。科学家研究发现，其奥秘就在鱼体内含有一种重要物质——DHA（即二十二碳六烯酸），它在脑细胞膜的形成中起着重要作用。

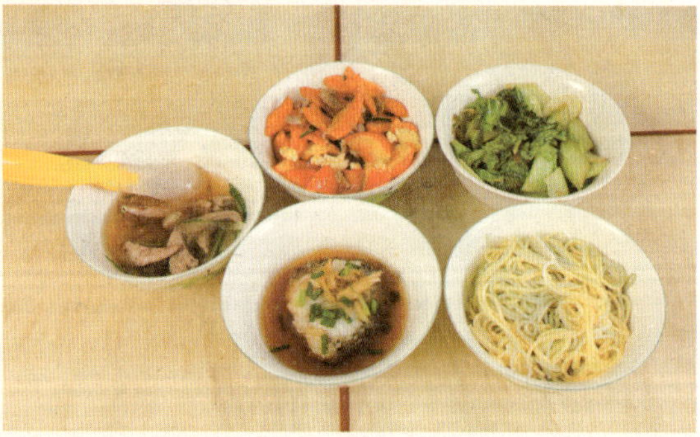

妊娠早期这段时间，孕妈咪的午餐都会有鱼，偶尔也会有点猪肝。

人体需要一定量的DHA维持自身脑细胞功能，而孕妇不仅要满足自己的需要，还要大量供应胎儿，故其需要量远超出一般人，所以专家认为，孕妇在一周之内至少应吃两次鱼。

蛋黄、动物肝脏及肉类

虽然其胆固醇含量高，但它们所含的胆碱有益于大脑发育。胆碱能帮助胎宝宝在胚胎阶段的大脑发育，并提高大脑的记忆力。专家建议孕妇一周可食用1~2次这类食物。

糖类

糖类又称碳水化合物，是人体获取热量的主要来源。孕妇平均每天摄入0.40~0.45千克谷类食物即可满足需要。

鸡肉

胎宝宝的脑组织及神经系统的发育依赖于不饱和脂肪酸及磷脂，鸡肉中多不饱和脂肪酸且容易消化吸收。因此，孕妈咪经常食用鸡肉能促进胎儿脑组织和神经组织的发育。

哪些食物不利于胎宝宝的大脑发育

答：妊娠早期，胚胎的脑细胞发育进入第1个高峰期。但有些食物是不利于胎宝宝大脑发育的，不仅如此，使用过量还会有损胎宝宝的大脑，比如白糖、油条、味精和肉类等。

白糖

白糖能直接进入血液中，提供身体所需要的热量，但摄入过多会大量消耗铬，造成铬元素的缺乏，造成胆固醇增高，加重大脑负担。

油条

油条在制作的过程中使用致使大脑痴呆的明矾，不利于胎宝宝的大脑发育。

肉类

妊娠期偏食肉类，容易使体质偏酸，使胎宝宝大脑反应迟钝。因此，孕妈咪切勿偏食荤类食物。

味精

味精中的谷氨酸钠，可与体内的锌结合排出，造成人体缺锌，使肚子里的胎宝宝中枢神经系统畸形。

孕妈咪的饮食习惯会影响胎宝宝吗

答：是的，会影响宝宝以后的饮食习惯。孕妈咪的日常饮食习惯不但是一种营养胎教，还是宝宝依赖的生物钟。从营养方面来说，偏食荤菜的孕妈咪长期高蛋白、高脂肪饮食，容易形成酸性体质，引起神力疲乏，患高血压、高脂血症以及各种并发症的可能性也明显高于正常饮食的孕妇。适量的植物蛋白可以抑制动物性蛋白的脂肪异化，保证必需氨基酸充分合理的吸收，减少动脉硬化的可能。偏素食的孕妈咪长期不吃或少吃肉类，缺乏身体和胎宝宝发育必需地营养。研究发现，当蛋白质食品与蔬菜一起摄入后，胃的消化液要比单吃一种食物时分泌得多，瓜果、蔬菜和谷类对蛋白质的吸收有辅助功能。因此，荤素搭配才能让身体吸收足够的营养。从胎教方面来看，大量统计数据表明，宝宝的饮食爱好同母亲相似，研究发现，这是因为怀孕期间母亲的口味和饮食习惯影响所致。且相关数据还表明，那些偏食、挑食的孩子的母亲也有同样的饮食习惯。因此，要想宝宝出生后的饮食习惯好，孕妈咪也必须有良好的习惯。

从生物钟方面来看，孕妈咪一日三餐定时定量进食，到了一定时间肚子就会饿，宝宝也会根据妈妈的身体信号做出相应的反应。规律的作息时间一旦养成，宝宝出生之后也同样遵循，这样的宝宝出生后非常好带，自主能力强，不需要父母过于操心。

孕妈咪应该养成怎样的饮食习惯

答：总的来说，孕妈咪应该养成一日三餐定时定量，荤素均衡，不偏食、挑食的习惯。

定时是指到了时间就正常吃饭，孕妈咪可根据饱饿程度调节食物的量，但千万不要因为觉得不饿就不吃或是等到饿了再吃。

其次，不要贪吃，暴饮暴食。妊娠期既要注意营养均衡，也要注意饮食要适量。每餐建议孕妈咪吃七八分饱。如果饱一顿饿一顿，会增加肠胃负担，导致消化不良、肠炎、胃痛等。少吃多餐既有利于消化，又有利于防止体重过度增加。

第三，不要狼吞虎咽。人的大脑在进食20~30分钟后才发出“饱”并停止进食的指令，如果“狼吞虎咽”，会不知不觉多吃，加重胃肠的负担，长期如此，可出现胃肠功能紊乱，肠胃等消化吸收系统“罢工”。

第四，不要以水果代餐。很多孕妈咪认为，孕期多吃水果对宝宝的皮肤好。实际上，这种说法是片面的。宝宝的皮肤好坏是由父母遗传的，是在精子与卵细胞受精的那一刻就已经决定了的。但不可否认的是，水果中的大量维生素可改善肤质，还有利于宝宝的大脑发育。但以水果代餐是不可取的，一方面，水果中的营养素并不能完全满足孕妈咪的需要，长期下去可出现营养缺乏症。另一方面，水果中含有大量的糖，摄入过多会导致妊娠期糖尿病，还会引起孕妈咪和宝宝肥胖。

妊娠期不同阶段，孕妈咪的饮食相同吗

答：不相同。在不同阶段，胎宝宝的发育特点

不同，所需要的营养素也就不一样。

孕早期：妊娠1~3月，早孕反应严重，心情烦躁，食欲较差，应多食开胃健脾、愉悦心情的食物，如苹果、石榴、冬瓜、黄瓜以及新鲜蔬菜，避免油腻、辛辣食物，注意补充维生素E（防止流产，安胎）。此阶段也是胎宝宝的器官形成阶段，孕妈咪应养成好的饮食习惯，多吃些瓜果、鱼类、海藻类，注意各种营养素的补充，特别是补碘。

孕中期：妊娠4~7月，早孕反应逐渐减弱，胃口大开，宝宝的发育加快，需要更多的优质蛋白质、钙和锌，尤其要注意钙的补充。因此孕妈咪应多食大豆、牛奶、骨头汤、玉米、鱼等。此阶段的饮食重质比重量更重要。

孕晚期：妊娠8~10月，孕妈咪面临分娩和哺乳，饮食要营养均衡。可多吃鱼、豆制品、鸡蛋、排骨、牛奶、维生素K（有凝血、助于骨骼生长的作用）、维生素C和铁。限制盐的摄入。

孕妈咪能吃火锅吗

答：建议不要多吃。其实，生活中常见的牛肉、羊肉、猪肉中有很多寄生虫，这些虫的幼虫藏在动物的肌肉细胞中，人的肉眼无法看到，且这些幼虫非常耐高温，猪肉绦虫的幼虫就是如此。被猪肉绦虫幼虫感染的猪肉必须在100℃的高温中煮45分钟才可以食用，且一旦被感染，这些幼虫可穿过肠道、肠壁，然后进入血液，扩散到全身。而吃火锅时人们总是将鲜嫩的肉片放在煮开的汤料中稍稍一涮就进食，这种短暂的加热并不能杀死寄生在肉片细胞内的幼虫。

孕妈咪食用了这种肉片后，身体并无明显的不适，但寄生虫已经进入血液后到达胎盘并传染给胎宝宝了，影响胎宝宝的发育，有些幼虫如弓形虫还有可能会引起流产、死胎或胎宝宝畸形。为了使胎儿健康发育，专家建议，孕妈咪最好不吃火锅，如果要吃的话，或者将肉片煮透煮熟，或者吃火锅时避开点肉类食物。

只要是酸的，孕妈咪都可以吃吗

答：孕妈咪不可以乱吃酸味食物。早孕反应严重时，大多数厌食的孕妈咪会选用各种辣的、酸的食物来开胃，增加食欲。民间也有“孕妇爱吃酸”的说法，孕妇对那些人工腌制的酸萝卜、酸辣椒、酸菜等情有独钟。其实，这些酸的食物是对胎宝宝有不利影响的。

这些经过腌制的食物虽然清脆可口又开胃，但其中的维生素、矿物质等营养成分已经丧失殆尽，并且其中含有大量的亚硝酸盐有致癌的作用，非常不利于胎宝宝的发育。科学家证明，人体pH值处于偏碱性时，是细胞最活跃的时候，食用过量的酸性食物会使pH值偏酸，容易引起疲劳、无力、抵抗力下降。

如果孕妈咪确实喜食酸性食物，也要有所选择，以营养丰富且对人体无害的天然酸性食物为宜，比如西红柿、苹果、草莓、酸枣、青梅、葡萄、杨梅等新鲜水果，这些水果不但开胃健脾，有丰富的营养素，还可以帮助改善胃肠道功能，预防便秘。

孕妈咪可以吃薯片、薯条吗

答：孕妇不可贪吃薯片、薯条等油炸食物。薯片、薯条等在制作过程中要加入明矾，明矾中含有铝元素，食用后可影响胎儿大脑发育。说到膨化食物，不得不说说膨松剂。膨松剂是指添加在小麦粉中，并在加工过程中受热分解、产生气体，使面胚起发，形成致密多孔组织，从而使制品具有膨松、柔软或酥脆的一类物质。它能使咀嚼时唾液很快渗入制品的组织中，以透出制品内可溶性物质，刺激味觉神经，使之迅速反应该食品的风味。但是，膨松剂中含有硫酸铝钾、硫酸铝铵等成分，还含有致癌化学物质丙烯酰胺。研究指出，胎儿和新生儿特别容易受到丙烯酰胺的危害，它能够进入胎宝宝的大脑，影响胎宝宝的神经系统以及大脑的发育。所以，为了让宝宝聪明健康，孕妈咪还是暂时忍住馋虫吧。

孕妈咪为什么要吃零食

答：由于怀孕后身体发生一系列变化，营养需要量高于一般同龄人。但是，由于妊娠反应影响孕妈咪的正常饮食，而这时期的营养需要量又相当大，营养不足会直接危害胎儿和孕妇，因此此时可以采用吃零食的办法来缓解。怀孕早期，呕吐、恶心困扰着孕妈咪，一旦没有食物摄入，就会导致营养缺乏，而早期胎宝宝十分不稳定，一不小心发育就受到影响，而吃零食，即使是少量的摄入也能提供一定量的营养素，而且还可以起到开胃健脾的作用。到怀孕中期，早孕反应慢慢消失了，但孕妈咪的腹部却越来越大，妊娠期水肿、便秘、静脉曲张、痔疮等毛病接踵而至，孕妈咪食用零食可以转移一部分注意力，暂时忘记痛苦，还可以补充平时饮食中没有的营养素。在孕晚期，妊娠纹、孕斑出现，子宫上升，肠胃受压迫，胃口不好，且将近分娩，孕妈咪难免紧张，有的甚至会患上“产前恐惧症”，食用零食可缓解压力，有些零食还可以镇静安神，比如巧克力。所以，孕妈咪可适量吃些零食。其实，孕妈咪吃零食正如很多人不开心时去购物、买零食宣泄消极情绪一样，对身体和情绪有积极影响。

产检化验单怎么看

答：产检化验单主要包括以下几个要点：血常规、尿常规、肝肾功能、血型、超声波、阴道分泌物、妊娠糖尿病筛查、唐氏综合征筛查。

血常规的检查项目：血红蛋白、白细胞、血小板等。

血红蛋白检测主要是判断孕妈咪是否贫血，正常值是110克/升～160克/升。

白细胞的正常值是（4～10）$\times 10^9$/升，超过则有感染的可能，但孕期稍微升高。

血小板的正常值为（100～300）$\times 10^9$/升，如果血小板低于100×10^9/升，则凝血功能会受到影响。

尿常规的检查项目有尿液中蛋白、糖及酮体、红细胞和白细胞等。

正常情况下，上述指标均为阴性。

1. 蛋白阳性，预示有妊娠高血压、肾脏疾病的可能。

2. 糖或酮体阳性，糖尿病的征兆，需进一步检查。

3. 如果发现有红细胞和白细胞，提示有泌尿系统感染的可能，需引起重视，如果同时伴有尿频、尿急等症状，需及时治疗。

肝、肾功能的检查项目有谷丙转氨酶(GPT)，正常值为0～40单位/升，谷草转氨酶(GOT)正常值为＜45单位/升，尿素氮(BUN)正常值为9～20毫克/分升，肌酐(Cr)正常值为 0.5～1.1毫克/分升等。

血型检查主要查ABO、Rh型血，如果胎宝宝为A型、B型或AB型血，孕妇为O型血，生出的小宝宝有ABO溶血的可能。如果夫妻Rh血型不合，也有可能发生小宝宝溶血。如果孕妈咪为Rh阴性，在生产前医院还要预先备好Rh阴性的血液，一旦分娩时发生意外，能够及时输血。

梅毒血清学试验

检查项目包括螺旋体抗体血凝试验(TPHA)和快速血浆反应素试验(RPR)。正常孕妇这两项试验结果均为阴性反应。当机体受到梅毒螺旋体感染后，会产生两种抗体，表现为RPR阳性和TPHA阳性。因RPR可受其他因素影响而出现假阳性，因此，只有TPHA阳性可作为梅毒的确诊试验。梅毒可通过胎盘直接传给胎儿。妊娠前患上梅毒可导致胎宝宝先天梅毒。

艾滋病的血清学检查

主要检查项目是艾滋病(HIV)抗体。正常孕妇是HIV抗体为阴性，为阳性则表明已经感染HIV病毒。

淋病的细菌学检查

主要检查项目是淋球菌培养。淋病是由淋病双球菌引起的性传播疾病，可通过已感染的母体产道传染给新生儿。一般是取孕妇的宫颈管分泌物做淋菌培养，正常培养结果为阴性。为阳性则说明有淋球菌的感染，需及时治疗。

乙型肝炎(HBV)病毒学检查

检查项目是乙肝病毒抗原和抗体。乙肝可通过胎盘感染胎儿，母婴传播的概率高达90%以上。各项指标均为阴性说明正常，(HBsAb)阳性说明以前感染痊愈后产生了免疫力，而如果其他指标(HBsAg、HBeAg、HBeAb、HBcAbIgG、HBcAb IgM)呈阳性则说明目前病毒具有传染性，应向医生进行咨询。

唐氏综合征产前筛查

唐氏综合征产前筛查一般在妊娠14～20周内进行，阴性只表明胎宝宝发生这种先天异常的机会很低，并不能完全排除这种异常。结果以风险率表示，筛查阳性则需进一步做羊水检查。

超声检查

检查项目是B超。

在怀孕18～24周时做第一次B超检查可以看到胎儿的躯体、头部、胎心跳动、胎盘、羊水和脐带等。B超检查可检测胎儿是否存活、胚胎数目和是否畸形等。

1. 检查羊水深度在3～7厘米之间为正常，超过7厘米或少于3厘米都对胎儿生长不利。

2. 胎心存在显示胎儿存活。正常胎心率为120～160次/分，低于或超出这个范围则提示胎儿宫内缺氧。

阴道分泌物的检查项目包括白带清洁度、假丝酵母菌（念珠菌）、滴虫和线索细胞。

阴道正常清洁度为Ⅰ～Ⅱ度，Ⅱ度以上提示白带异常，说明患有阴道炎症。

假丝酵母菌（念珠菌）、线索细胞正常值为阴性，阳性说明有感染，需进行对症治疗。

妊娠糖尿病筛查

其检查项目为50克葡萄糖负荷试验，在妊娠24～28周内进行。如结果显示≥7.8摩尔/升(或140毫克/分升)，则说明筛查阳性，有糖尿病的可能，需进一步进行75克葡萄糖耐量试验，以明确有无妊娠糖尿病。

通过这些介绍，孕妈咪们对手上的这些化验单有了一些认识了吗？如果有异常或不清楚的情况可及时向医生咨询。

孕妈咪如何安全度酷暑

答：炎热的盛夏，没有一丝风，连最爱热闹的知了也没精打采，对挺着大肚子的孕妈咪来说尤其艰难，安全、舒适地度过难熬的日子，可以从以下几个方面着手。

衣

怀孕使孕妈咪的新陈代谢加快，比常人更容易出汗。孕妈咪不仅要防热，还要预防痱子等皮肤疾病。孕妈咪可选择纯吸汗散热的纯棉服饰，以宽松舒适的裙子或休闲装为宜。裙子不宜太长，以免遮挡走路视线，上下楼梯脚踏空摔倒。长期待在空调房中的孕妈咪，注意室温不宜太低，温度宜保持在25℃，穿上袜子，注意脚的保暖。

食

高温容易让人昏昏欲睡、不思饮食，受妊娠反应困扰的孕妈咪更是如此，但即使呕吐厉害，也要进食。这时，可以在饮食上稍微做出调整。如可以把米饭换成玉米、绿豆粥、面条或别的主食；那些吃腻了的炖猪蹄则可换成红烧猪蹄或凉拌猪蹄；原本一周吃3次的清蒸鱼，现在可减少到2次，或原本是午餐吃的，现在调到晚餐再吃都可以。孕妈咪还可以在各餐之间吃点小点心和新鲜的当季水果，如杨梅、芒果、西瓜、桃子、苹果等。避免进食辛辣刺激的食物，以免加重呕吐和不适。

住

居室要注意通风，空调房中的温度、湿度要适宜，电风扇不要直接对着吹。随时准备一件薄薄的外套或柔软的抱枕，保持腹部温暖。

勤洗澡，用温水淋浴，身体干干净净整个人都会觉得清爽很多。

保持充足的睡眠，有利于身体器官功能的恢复和胎儿的发育。每天的午睡不能少。

行

炎热的夏季最好尽量减少外出，外出时带上太阳伞，做好防晒工作，避免在最热的时候出门。出门最好有家人陪同，并随身携带水壶，以便随时补水。

冬季怎样保健

答：孕妈咪冬季保健主要从衣、食、住、行和疾病预防方面着手。

穿衣

孕妈咪穿衣要以保暖为原则，要柔软宽松，方便四肢活动。冬季要特别注意腹部保暖，可借助于托腹带或是抱枕、热水袋等防止胎宝宝“着凉”。

饮食

在冬季，孕妈咪需要更多的能量抵御寒冷，供应胎宝宝营养，所以应比其他季节吃得更好些，但也不应该“重肉轻菜”，需注意饮食均衡。可以适量多吃些含蛋白质、碳水化合物、维生素和微量元素多的食物，如瘦肉、鸡、牛奶、豆制品、绿叶蔬菜和水果等。

居住

冬季保暖防寒十分重要。完善采暖设备，预防空调病。如果用煤火炉取暖，一定要保持新鲜空气注入，预防煤气中毒。

享受“阳光浴”

孕妇常晒太阳有益于促进钙的吸收和利用。天气晴好时，可以多到外面走走，晒晒太阳；天太冷或大风天时可在室内有阳光的地方接受日光照射半小时，但要注意的是隔着玻璃窗是达不到补钙效果的。

出行

冬季外出要做好保暖工作，大风、降雪、寒潮天气则尽量少出门。乘坐交通工具出门时，要时刻注意安全，鞋子要有防滑纹，预防摔倒。

大龄孕妈咪如何保胎

答：30岁甚至35岁以后才开始怀孕的大龄孕妈咪求子更加心切，但由于年龄等一系列机体生理方面的原因，保胎面临了很多难题。例如大龄孕妈咪的体力、免疫力等均不及正常育龄妇女，胎宝宝容易发生染色体变异、流产和早产。一般来说，可以采用下列方法保胎。

羊膜穿刺术

羊膜穿刺术是一种获取胎儿细胞的方法。指在B超监测下，用穿刺针穿过腹壁和子宫进入羊膜腔吸取少量羊水的技术。该方法在妊娠14~16周进行，可了解到胎宝宝的体格发育、健康情况、是否畸形和存在先天性异常。

音谱分析

把胎儿活动声波通过电子加工反映到屏幕上。可确定胎儿在子宫中的位置、头骨的变化，并可确定胎儿的月龄和胚胎数目。这种方法被安排在羊膜穿刺术前进行。

抽取胎儿血样

此法有助于观察胎儿的血液，可直接检查出胎儿的某些血液病。

超声检查

通过检查排除畸形及胎心、胎动是否异常，是否有前置胎盘，是否胎盘早剥等现象，再决定治疗方案。

经过以上方法的检查，可以确定继续妊娠还是终止妊娠。

专家指出，在正常情况下，穿刺不会刺伤胎宝宝，也不会造成胎宝宝异常。但该手术也可能引起羊膜破水，一旦破水，就会引起流产，但这种情况的发生概率是3‰。从整体看，羊膜穿刺术还是安全的。

准爸爸课堂

适当节制性生活

怀孕早期和预产期前1个月同房容易引起流产、感染、早产等。女性在怀孕期间对性生活的要求不高，就算有也会因为要保护肚子里的胎宝宝而自我抑制，因此节制性生活的主要责任就在准爸爸了。所以，准爸爸要理解，孕期同房会使妻子的腹压增大，有可能引起胎膜早破，还会造成妻子呼吸不均，导致胎宝宝暂时性氧气不足，影响胎儿发育。因此，准爸爸就算再想过性生活也要忍住，给妻子和胎宝宝营造一个好的环境，帮助妻子顺利度过十月怀胎期。

准爸爸也有“早孕反应”

相关数据显示：60%的男性在妻子怀孕期间会有“早孕反应”。表现为晨吐、口味改变、背痛、嗜睡等。有的准爸爸会感到非常紧张，所有的男人在妻子怀孕期间都会有一些情绪上的波动，心情变幻不定、忧郁，只是每个人的程度轻重不同而已。

其具体原因没有明确的说法，普遍认为可能是因为准爸爸们期望和妻子共同分享孕育、生育宝贝的整个过程，可是从这方面可以得到的指导却很少，由此造成心里紧张、六神无主，如果妻子的早孕反应严重，准爸爸受到密切且频繁的影响，就产生了一系列“早孕反应”。那么，准爸爸该如何克服“早孕反应”呢？

1. 经常对妻子说你对即将成为一名父亲的看法和心理感受；

2. 尽量多陪妻子去做产前检查，询问医生相关

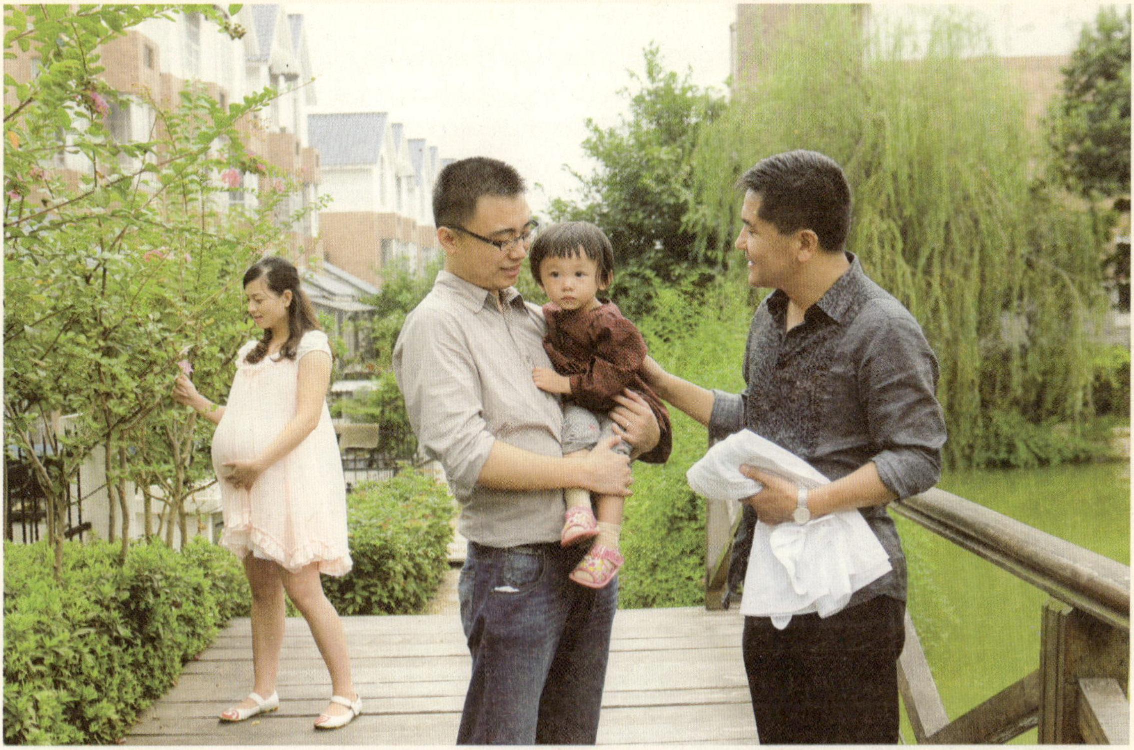

准爸爸向已为人父的好友请教、交流妻子怀孕的经验

注意事项，不时对妻子进行爱心提醒；

3. 参加产前辅导课，让妻子感受到你的重视；

4. 与周围将为人父、已为人父的男性多交流；

5. 经常和妻子肚子里的胎宝贝说话，与妻子一起进行胎教；

6. 给妻子送可爱的小礼物，偶尔对妻子说甜蜜的悄悄话；

7. 注意妻子的妊娠反应，多多开导妻子。

妊娠早期是早孕反应最强烈的时期，妻子身体难受，内心脆弱，此时准爸爸就是妻子最需要的依靠。作为一名合格的丈夫，准爸爸可以在妻子不适时端上一杯温开水，送上个削好的水果，偶尔几句轻言安慰，主动处理好妻子与婆婆之间的关系，为她营造一个温馨、美好的家庭环境。对于爱美的妻子，应贴心劝慰，转移其因为怀孕带来的形体变化、面部的妊娠斑、腹部的妊娠纹等产生的厌烦情绪。

妻子的情绪跟胎宝宝的发育和健康关系重大，愉悦的情绪有利于促进胎儿对营养的吸收利用和发育。准爸爸应注意激发妻子的母性，同妻子一起进行胎教。

练习烹饪，给妻子好营养

早孕反应使妻子明显消瘦，营养不良。准爸爸可以练习烹饪，有选择地帮助妻子科学安排日常饮食。应特别注意蛋白质、脂肪、维生素以及微量元素的搭配。准爸爸给妻子做点她爱吃的，不但给妻子和胎宝宝补充营养，还可以促进夫妻之间的感情。在妻子食用时，可以抚摸胎宝宝并说：“宝贝，这是爸爸给妈咪做得好吃的鱼哦，吃鱼会让妈咪更漂亮，宝宝更聪明，我们一起来吃吧。”

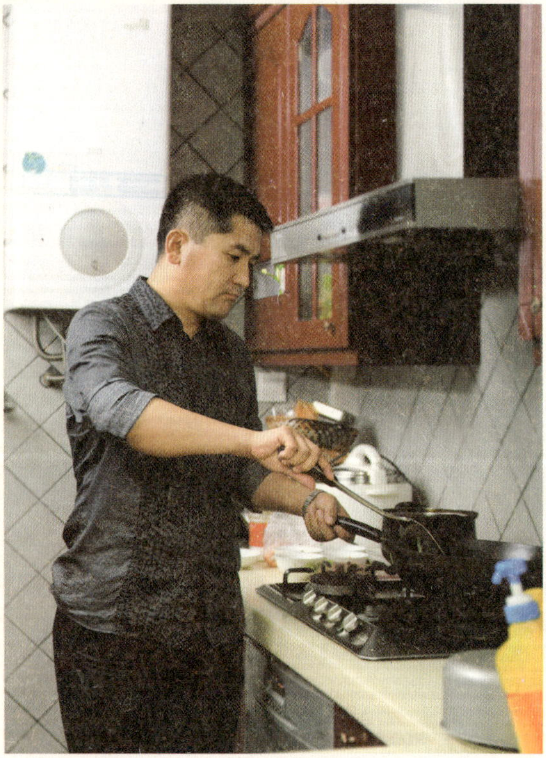

虽然刚学烹饪不久，准爸爸还是很喜欢为妻子做饭。

给妻儿办“母婴健康手册”

“母婴健康手册”是介绍孕妇妊娠期间的生理变化以及胎宝宝的发育状况，孕期、分娩时应当注意的事项以及产后的健康状况和记录孩子的成长发育情况，体检、打预防针等各种保健服务以及健康状况的一本手册，它应保管到孩子升入小学为止。

“母婴健康手册”是家庭、医疗保健单位和学校掌握母亲、孩子的健康状况的重要资料。怀孕3个月时，准爸爸要及时陪妻子去妇幼保健院做好相关检查并建立健康手册。

带上妻子外出就餐吧

怀孕之后，考虑到胎宝宝还不稳定，早孕反应严重，很久不曾外出就餐了。在家里吃饭，虽然卫生、营养、安全问题不用担心，但也会有“审美疲劳”的一天，因此，找个合适的机会，带上妻子一起到外面吃饭，好好享用你们的食物吧。

带上怀孕的妻子外出就餐有讲究。西餐一般以高脂肪、高糖为主，分量少，与孕妇宜清淡饮食的原则相违背。可以选择去一些中餐店，点上一个素菜、一个荤菜、再加上汤，营养上就会比较均衡。当然，具体还要看妻子属于什么类型的孕妇。

比如容易害喜的孕妇不宜将稀饭、牛奶、土司等混合进食。

体重过轻的孕妇可以稍微多吃一点想吃的食物，体重过重的则点菜时尽量不要点含高油脂、高热量的菜肴。

患有水肿的孕妇不要点口味重的菜，如口味鸡、鸭、鱼等，还要避免钠摄入过量加重水肿。

容易抽筋的孕妇可以点含钙高的食物，比如排骨汤、猪肝等。要避免喝碳酸饮料，因为碳酸饮料影响钙的吸收，还富含咖啡因，对抽筋的孕妇弊大于利。

高血压的孕妇注意不要吃得太咸，血压低的注意多吃绿色蔬菜，或者饭后吃些富含铁的水果，如苹果、樱桃等。

胎教进行时

准爸爸妈妈快乐做家务

怀孕3个月了，孕妈咪完全可以胜任一些家务活和工作，只是比平时要注意。

首先，准爸爸不能过度保护妻子，老是让妻

子躺在床上。一方面，长久卧床容易出现水肿等症状；另一方面，什么事情都不干会让妻子产生消极的心理，久之有可能患上抑郁症。因此，准爸爸接过家务活的原则是：妻子不能干的和妻子能干的。

妻子不能干的：体力活，需要用腹部力气的，要弯腰下蹲的，需要久站的，需要在高处干的所有家务；需要到人群密集的地方的，需要速度的，需要到拥挤的地方的，需要在太热或太冷的环境中干的事情。比方说扛米、换饮用水、提很多重物、将天花板上的蜘蛛网打扫干净、做饭等。

妻子能干的：很轻松的、不需久站、坐着就能完成的。比方说折叠衣服、用鸡毛掸子掸灰、操作家用电器、简单购物、绣花、编织等。

适量的家务活能让人活动筋骨，促进血液循环，增加血液对氧的吸收，有利于胎宝宝的健康发育。

妻子温柔体贴，丈夫更爱家

在胎教中和生活中，虽然准爸爸是一家之主，是男子汉大丈夫，但孕妈咪也有必要了解丈夫，只有互相了解，才能密切配合。准爸爸虽然不能亲身体会孕妈咪由于身体变化带来的心理负担和种种不适，但在心理上和情感上，他们还是很渴望与妻子一起孕育共同爱情结晶的。随着孕妈咪腹部的隆起，胎宝宝也越来越大，准爸爸的担心和忧郁也会越来越多，他们从内心为自己即将成为父亲感到既喜悦又无助，还要担心妻子的身体、心理、胎宝宝的健康等问题。还有的准爸爸甚至会计算宝宝出生、健康、教育等所要的花费，觉得自己的能力有限，从而内心焦虑万分。他们渴望妻子安全地度过孕期和生产，渴望生出的宝宝如自己所想的一样健康漂亮，还想着如果不如所愿要怎么去面对，同时，他们又急于享受做父亲的感觉……

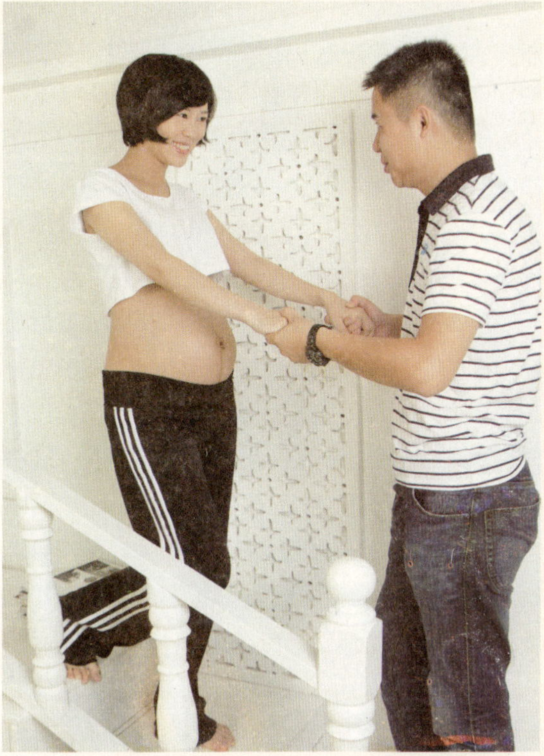
整个孕期，准爸爸一直细心照顾孕妈咪，特别是孕晚期，他更小心翼翼，妻子对他的体贴很受感动。

了解到这么多，孕妈咪现在知道，原来一直在身边包容自己，逗自己开心的“大男孩”也会有很多忧郁，也会有不开心的事情，也会有很大的压力。那么，从现在起，稍微控制自己的小脾气，不要赌气不吃饭，不要对他大吼大叫，对他温柔点、体贴点。现在，他是世界上最爱你的那个人。感受到你的温柔体贴，他会更加顾家、爱家的，胎宝宝受到你们的积极影响，也会很开心的。

古典音乐造就聪慧宝宝

CLASSICAL MUSIC，中文翻译成“古典音乐”。它的意思是“严肃的，启发思考的，不仅为消遣的音乐”。古典音乐不同于流行音乐的地方是它内涵深刻，能发人深省，更能使人高尚，免于低俗。它的艺术手法是讲求洗练，追求理性地表达情感。它历经岁月考验，久盛不衰。

研究人员经过种种实验后发现，胎儿可以听见母体以外的各种声音。在噪音的刺激下，胎儿心跳加速、胎动增强；而在轻柔的音乐声中，胎儿会由烦躁转为安静，心跳及胎动也会逐渐恢复正常。

古典音乐能提供胎儿良性的听觉刺激，促进感觉中枢和感觉神经的发育，使胎宝宝出生后听觉更敏锐。研究表明，巴洛克时期的音乐对胎儿的作用尤其明显。趁着现在有一点小小的空闲，来一曲巴赫的名曲《圣母颂歌》吧。

巴赫是18世纪上半叶欧洲最伟大、最有影响的作曲家。他是巴洛克音乐时期的重要代表人物之一，被称为“音乐之父”。

《圣母颂歌》是巴赫1723年在莱比锡为圣诞节前后所举行的晚祷会所写。是他以《圣经》为基础而谱写的，这段《圣经》记载着耶稣的母亲玛利亚在生耶稣以前，听见天使向她说她将被圣灵感孕并将生一子，可以给他起名叫“耶稣”后，就唱起了这首歌。

难以想象一位未婚少女，听到自己将怀孕并生子时仍能如此快乐，满怀信心地接受这个特殊“任务”。

第一段“我的心尊主为大”，其基调是充满快乐和信心的。

第二段用了弦乐伴奏，表现出玛丽亚的快乐和沐于阳光之下的心情。

全曲共分为12段，整首乐曲以欢乐的气氛结束。想象着未婚少女玛利亚孕育耶稣的艰辛与欢乐，情绪受到感染，心情愉悦，顿时觉得全身的毛孔都干净、通透。乐曲结束后，孕妈咪可以对胎宝宝描述乐曲的相关情况，在胎儿大脑中形成初浅记忆，打下智能开发的基础。

双胞胎孕妈咪专栏

怀双胞胎是让孕妈咪既开心又感到辛苦的事。小小的子宫容纳了两个生命，孕妈咪的身体负荷会比一般人要重得多。因此，在获得双倍幸福的同时也要付出双倍甚至更多的辛劳。

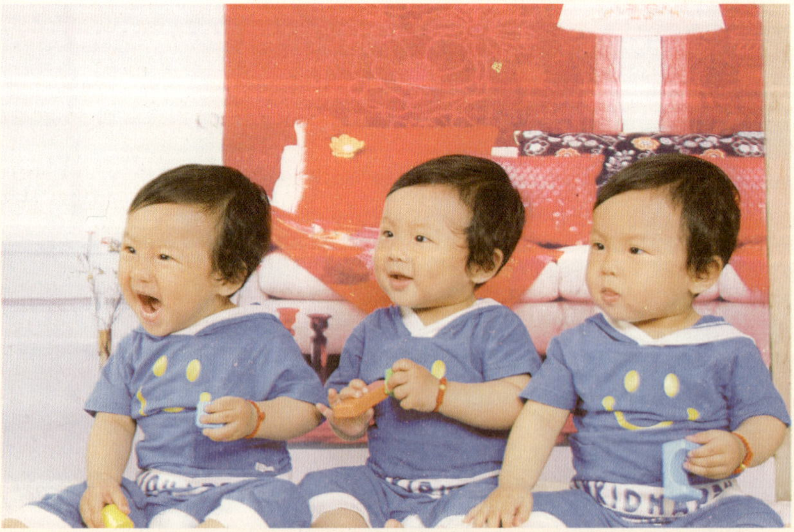

上帝带给我们的三位小天使。

怎样确认自己怀了双胞胎

1. 自我感觉。有时不要忽视自己的直觉，有些生下双胞胎的母亲声称怀孕时，会感觉自己不止怀了一个孩子。

2. 恶心和晨吐反应更多。如果怀的不止一个孩子，你的HCG（绒毛促性腺激素）水平就可能比一般的孕妈咪要高，高HCG水平更易使你发生恶心和晨吐。

3. 某些正常的妊娠反应在你身上表现更明显且严重。如体重超常增加，胎动剧烈，贫血在双胞胎孕妇身上发生得更早。

4. 头3个月体重迅速增加。怀孕前3个月的体重增加高于平均标准，可能是你怀上双胞胎的一个重要征兆。

5.妊娠期子宫过大。在产检中发现你的子宫要大于同时期的标准尺寸。

6.AFP（阿尔法胎蛋白）水平偏高。这可以在孕期16~18周内的血液测试得知。

7.HCG（绒毛促性腺激素）水平不断提高。

8.听胎心音。在孕12周左右，通过多普勒设备（检测胎儿胎心率的设备）可以分辨出两个不同的胎心音。

9.超声波测试。孕早期可以通过超声波测试来检测是否是双胞胎。

怀双胞胎应注意的事项

孕期应注意的事项

1. 双胞胎孕妈咪需要更多的营养

怀有双胞胎的孕妈咪将需要比单胎孕妈咪更多的热量、蛋白质、维生素、微量元素以保证胎宝宝的生长发育。“更多”不是两倍，而是要均衡，切忌毫无节制地大吃特吃。研究显示，双胞胎孕妇每天应多摄取1255.8千焦的热量，铁质摄取应由每日的30毫克提升至60～100毫克，叶酸则以每日1毫克为宜。

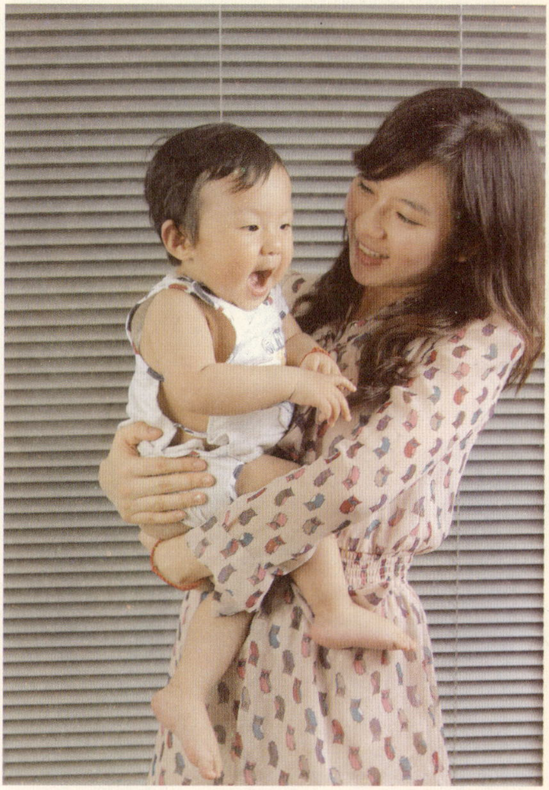

通过控制体重、适当运动，三胞胎妈妈已经恢复了苗条。

2. 控制体重适当增长

怀双胞胎应注意适当增加体重，这对宝宝的健康很重要。一般单胎孕妈咪整个妊娠期体重增加在10千克左右，而双胞胎孕妇会稍增加一些，达到15千克左右。医生会根据每个人的具体情况，要求你控制到最佳体重范围。

3. 注意适量运动

医生会让你多休息并适当减少活动，例如强体力工作，长途飞行或坐车旅行和体育锻炼。但适度的运动还是必要的，如散步、简单的瑜伽、轻松的家务活。这些可以帮助增加肌肉的柔韧度和灵活度，增加顺产概率。妊娠晚期由于身体负担过重，则需要多卧床休息。

4. 加强肌肤保养

双胞胎妈咪的肚子大得快，妊娠纹也会出现较早、较明显，所以从妊娠初期就需注意肌肤的保养，尤其是肚皮部位。

5. 用托腹带来减轻负担

怀双胞胎让孕妈咪腰部负担过重，为了减轻身体负担，缓解负重带来的酸痛，孕妈咪可在怀孕5个月左右使用托腹带来减轻负担。托腹带制作材料应有弹性和很强的透气性。它可帮助承担一部分重量，支撑腰部，使身体的不自然后仰得以改善，进而减少腰酸背痛的发生。为了不影响胎儿发育，托腹带不可过紧，晚上睡觉时应脱掉。

6. 提早准备婴儿用品

双胞胎孕妈咪最好在怀孕六七个月左右，就将需要的新生儿用品准备好，可避免因宝宝提早出生而手忙脚乱。另外，越到后期身体越重出门购物就越不方便。

7. 按医嘱定期产检，谨防各类妊娠病症

怀双胞胎或多胞胎会更加辛苦。头晕目眩、心悸、呼吸困难、呕吐、胃痛、失眠、腹痛、骨痛等妊娠反应更加严重，且越往后期发生各类妊娠综合征的概率也越高。如双胎孕妇患妊娠高血压的机会约为单胎孕妇的4倍，所以双胎孕妈咪一定要定期进行产前检查，随时关注胎儿的成长和健康状况，以期早发现问题早处理。

8. 双胎孕妈咪容易出现的产前并发症

双胎孕妈咪更加容易出现的产前并发症有：贫血、羊水过多、妊娠高血压综合征、胎膜早破。

贫血

妊娠双胞胎，孕妈咪的血容量会明显增大，铁的需求增多，胎宝宝需要消耗母体大量的铁，容易引发缺铁性贫血。怀双胞胎的孕妈咪严重的早孕反应使进食量明显减少，这也是导致体内缺铁的一个不可忽视的原因。因此，双胞胎孕妈咪应该多补充含铁、叶酸的食物。

妊娠高血压综合征

简称妊高征。妊高征易发于年轻初产妇或高龄初产妇，双胎孕妈咪更要谨慎。

羊水过多

羊水过多好发于双胎、多胎妊娠者，较单胎妊娠多10倍。孕妈咪应该多卧床休息，以防早产。

早期破水

双胞胎孕妈咪比单胎孕妈咪更容易发生胎膜早破，引发早产。同时还要警惕胎位不正引发脐带脱落的并发症。

准爸爸和孕妈咪可先了解情况，提早防范，以确保妊娠期母婴安全。

分娩期应注意的事项

提前住院待产

大多数单胎孕妈咪都会足月生产，而如果怀上了双胞胎，往往在怀孕第37周或38周时宝宝就出生了。这是因为双胞胎需要的营养很多，孕妈咪负担过重，子宫过度膨大，胎膜容易早破。早产的双胞胎宝宝并发症可能会是出生后体重过低，呼吸、消化出现困难，器官发育不全等，因此孕妈咪需要提前住院待产，防止早产发生时手忙脚乱，以保证顺利分娩。

选择合适的医院生产

建议双胎孕妈咪选择在大中型医院生产，特别是妊娠过程中已出现异常状况的孕妈咪，最好选择有能力护理早产儿的医院。如果孕妈咪怀孕过程一切顺利，胎儿成长也都正常，经产检医师同意后，可在一般诊所产检，但生产前需再与产检医师讨论生产医院的选择，或多听听其他医师的建议再做决定。

选择适合自己的分娩方式

双胞胎通常都能够顺产，且两个都是头朝下出生。但从安全角度考虑，很多人选择用剖宫产。比如有一个或者两个都是臀部或者脚朝下，或者其中一个横躺于子宫的话，剖宫产是非常必要的，尤其是当胎宝宝不处于正常胎位的情况下。当然，如果两个都处于正常胎位，由于双胎通常比单胎的婴儿瘦小一些，因此，剖宫产是相对安全的方式。

产后护理

双胎生产会增加产后出血的可能，孕妈咪及家人应注意做好这方面的预防工作，产后可通过食补调理身体。

双胞胎孕妈咪的性生活

妊娠早期，胎盘仍不牢固，性生活容易引发流产。对于怀双胞胎的孕妈咪来说，尤其需要注意。在一切都健康的情况下，以安全为第一守则，夫妻性生活可控制在每周1次。最需要关注的问题，不是男女姿势和位置，而是腹部受压和阴茎深入。如果腹部受到重压或者阴茎深入会引起强烈的宫缩，导致流产。建议最好采取边缘性接触，通过搂抱、抚摸、亲吻的方式达到性的满足。

在同房前，准爸爸应将阴茎清洁干净，最好能使用避孕套，防止因不注意卫生而引起孕妇阴道炎症，诱发宫内感染，不利于胎宝宝的健康发育。

有很多孕妈咪认为孕期性生活会给腹中的胎儿带来不好的影响，因而采取消极的态度。然而，男性较难控制欲望，夫妻间可以根据妊娠期情况，适当地过性生活，或者跟准爸爸沟通好，让他理解你，帮助你，保持夫妻感情和谐。

虽然怀双胞胎需要加倍小心，但只要多多注意，一样可以享受完美孕期的“性福”生活。

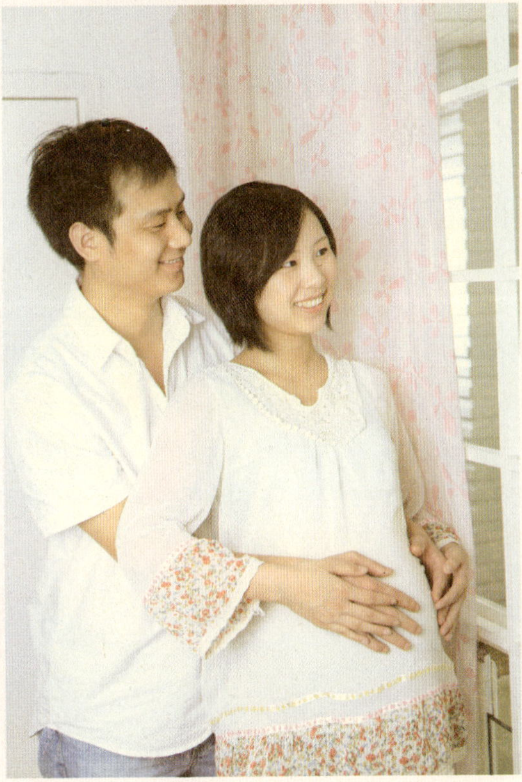
良好的沟通让夫妻之间的感情更甜蜜。

第3章 安心且“孕味”十足的中期妊娠

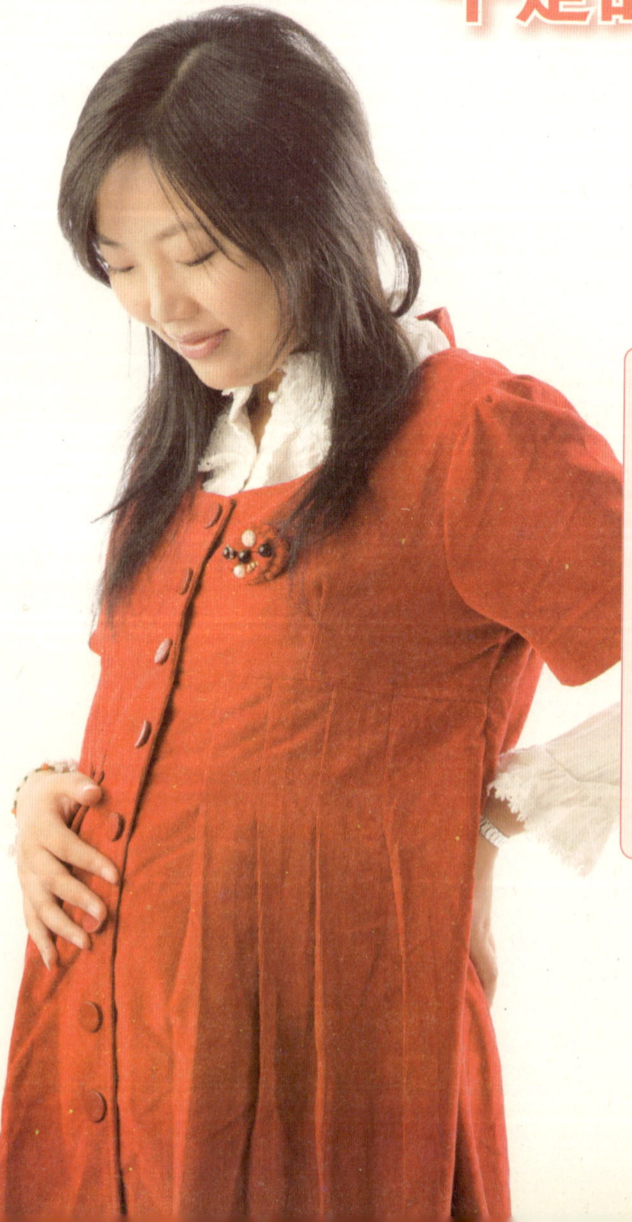

经历了懵懂的早期妊娠，你已经适应了怀孕的感觉，进入中期妊娠后，胎儿稳定了，各种早孕反应在慢慢地消失，胃口、心情也慢慢变好，放松一下紧绷的神经，安心享受这个“孕季”吧。

第4个月

胎儿状况

从今天开始进入中期妊娠了，早孕反应会慢慢减弱，胎宝宝也稳定了，在迅速地生长着，流产的可能性大大减少。怀孕第13周，宝宝有8~10厘米长，体重比上周略重一点，像一枚枣子大小。胎宝宝渐渐有了视觉，额头上的眼睛更加突出，两眼之间的距离更加近了，面部的五官轮廓逐渐清晰，眼睑紧闭着。他的心脏跳动得更加活跃，肝脏开始分泌胆汁，胰腺开始产生胰岛素，脐带开始形成，可以与母体进行营养与代谢物的交换，羊水迅速增多，胎宝宝可以在羊水中活动。胎宝宝的皮肤光滑透明，上面有少量的细毛即胎毛。四肢的发育比上周完善，小手可以进行握拳的动作，脚趾与脚底也能弯曲。

到怀孕第14周，胎宝宝长10~12厘米，体重约30克。小家伙看起来更像个漂亮的小娃娃了，面部的下颚骨、面颊骨、鼻梁骨开始形成，可以做很多丰富的表情：挤挤眉，弄弄眼等。胎宝宝的内脏的发育已经完成，手指开始出现指纹了。消化器官和泌尿器官开始“工作”，与羊水进行交换。胎宝宝可以练习呼吸了，吸入营养，排出废物。

胎宝宝迅速地生长着，到怀孕第15周身长约14厘米，体重将近100克，皮肤上长着细细的胎毛，眉毛、头发迅速生长，他在子宫里不停地“运动”。此时，通过B超可以分辨宝宝的性别了。

怀孕第16周，胎宝宝身长超过16厘米，体重大约110克，像个梨子般大小，到本周末，通过B超可以看到胎宝宝打嗝，这是胎儿呼吸的先兆，胎宝宝的关节也可以活动了，但孕妈咪还感觉不到。

孕妈咪体征

进入中期妊娠，随着胎儿的迅速成长，孕妈咪的子宫越来越大，到怀孕第4个月末，子宫比拳头略大了。孕妈咪的腹部明显增大，已经可以看出你怀孕了。这时候，子宫上升到骨盆上方，对膀胱的压迫减少，但尿频、白带多的现象依然存在。由于支撑子宫的韧带被拉伸，你会常常觉得腰酸背痛。乳房明显增大，乳头及乳晕呈深褐色，从乳头里可以挤出少量的淡黄色类似初乳的乳汁。此时，一定要注意乳房的卫生，不要过度按摩乳房，以免引起宫缩导致流产。虽然本月可以通过B超分辨胎宝宝

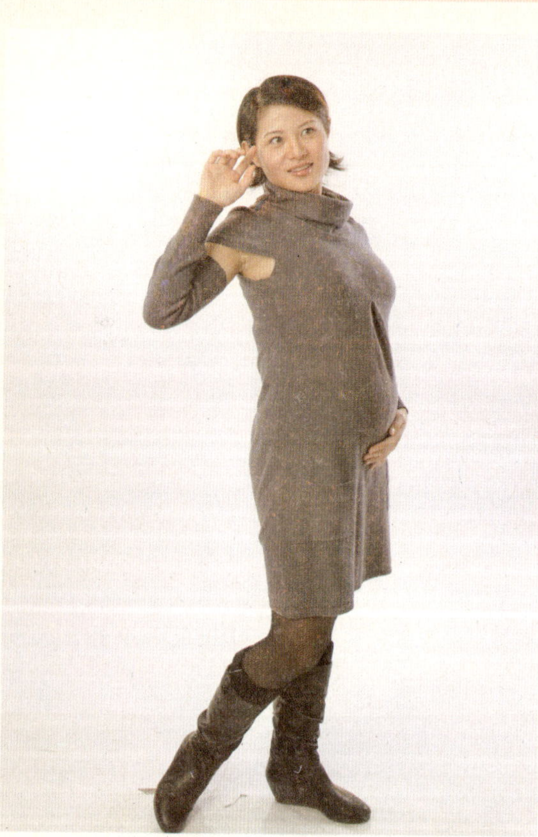

宝宝越来越大，孕妈咪的身体也越来越重。

的性别，但我国法律规定，除了伴性遗传的疾病以外，医生不可以告诉他人胎儿的性别，因此，孕妈咪可以保留着这个秘密，直到宝宝出生时，到时候这个惊喜会来得更大。早孕期已经过去，恶心呕吐得到缓解，此时，你的胃口大开，要开始做好妊娠期的体重控制准备。

孕妈咪的吃

本月的必需营养素

蛋白质、铁、脂肪、碳水化合物、水、钙质、维生素D、维生素E、维生素C、磷、锌。

本月最需要补充的是钙。胎宝宝的牙齿开始钙化，骨骼迅速发育，这些都需要大量的钙，因此，孕妈咪对钙的需求大量增加。中国营养学会推荐孕妇每日钙供给量为孕中期1000毫克，孕晚期1500毫克。

孕妈咪缺钙，可感觉到牙齿松动、四肢无力、经常抽筋、麻木；腰酸背痛、关节痛，头晕，并患贫血、产前高血压综合征、水肿。而胎宝宝则因得不到足够的钙，影响骨骼和牙齿的正常发育，还会增加先天性佝偻病的发病率，胎儿出生后不久即有可能出现佝偻病的症状：生后2～3个月内前后囟门通连、鸡胸、颅骨软化、方颅、漏斗脑、胸部左右两侧失去正常的弧形而成平坦面，甚至发生低钙抽搐。

小贴士：

孕妈咪在补钙之后要进行适量的“阳光浴”，阳光可以使身体合成维生素D，促进钙质吸收。注意，不要隔着玻璃窗晒太阳，否则是没有效果的。

生活中如何科学补钙

喝牛奶

营养专家认为孕妇补钙最好的方法是每日喝200克至400克牛奶，每100克中含钙约120毫克。牛奶中的钙很容易被吸收，而且磷、钾、镁等多种矿物质搭配也十分合理。

虽然牛奶中的钙容易吸收，但有的孕妇即便每日保证喝足了一定量的牛奶，但还是缺钙，这是由于一些牛奶在加工过程中很多营养早已被破坏，因此其含钙量大大降低，此外，诸如将牛奶或酸奶放到微波炉中加热等不正确的加热方法也会破坏营养，因此，加热牛奶时要特别注意方法。目前，全世界公认的最好的鲜牛奶应采取瞬时超高温灭菌。

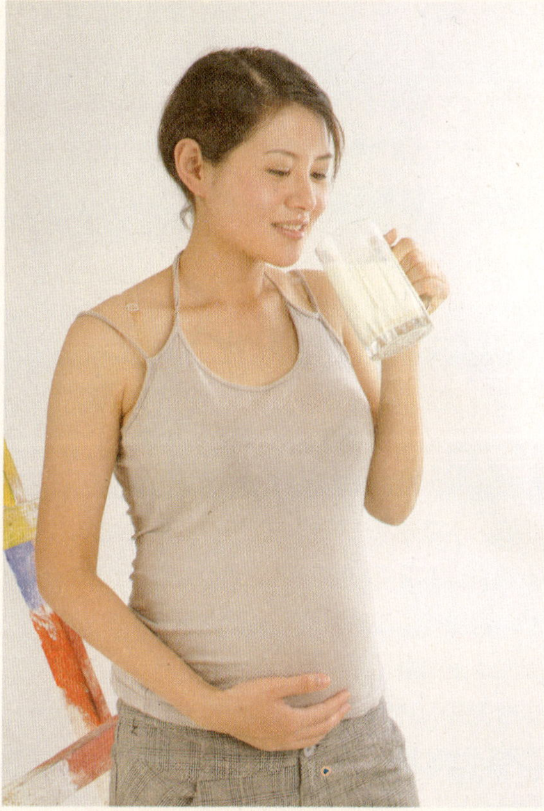

孕妈咪多喝牛奶，为宝宝补钙。

饮食

食补是最可靠、最有效的方式之一，孕妈咪可以食用含有丰富钙质的食物，如骨头汤、鱼、虾皮、鸡蛋（一天最多2个）、奶和奶制品、动物肝脏、豆类食物等。要注意饮食搭配，防止钙与某些食物中的植酸、草酸结合，形成不溶性钙盐，以致钙不能被充分吸收利用反而生成结石。含植酸和草酸丰富的食物有菠菜、竹笋、苋菜、甜菜等，所以，不要将这些菜与含钙丰富的食物共烹。也可以将含草酸的蔬菜用沸水焯1分钟，待草酸溶解于水后再食用。

服用钙剂

可服用易于吸收的钙剂。如果孕妈咪不喜欢喝牛奶，或者是仅仅从饮食中补钙仍然无法满足对钙的需求，可在医生指导下服用补钙产品。

怎样选择钙剂

目前国内常见的补钙产品的钙含量为：碳酸钙40％，氯化钙27％、碳酸氢钙23％、柠檬酸钙21％、乳酸钙13％、葡萄糖酸钙9％。判断钙的优劣标准为碳酸钙的含量高低与否。好的钙片既可以满足母婴对钙的需求，又不用每日都服用一大把钙片，经济实惠。

补钙，最重要的是吸收。维生素D是钙磷代谢的最重要调节因子之一，因此在钙片中应适量添加维生素D，可以促进对钙的吸收。但要注意服用钙片后不宜立即饮茶或用茶水服用。此外，孕妇补钙要适量，摄入钙过多会影响铁等其他营养素的吸收，可致孕妇便秘和高钙血症，甚至导致结石。

选择钙剂要注意安全。好的补钙产品，应该是经过严格的临床验证的。高浓度而又高纯度的碳酸钙是孕妈咪的理想选择。

护卫天使维生素E

维生素E是一种脂溶性维生素，又称生育酚。在食油、水果、蔬菜及粮食中都存在。生育酚能促进性激素分泌，使男性精子活力和数量增加；使女性雌激素浓度增高，既可以提高生育能力，又可以预防流产。维生素E在人体内的作用广泛，比任何一种营养素都大，故有“护卫天使”之称。在身体内具有良好的抗氧化性， 能改善细胞功能，减缓细胞老化，还有抗不孕、保胎的作用。还可用于防治男性不育症、烧伤、冻伤、毛细血管出血，女性围绝经期综合征、美容等方面。

作用 维生素E主动为人体建立了防止蛋白质氧化的屏障， 延缓了细胞的衰老，维生素E还有清洁细胞的作用，它可以打扫我们体内的垃圾，还能吸收并且释放活性氧，防止细菌侵入；它还有抗癌作用，许多进入人体的有害成分都能被维生素E分解。

缺乏的害处 人体缺乏维生素E容易患贫血、心脏疾病，如果是女性缺乏维生素E，则会变得不易怀孕、容易流产。孕妈咪缺乏维生素E会导致胎宝宝大脑发育受损，出现脑功能障碍，智力障碍。

食物来源 含有丰富维生素E的食物分布广泛，在谷类、小麦胚芽、棉籽油、南瓜、荞麦、卷心菜、香蕉、豆芽、蛋黄、坚果类、肉及乳制品、动物肝脏中，均含量丰富。

小贴士：

含维生素E丰富的食物在烹饪过程中温度不宜过高，时间不宜太久，否则会造成维生素E的流失。维生素E不能与硫酸亚铁一起服用，如果要服用，前后必须相隔8个小时。当维生素E与维生素C、硒等合用时，对防止孕妈咪流产的效果更佳。

美味燕窝来助阵

从妊娠13周开始为中期妊娠。是母亲和胎儿都已安定的时期。孕妈咪的早孕反应逐渐缓解，胃口大开，心情变得愉快起来，腹部逐渐“显山露水”了。此期间胎儿发育迅速。孕妈咪可用燕窝配合各种食谱美食，既自己享受美味，又能提供给宝宝营养，所谓一人吃两人补。建议每日用干燕窝3~5克，分2次食用。早晨和晚间食用都可。这样不仅有助于母亲身体强健、美容，而且能使出生后的宝宝更白皙、更漂亮、更不易生病。

燕窝的食用方法：将3~5克浸发炖制的燕窝或者即食燕窝放入牛奶、豆浆、蜂蜜中食用。

鸡蛋好处多

卵生动物的卵是自然界的一个奇迹。以鸡蛋为例，一个受过精的鸡蛋，在适宜的温度、湿度条件下，不需要从外界补充任何养料，就能孵出一只小鸡，这就足以说明鸡蛋的营养是极全面的。因此，鸡蛋被认为是营养丰富的食品。含有蛋白质、脂肪、卵黄素、卵磷脂、维生素和铁、钙、钾等人体所需要的几大营养素除了纤维素外，它的营养几乎可以全部被吸收。蛋类最突出的特点是，它含有自然界中最优良的蛋白质，更是孕妇、婴幼儿、产妇、病人的理想食品。

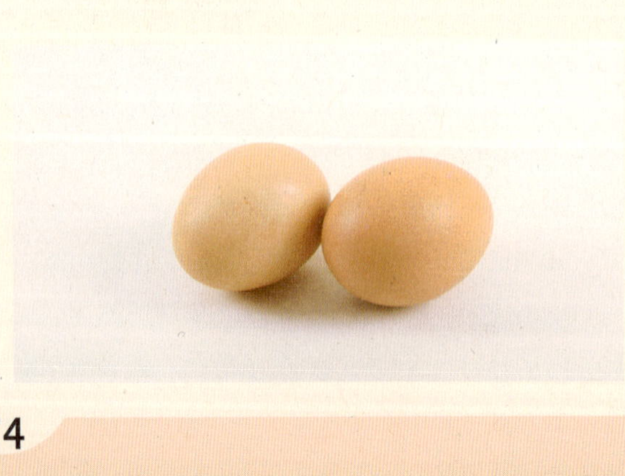

鸡蛋中含有丰富的胆碱和卵磷脂等，对神经系统和身体发育有很大的作用，能健脑益智，避免老年人智力衰退，并可改善各个年龄组的记忆力。营养学家用鸡蛋来防治动脉粥样硬化，获得了惊人效果。鸡蛋中含有较多的维生素B_2，它可以分解和氧化人体内的致癌物质，其中微量元素也都具有防癌的作用。所含的蛋白质对肝脏组织损伤有修复作用，蛋黄中的卵磷脂可促进肝细胞的再生，还可以转化成维生素D。鸡蛋含有人体需要的几乎所有的营养物质，故被人们称作“理想的营养库”，营养学家称为“完全蛋白质模式”。不少长寿老人的延年益寿经验之一就是每日必食一个鸡蛋。

食用鸡蛋的注意事项：孕妈咪吃蛋必须彻底煮熟，不要生吃，因蛋清中有些蛋白质有抑制蛋白水解酶的作用，阻碍蛋白质和生物素的分解和吸收。相反，煮熟鸡蛋的蛋白质结构由致密变为松散，易为人体消化吸收。当然，加热过度后的蛋白质凝固，也不利于消化吸收。打蛋时也须提防沾染到蛋壳上的杂菌，否则有可能感染沙门菌属，不利于胎宝宝的发育。孕妈咪吃鸡蛋每日2个为宜。如果每日吃鸡蛋太多，不但不会有利，反而对孕妈咪无益。首先，鸡蛋吃得过多，影响主食的摄入，鸡蛋中不含有纤维素，容易引起孕妈咪便秘。其次，吃太多鸡蛋会增加孕妈咪肠、胃的负担，不利于消化吸收。第三，一次摄入过多蛋白质，超出了人体一天所需要的量，造成生物利用率低，过多的那部分营养素不是储存起来而是会排出体外，其实是一种浪费。茶叶蛋应少吃，因为茶叶中含酸化物质，与鸡蛋中的铁元素结合，对胃起刺激作用，影响胃肠的消化功能。

吃鸡蛋的三大禁忌

1. 忌鸡蛋与白糖同煮

鸡蛋和白糖同煮，会使鸡蛋蛋白质中的氨基酸形成一种不易被人体吸收的物质，对健康会产生不良影响。

2. 忌鸡蛋与豆浆同食

豆浆性味甘平，但其中有一种特殊物质叫胰蛋白酶，与蛋清中的卵松蛋白相结合，会造成营养成分的损失，降低两者的营养价值。

3. 忌鸡蛋与兔肉同吃

鸡蛋还有一个饮食禁忌，就是不能与兔肉同吃。兔肉性味甘寒酸冷，鸡蛋甘平微寒，两者同食会刺激胃肠道，引起腹泻 。

各种常见蛋类营养大比拼

1. 鸭蛋中蛋氨酸和苏氨酸含量最高。

2. 咸鸭蛋中钙含量高出鸡蛋的一倍，与鸽蛋中的钙含量相当。

3. 鹅蛋中的脂肪含量最高，相应的胆固醇和热量也最高，并含最丰富的铁元素和磷元素。

4. 鸽蛋中蛋白质和脂肪含量虽然稍低于鸡蛋，但所含的钙和铁元素均高于鸡蛋。

5. 鹌鹑蛋的蛋白质、脂肪含量都与鸡蛋相当，然而它的核黄素（维生素B_2）含量是鸡蛋的2.5倍。而鸡蛋中的胡萝卜素却是所有蛋类的蛋黄中最多的。

多吃坚果，宝宝聪明

听到要吃些花生、瓜子、核桃、杏仁补充营养时，很多孕妈咪有可能会摇头说“NO”的，觉得这些坚果中含有大量的油脂，害怕食用后会发胖，因而对其避而远之。事实是，坚果中的营养成分，无论对孕妈咪还是胎宝宝都是不可或缺的。

坚果素有“强脑之果”的美称，含优质蛋白质、十几种重要的氨基酸以及对大脑神经细胞有益的多种维生素和钙、磷、铁、锌等。无论是对准妈妈，还是对胎儿，坚果是补脑、益智的佳品。如花生、瓜子、夏威夷果、松子、榛子等都是美味有益的坚果类食物。它虽然含有很高的油脂，但主要是以不饱和脂肪酸为主。不饱和脂肪酸又称必需脂肪酸，只能由食物供给。所以，孕妈咪应当适量食用坚果。要提醒的是，虽然坚果对准妈妈有很多好处，但坚果类食物油性大，孕妈咪的消化功能减弱，如果食用过多就会引起消化不良，甚至出现“脂肪泻”，所以还是要记得适可而止。

有些孕妈咪本来就不爱吃坚果类食物，不过在“爱吃”和“该吃”之间，还是有点两难的。比如坚果类的食物，对于孕妇是非常有益的，如果能享受其中美味那真是十分惬意，而有的孕妈咪看到坚果类的食物都会无法忍受。在这种情况下，不妨花点心思，把坚果做成色香味俱全的开胃菜。

色香味俱全的开胃菜

【核桃爆鸡丁】

素材

鸡脯肉300克，核桃仁100克，红辣椒1个，香葱1根，生姜1小块，淀粉适量，食用油，料酒、胡椒粉、精盐、味精等少许。

特色

桃仁酥脆，鸡丁滑嫩。

具体操作

1. 将鸡脯肉洗净切丁；用精盐、料酒、水、淀粉拌匀；红辣椒洗净切片；葱、姜洗净切末；用温油将核桃炸熟后捞出。

2. 用料酒、精盐、胡椒粉、味精、水、淀粉兑成芡汁。

3. 炒锅上火，烧油至六成热，下鸡丁滑熟捞出沥干。

4. 原锅留油，爆香葱，倒入鸡丁、辣椒、核桃及兑好的芡汁翻炒即可。

【腰果虾仁】

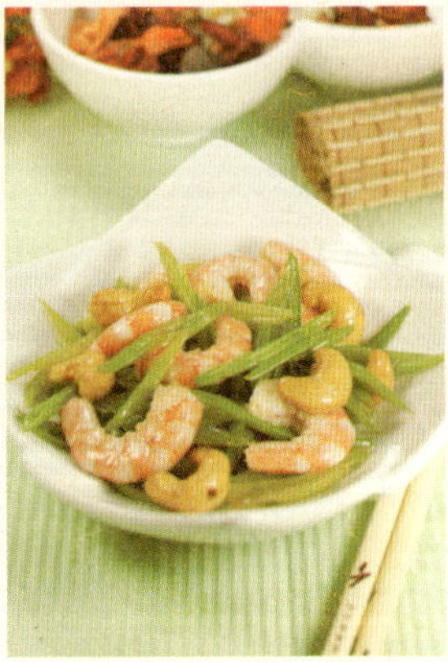

素材

虾仁200克，腰果仁50克，油1000克（约耗100克），料酒25克，醋15克，精盐2克，味精7克，鸡蛋30克，水淀粉25克，葱花、蒜片、姜各2克，香油10克，汤少许。

特色

清汁，虾仁鲜嫩腰果脆。

具体操作

1. 将大虾洗净，剥出虾仁，挑去虾线。

2. 蛋白打发，加精盐、料酒、淀粉调和，将虾仁放下去，抓匀糊，稍拌一下。

3. 锅内加油，将腰果下入后炸香，捞出备用。

4. 锅内放入虾仁，划开，停片刻倒出，沥净油。

5. 原锅放少量油，加葱、蒜、姜、料酒，加醋、精盐、味精、汤，倒虾仁、腰果。颠锅，淋香油，出锅即成。

【松仁玉米】

素材

松子仁 50克，玉米粒 300克，胡萝卜120克，精盐 3克，鸡精 5克，葱花 5克，淀粉2克。

特色

松仁焦而不硬，入口清香。

具体操作

1. 松子仁用水洗净，放在油锅里炸到颜色稍微变深备用；

2. 将胡萝卜切成丁备用；

3. 将精盐、鸡精、葱花和淀粉用适量的水调成芡汁；

4. 在油热到6成的时候，入锅玉米粒，翻炒一下加入松子仁和胡萝卜丁；

5. 将玉米粒炒到变软，下芡汁翻炒至芡汁凝固即成。

【栗子猪肉】

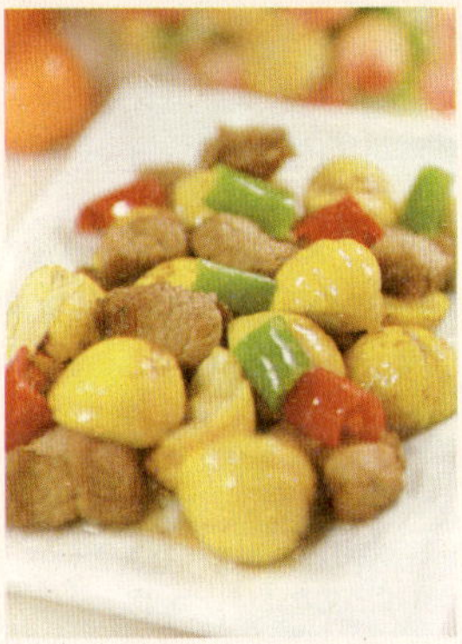

素材

栗子300克，五花肉400克，大蒜10克，姜5克，白砂糖15克，大葱25克，黄酒30克，生抽30克，老抽30克，猪油30克。

特色

色泽红亮，肉香栗糯，咸香微甜。

具体操作

1. 将猪肉洗净放水中煮15分钟，切块；

2. 将炒锅烧热，放入油4汤匙，下栗子、猪肉爆炒片刻；

3. 将炒锅烧热放入猪油、蒜、姜爆香，放入栗子、猪肉，烹入黄酒，生抽、老抽、水300克，用火烹约40分钟，放入糖搅匀，稍等片刻，放入葱段，装盘即可。

菜肴尽量蒸，营养防流失

营养专家认为，对人体最有益处的烹饪菜肴的方法当属蒸菜，蒸菜对身体健康，特别是对肠胃有益。在蒸制的过程中，它能最大限度地保留食物的最真原味，且温度相对炸，烤等低，避免了因高温造成的营养成分变化或流失。且在蒸制含有油脂的食物时，蒸汽还能把过剩的油脂释放出来，例如蒸熟的，不但肥肉入口即化，而且也不会感到油腻。

科学研究证实，食物的烹饪温度越高，产生的致癌物质越多，就越难被人体消化吸收，只会储存在人体内对人体造成危害，而低温烹饪方法，如蒸、煮、炖等是最益于人体健康的。因为它的加工温度在100℃左右，不会太高，不会产生有害物质。因怀孕期间，孕妇的解毒能力降低，因此，蒸制的菜肴特别适合孕妈咪。妊娠期间食用菜肴避免采用高温的烹饪方法，不仅能够减少致癌物质的危害，而且有利于消化吸收，对胎宝宝更为有益。

本月推荐零嘴儿

黑芝麻

《黄帝内经·素问》曰：五谷为养，麻、麦、稷、黎、豆、五谷之养对应于肝、心、脾、肺、肾等五脏。而芝麻为五谷之一，居五谷之首。

相传汉明帝时，浙江郯县人刘晨、阮肇二人到天台山采药迷路，遇到了两个仙女，仙女邀他们到家中用胡麻当饭招待。他俩因此返老还童，得道成仙，半年后返回老家时，老家已景物全非，子孙繁衍到了七代，“一饭胡麻几度春”成为后世传颂的佳话。这虽然只是传说，但芝麻确实有健身延年的功效。

芝麻，又称胡麻、巨胜、鸿藏、交麻。按种皮的颜色分类有白、黑、褐、黄之分，取油以白芝麻为胜，服用以黑芝麻为优。据营养学家分析，黑芝麻含脂肪油约60%，油中的主要成分为油酸、亚油酸、软脂酸、硬脂酸等甘油酯。每一百克黑芝麻中含蛋白质21.9克，脂肪61.7克，钙564毫克，磷368毫克，铁50毫克，还含有芝麻素、花生酸、芝麻酚、油酸、棕榈酸、硬脂酸、甾醇、卵磷脂、维生素A、维生素B、维生素D、维生素E等营养物质。

中医学对芝麻的药用有较高的认识，称它是一味强壮剂，有补血、润肠、生津、通乳、养发等功效。适用于身体虚弱、大便燥结、头晕耳鸣等症状。

黑芝麻性甘平，有补血益气力的作用。孕妈咪可以试试芝麻粥，做法是取黑芝麻、粳米适量，同煮粥，加糖食用。也可将黑芝麻洗净炒熟，加核桃肉适量，一起研成末，每次两汤匙，早晚各服一次，用蜜糖水或白糖水送服。治病后体弱，肾虚腰酸，头晕眼花，大便燥结。

孕妈咪的穿

到了中期妊娠，孕妈咪的腹部明显隆起，无论是腹部还是胸部都在迅速增大，是要换上孕妇装的时候了。

选择合适的孕妇装

到妊娠中期，膈肌活动的幅度逐渐减小，孕妇呼吸以胸式呼吸为主，如果上衣束得过紧，会使胸部受束缚从而影响呼吸，并妨碍乳腺的发育，不利于产后母乳喂养。建议孕妈咪衣服要宽松，不能限制胸腹部，活动方便，给人一种轻松、活泼的感觉，款样简单、颜色明快，布料轻软、容易洗涤、保暖、透气。

因为要经常去医院检查，所以衣服的袖幅要宽，穿脱要方便。前开门使用容易开闭的纽扣。那些外观漂亮但穿脱困难的后开门或套头衫，以及那些不在胸腹部开口而在背部某处开口的衣服均不适宜。

裤子最好不扎腰带，以背带式的为好，扎裤带时也不要扎得过紧，以免增加腹压，不利于胎儿发育。

不管是买孕妇裙还是买孕妇裤子，都要讲究实用，注重细节。虽然说孕妇装是怀孕时期穿的衣服，但事实是，你买的那些衣物要一直穿到小宝宝出生，你的身材恢复到原来的体型，所以要注意到你买的衣物是否注意到一些细节方面的问题，比如说可伸缩的腰带，可方便脱穿的部分等，尤其是对于那些想省事的孕妈咪来说，细节和实用是很重要的哦。

选择内衣有讲究

因为乳房增大，平时穿的内衣都变小了，勉强穿上，不但会使乳房酸痛，还会使呼吸受阻。因此，孕妈咪需要选择合适的内衣，不仅可以让身体更加健康，还能让自己更有“孕味”。

怎样才可以选到合适的内衣呢

内衣的材料方面：怀孕期间，乳房是从下半部往外增大的，增大的乳房与一般的内衣的比例不一样，孕妈咪应该选择孕妇专用内衣，这些内衣多采用纯棉材质，考虑到孕妈咪的乳房和乳晕特别敏感，孕妇专用内衣手感柔软，肩带和罩杯都是针对孕妇的特点设计。

在尺寸方面：为了防止内衣束缚乳房，影响乳腺发育，孕妈咪要根据自己乳房的变化更换适合自己的内衣，不能为了省事在一开始就选用超过自己乳房的实际尺码的宽松内衣，这样既影响美观，使胸部看上去空荡荡的，乳房也会因为不恰当的包裹而下垂，使纤维组织因受重力的拉扯而受损，乳房内的纤维组织一旦遭到破坏就很难再恢复。生产后乳房很难恢复产前的“挺拔”。

如果孕妈咪在孕晚期买内衣想要兼顾到产后哺乳的话，可以考虑买那些具有哺乳功能的内衣、文胸及T恤。这将给你的哺乳工作带来很大的方便。如果是在秋冬季节喂养宝宝，更可以帮助孕妈咪在哺乳时保暖。

只有穿着合适的内衣，孕妈咪才会既感觉舒服，又有利于健康和美丽。

孕妈咪爱美，本来就无可厚非，但是以下这些内衣孕妈咪可千万不能穿哦。

1.有磁疗作用的内衣。科学家们解释道，当磁场作用于人体时，人体各系统参与反应的程度可按以下顺序排列：神经、内分泌、感觉器官、心血管、血液、消化、肌肉、排泄、呼吸、皮肤、骨骼。由此看来，神经系统和内分泌系统对磁场的感受最为灵敏。在实验中，小白鼠的大脑在弱磁场环境中会遭到明显的损伤，所以，孕妈咪慎重选择磁疗作用的内衣。

2.有药疗作用的内衣。在内衣中添加了各种中草药以治疗疾病和美容，很多草药对孕妇不利。

3.化纤及羊毛内衣。化纤内衣本来就会对皮肤产生刺激，而羊毛内衣中的羊毛容易堵住乳腺管，不利于哺乳，还有可能引起宝宝出生后对羊毛过敏。

怀孕期间，为了孕妈咪的身体健康，为了产后身体曲线的保持，为了宝宝的哺乳，总之，为了其中的任何一点，孕妈咪都应该好好对待自己。

孕妈咪的住

装修，离孕妈咪远点吧

妊娠期间，孕妈咪体内的各种激素的水平发生变化，心理变得十分敏感，在怀孕第4个月的时候，胎宝宝的听力系统正在形成，孕妈咪说话时，包括周围的声音，胎宝宝都能“听”到。据专家研究解释，优美的轻音乐对胎宝宝有良性刺激，有利于胎宝宝的听力发育，噪声对胎宝宝具有恶性刺激，不利于胎宝宝的体力和神经系统的发育。

妊娠期间，如果准爸爸想给予妻子一个好的养胎环境而对家里进行豪华装修，是不可取的。首先，装修材料中的一些有害物质如甲醛还未挥发干净，对孕妇和胎宝宝都极为有害，且在装修的过程中，会产生大量的灰尘，这些灰尘中夹杂着很多微生物及虫卵，极有可能引起过敏，导致流产。

其次，装修时会有很大的噪声，不但影响孕妈咪的休息，还会对胎宝宝的听力产生不良刺激，尤其影响胎宝宝的中枢神经，进而影响智力发育。

再次，装修期间，人口流动频繁，如果其中有传染病人或病毒携带者，很有可能会传染给孕妈咪和胎宝宝，影响胎宝宝的生长发育。

第四，装修过后，家里一片狼藉，不但看上去不美观，还会使孕妈咪产生厌烦情绪，特别是装修后的清洁工作量很大，孕妈咪还要招待装修工人，由于身体容易疲劳，一旦操劳过度，就有可能生病或流产。

准爸爸们，如果很想疼爱妻子和孩子，不一定要装修房子，可以给胎宝宝买些玩具，给妻子买一两件小礼物，再或者说些“甜言蜜语”，都可以表达你对妻子和孩子的喜爱之情。

居家生活手册

孕妈咪沐浴四原则

爱清洁、勤洗澡不仅是良好的个人卫生习惯，也是一种享受。沐浴后神清气爽、通体舒畅，女性尤其应该坚持这个有益于身体健康的习惯。女性怀孕以后，由于机体内分泌的改变，新陈代谢增强，汗腺及皮脂腺分泌也会随之旺盛，因此，孕妇更需要定期沐浴。那么孕妇沐浴应注意什么问题呢?

水的温度不可过高

医学研究表明，水温过高会损害胎儿的中枢神经系统。据临床研究测定，当孕妇的体温比正常体温高出2℃时，就会使胎儿的脑细胞发育停滞；如果高出3℃，则有杀死脑细胞的可能。脑细胞一旦损害，多为不可逆的永久性伤害。胎儿出生后可出现智力障碍，甚者形成畸形，如唇裂、外耳畸形等，有的还可导致癫痫发作。

一般来说，水的温度越高，损害越严重。所以，孕妇沐浴时水的温度应控制在38℃以下。

冬季不宜在浴罩内沐浴

有些家庭为了避寒保温，冬天喜欢在卫生间支起浴罩在其中沐浴，这对常人来说没什么，但对孕妇就很不适宜。因为孕妇承担着母胎两人的氧气供应，耗氧量相对较多，而浴罩内的氧气含量有限，一旦浴罩内氧气消耗完，孕妇很快会出现头昏、眼花、乏力、胸闷等症状。另外，由于热水的刺激，会引起全身体表的毛细血管扩张，造成孕妇脑部的供血不足，加上罩内缺氧，很容易发生晕厥，引起胎儿缺氧、心跳加快，严重时会使胎儿的神经系统的发育受到不良影响。

孕妇应该洗淋浴

妇女怀孕后，阴道内具有灭菌作用的酸性分泌物减少，体内的自然防御功能降低，如果坐浴，水中的细菌、病毒极易随着洗澡水进入阴道、子宫，导致阴道炎、输卵管炎、宫内感染等，影响母子的身体健康。且洗淋浴不用弯腰，尤其适合妊娠晚期弯腰困难的孕妇。在没有洗淋浴的条件时可以擦澡或用脸盆、水桶盛水冲洗。

防止滑跌

孕妇身重，行动不灵便，为确保安全，妈咪洗澡时应注意扶着墙边站稳或者在浴室放置防滑地毯，防止滑跌。

不宜睡席梦思

工作了一天，换下呆板的工作服，洗个澡，然后把自己扔到柔软的席梦思上，连做梦都像在云端。对一般人来说席梦思柔软、舒适，但孕妇则不宜睡席梦思床，特别是妊娠中、晚期的孕妈咪。这是因为：

易致脊柱的位置失常。孕妇的脊柱较正常腰部前曲更大，当仰卧在睡席梦思床或其他高级沙发床时，其脊柱呈弧形，使已经前曲的腰椎小关节摩擦增加。侧卧时，脊柱也向侧面弯曲。长此下去，可使脊柱的形态和结构发生改变，导致脊柱错位，压迫神经，增加腰肌的负担，既不能消除疲劳，又不利生理功能的发挥，还会加重孕妈咪的腰腿痛。

不利于翻身。正常人的睡姿在入睡后是经常变动的，一夜辗转反侧可达20~26次。学者认为，辗转翻身有助于大脑皮质抑制的扩散，提高睡眠效果。然而，席梦思床太软，孕妇深陷其中，不容易翻身。同时，孕妇仰卧时，增大的子宫压迫着腹主动脉及下腔静脉，导致子宫供血减少，不但对胎儿不利，而且会出现下肢、外阴及直肠静脉曲张，有可能因此而患痔疮。右侧卧位时，上述压迫症状消失，但胎儿可压迫孕妇的右输尿管，易患肾盂肾炎。左侧卧位时上述弊处虽可避免，但可造成心脏受压，胃内容物排入肠道受阻，引起腹胀、烧心感，同样不利于孕妇健康。

孕妇以睡硬床为宜，最好是在硬板床上铺一层稍厚一点的棉絮，如果孕妈咪患水肿，可以在小腿的一侧垫一个棉垫，有利于缓解水肿，同时要注意枕头松软，高低适宜。

睡觉不宜开灯

有很多孕妈咪怕怀孕期间晚上起床不方便，喜欢开着灯睡觉。其实，孕妈咪开着灯睡觉是不好的。主要原因是：

开灯睡觉会影响入睡。人的睡眠分为深度睡眠和浅度睡眠，当人处于浅度睡眠时，对周围发生的事物会有朦胧的感觉，怀孕期间，孕妈咪由于身体内发生了一系列变化，难以进入深度睡眠，如果开着灯睡觉会加强这种朦胧的感觉，影响孕妈咪的睡眠质量，进而影响胎儿发育。

开着的灯会对居室内的空气形成污染。日光灯缺少红光波，且以每秒50次的速度抖动，当室内门窗紧闭时，可与污浊的空气产生含有臭氧的光烟雾，它主要刺激和损害深部呼吸道，并可损害中枢系统，对眼睛也产生轻度刺激作用。当浓度增高时对人体和生物组织都有直接损害。

白炽灯光中只有自然光线中的红、黄、橙三色，缺少阳光中的紫外线，不符合人体的生理需要。电灯光对人体会产生一种光压，长时间照射可引起神经功能失调，使人烦躁不安。

荧光灯发出的光线带有看不见的紫外线，短距离强烈的光波能引起人体细胞发生遗传变异，可诱发胎儿畸形或皮肤病。

因此，孕妈咪睡觉不宜开灯，建议孕妈咪熄灯前将门窗打开透气，使空气新鲜注入，白天在各种灯光下工作的孕妈咪，要注意去室外晒晒太阳。

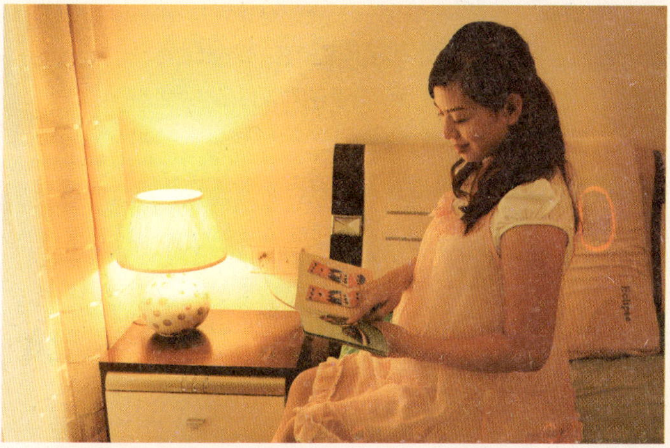

开灯睡觉不利于身体健康，因此孕妈咪坐着看书，以免躺在床上看书睡着后忘记关灯。

孕妈咪出行

怀孕4个月了，孕妈咪的腹部增大，体重增加，但相对于妊娠晚期的体型和体重以及妊娠早期的早孕反应和胎宝宝的不稳定来说，此阶段正是锻炼的好时机。如果孕妈咪身体各方面都健康，体内的运动因子已经想跃跃欲试的话，不妨试试游泳。当然，除了游泳还可以参加水中健身操。

外出游泳益处多多

首先，水的浮力可以帮助支撑体重，令你感觉身体轻盈，子宫受到水浮力的支持，能够减轻腰肌和背肌的负担，从而缓解或消除腰背痛等症状。还可减少胎儿对直肠的压迫，使骨盆内血液回流，有利于防止便秘、下肢水肿和静脉曲张。

第二，水的阻力可以帮助减小动作幅度，而且在水中，孕妈咪不用担心会跌倒。在夏季适宜的水温里游泳，还不用担心运动会导致体温过高的问题。

第三，经常游泳，可逐渐消耗体内过剩热量，防止孕妈咪、胎宝宝过度肥胖，不但有助于孕妈咪保持健美的体型，而且在游泳过程中，孕妈咪体位经常变化有助于纠正胎位，促进顺产。

第四，水是十分柔软的液体，游泳时水波不断对人体表皮进行摩擦，使全身得到很好的放松，可改善情绪，减少孕期头痛，对胎儿神经系统的发育有良好的影响。除此之外，孕妈咪全身的肌肤也会变得更加柔软、细腻。

第五，孕妈咪坚持在室外游泳可兼受日光浴之益。阳光中的紫外线不仅有杀菌作用，还可使皮下脱氢胆固醇转变为维生素D，这种维生素可促进钙、磷的吸收，有利于胎儿骨骼发育。

游泳的注意事项

1. 想去游泳的孕妈咪一定要先咨询医生，看自己是否适合游泳，如果你有过流产史，或者阴道出血，医生不会建议你去游泳，那么换别的运动方式吧。

2. 选择游泳的地点。游泳的地点不宜太远，太远会给游泳后疲惫的孕妈咪回家造成不便。也不宜选择人太多的泳池，太多会很拥挤，且人声嘈杂，不利于胎儿。孕妈咪选择的游泳馆最好是室外的，这样的地方空气新鲜，不用担心被氯气刺激到，在室外有阳光的照射身体会更加健康。

3. 选择游泳的时间。最好选在上午10~12点进行，在一日中，身体状态在这个时间段是最好的，每周游泳次数不超过2次，每次45分钟为宜。

4. 做好下水前的准备。下水前先补水，上岸后要记得补充水分或果汁。脉搏测量，在下水前，你最好先做脉搏测量或了解讲话速度，然后进行热身运动。因为妊娠后身体状况与妊娠前大不相同，孕妈咪切不可盲目相信自己的身体状况，以免发生溺水等危险事件。

小贴士：

上岸后一定要将身体冲洗干净，但禁止进行蒸汽浴。

要马上补充水分，防止身体脱水。

游泳后体温会有所降低，要注意保暖。

立即解小便，可预防阴道炎发生。

用氯霉素眼药水滴眼，以防眼睛感染病菌。

游泳之后如果感到腹部疼痛，发现出血现象，要立即咨询医生或助产士。

本月疾病早防

皮肤瘙痒

在妊娠中期、妊娠晚期，孕妈咪常常觉得皮肤瘙痒难忍，考虑到安全又不敢随便擦药止痒，只得用力挠抓，以致将皮肤抓伤。医学上将妊娠期出现的瘙痒称为“妊娠期皮肤瘙痒症”。其常见原因有：感染疥疮、天气湿冷、环境卫生不好、个人体质因素、肝肾功能异常、胆汁阻塞不通等。有可能引起的后果是：皮肤抓破后引起感染、发炎，有些孕妈咪皮肤会有脓疱，而且可能会发热、发冷，并伴有恶心、腹痛、腹泻等，出现这种状况时，要及时就医，否则有可能造成死胎、早产、流产。

妊娠期皮肤瘙痒一般会随着孕期的结束而自行消失，所以，孕妈咪不必过分担心，反而造成精神紧张。另外，孕妈咪平时的饮食要注意营养均衡，多食用新鲜水果和蔬菜，不吃刺激性食物。经常锻炼身体，增强体质。注意孕期的卫生，特别是贴身衣物一定要清洗干净，拿到太阳下晾晒。

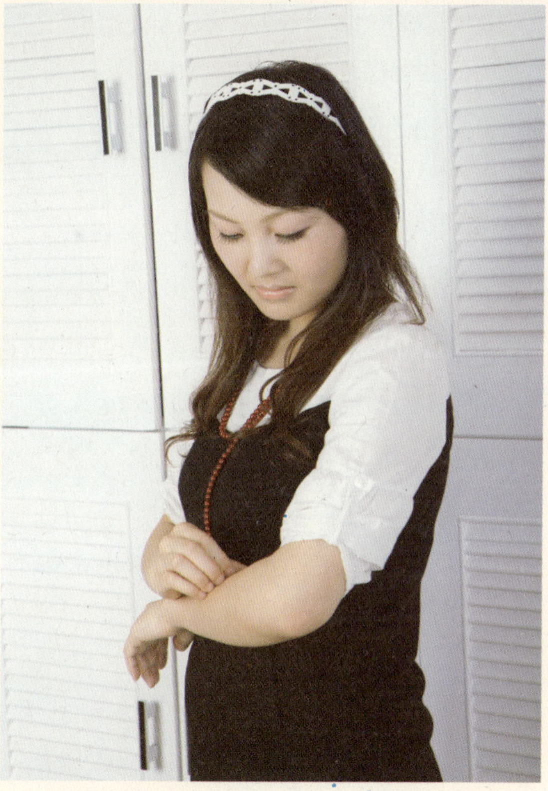

妊娠期的皮肤瘙痒一般会随着妊娠期的结束而消失。

妊娠期便秘

孕激素能降低胃肠道平滑肌的张力，使得其活动减弱，蠕动缓慢，粪便运转速度减慢，导致不能正常排便，出现便秘。妊娠期便秘可通过食疗缓解，以下推荐几款预防便秘的美食。

【山药芝麻粥】

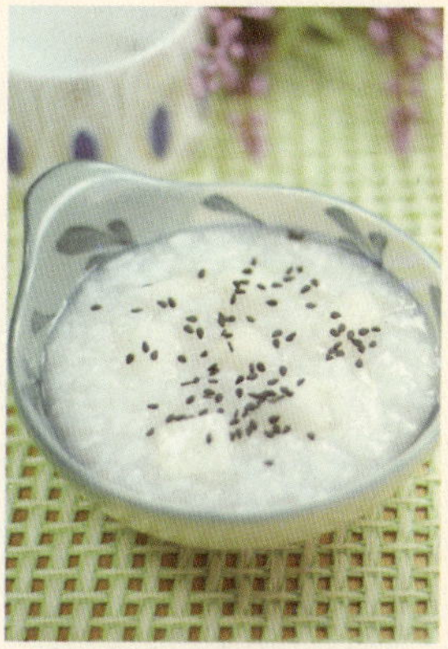

素材

山药15克，白芝麻120克，冰糖120克，玫瑰糖5克，鲜牛奶200克，大米60克。

具体操作

1. 将山药去皮洗净切碎待用，大米用清水洗净。

2. 取瓦煲一个，洗净，注入适量清水，用中火烧开，加入大米，改用小火煲约30分钟后再加入山药、白芝麻，调入冰糖、玫瑰糖、鲜牛奶，再煲15分钟即可。

小贴士：

由于芝麻粒小且外有层膜，无法充分嚼碎吸收营养，建议将芝麻磨成粉后食用。

【冬瓜鲫鱼汤】

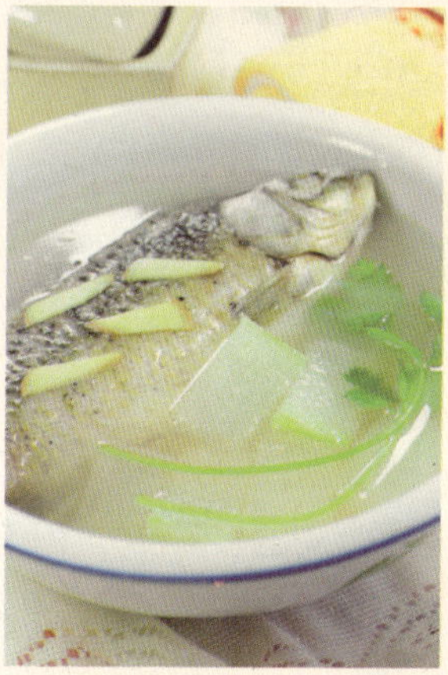

素材

鲫鱼1条，冬瓜600克，姜3克，葱5克，盐10克，味精6克。

具体操作

1. 将鲫鱼宰洗干净，冬瓜切片，姜切片，葱切花。

2. 将锅烧热下油，放入姜片，将鲫鱼两面煎至金黄。

3. 将鲫鱼、冬瓜、姜片放入煲中，加入清水煲2小时，调入盐，味精，撒入葱花即可。

小贴士：

一定要将鲫鱼煎至两面金黄再煲，汤才会呈乳白色且香浓。

不能做的事

贪吃冷饮

孕妇怀孕后体质呈“阳盛阴衰”，容易出现“胎火”，因此喜欢吃冷饮。但贪吃冷饮不利于身体健康。

妊娠期间，会产生大量孕激素使胃肠道平滑肌张力减少，胃酸酸度降低，蠕动减弱。此时胃肠黏膜对冷热刺激非常敏感，孕妇多吃冷饮会使胃肠血管骤然收缩、胃液分泌减少、消化功能降低，出现食欲不振、消化不良、腹泻、腹痛、胃痉挛、头痛等。此外，胎宝宝也对冷刺激敏感，当孕妈咪进食冷饮时，胎宝宝会很不安，贪食过多冷饮会使胎宝宝出生后带“胎毒”。所以，贪吃冷饮不但对孕妈咪自己的身体不好，还会有损胎宝宝的健康。

大补榴莲

榴莲具有“水果之王”的美称。它的果肉含有多种维生素，营养丰富，气味独特，有的人认为其臭如猫屎，有的人认为香气馥郁。榴莲的这种气味有开胃、促进食欲之功效，果肉中的膳食纤维还能促进肠蠕动，但不宜食用太多。首先，它在肠胃中会吸水膨胀，过多食用反而会阻塞肠道，引起便秘。

其次，榴莲含热量及糖分较高，每500克就含有2093千焦的热量，如果孕妈咪经常食用大量的榴莲会导致体内血糖升高，出现难产。孕妈咪应少吃，患有糖尿病的孕妈咪更不应该进食榴莲，以免受到妊娠期糖尿病的困扰。因榴莲的营养相当丰富，且气味有助于开胃健脾，孕妈咪过多食用榴莲会导致体重增加过快，胎宝宝过度肥胖，容易生出“巨大儿”，还有可能使产程延长，导致难产。

第三，榴莲性热，吃多了容易上火，表现为喉咙疼痛，烦躁失眠，使胎宝宝“上火”，表现为胎动次数增加，出生后带“胎毒”。

专家建议，每日食用榴莲不超过100克，即不超过一个橘子大小。

小贴士：

成熟后自然裂口的榴莲存放时间不能太久，当嗅到一股酒精味时，一定是变质了，千万不要购买和食用。因榴莲口感较稠结，易积于肠内，多喝开水可助消化。

忽视在工作中适当休息

孕妈咪在妊娠期间还坚持上班是很辛苦的，由于孕妈咪的新陈代谢快加上工作，体能消耗就更加大了，而且妊娠期间，孕妈咪比较容易疲劳，所以，上班的孕妈咪要注意，在繁忙的工作中要记得抽空休息，特别是不要长时间保持一个姿势。

上班族孕妈咪如果是从事电脑工作，胎宝宝也长期处于紧张不安中，且长时间工作得不到休息，会使人精神过度紧张，从而使胎儿的发育受阻。另外，长时间坐着会使骨盆充血，下肢血液循环不流畅，直肠的静脉受压迫，容易引起下肢水肿、静脉曲张和痔疮。还会使到达子宫的氧气减少，造成胎儿慢性缺氧，甚至胎儿畸形。

因此，孕妈咪要重视在工作中的适当休息，最好是每半小时就站起来走动，哪怕是去倒杯水或者到窗户旁边看看，都会对孕妈咪大有裨益。

忽视口腔卫生

民间流传着："生个崽，掉颗牙"的说法，说的是妊娠和生产期间掉牙是自然的，也是必需的。其实，这种说法是不科学的。

妊娠期间，牙龈炎的患病率高达50%，如果妊娠前就已经患有牙龈炎，则妊娠期会使症状加重。因此，孕妈咪应该重视口腔卫生。

专家支招：第一，勤刷牙。每日坚持早晚刷牙，刷牙时要注意残留在牙缝的残渣，不能随便刷刷，如漱口就不能将牙齿清洁干净，就不能有效地保持口腔卫生。容易产生蛀牙的孕妈咪可以适当用些含氟牙膏。第二，少吃含蔗糖的食物。蔗糖一旦残留在牙缝中就容易腐败发酸，不但会引起口臭，还容易产生蛀牙。而蛀牙会加剧牙龈炎，因此，孕妈咪可以食用不含蔗糖的木糖醇来清洁口腔。木糖醇是从橡树或白桦树中提取的甜味剂，不含蔗糖，它能促进唾液分泌，缓解口腔发酸，从而减少蛀虫产生的机会。此外，咀嚼木糖醇还能锻炼口腔肌肉，而且常嚼木糖醇还会使宝宝出生后注意力更加集中。建议孕妈咪在晚餐后嚼一片木糖醇，对牙齿和口腔健康有帮助。第三，养成好的生活习惯，不在晚上吃零食，吃了零食后一定要记得刷牙。第四，定期做口腔检查，及时治疗。孕妈咪要定时去医院做口腔检查，争取早发现疾病，早治疗。在妊娠前就要把牙齿、口腔等疾病治愈。如果在妊娠早期患有口腔方面的疾病，可能会导致胎宝宝不稳定，有可能引起流产，而妊娠晚期胎宝宝进入发育关键期，不适宜用药，因此，中期妊娠是最适合治疗的时期。第五，营养素要均衡。不要挑食、偏食，营养素的摄入要均衡。研究表明，患牙龈炎的孕妈咪大多数偏食荤菜类，不爱吃蔬菜，因此，一定要注意营养的均衡，特别是多吃含有丰富维生素的绿色蔬菜。

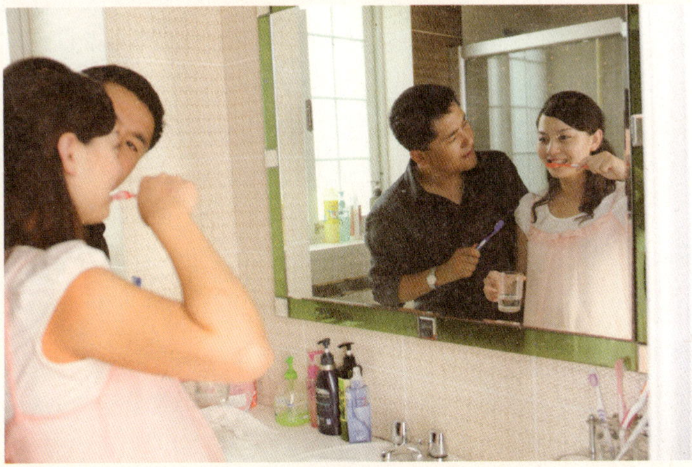
妊娠期间尤其要注意口腔卫生。

化浓妆

爱美之心，人皆有之，爱美的女性都喜欢化妆，因为化妆可以让人显得更加年轻、漂亮。有些女性由于工作需要，妆容要化得很浓，可是，如果你怀上宝宝了，可千万不要浓妆艳抹了，就算是淡妆也要尽量少化。

因为妊娠期间，由于体内激素的作用，孕妈咪的皮肤变得敏感，再用某些化妆品的话，可能会使皮肤的敏感症状加重，严重时可留下瘢痕。

化浓妆后，脸部皮肤不透气，皮肤分泌很多油脂，而妊娠期间的新陈代谢加快，出汗多，粉底可阻塞毛孔，不利于汗液的排出，影响代谢功能。尤其是劣质的化妆品中含铅高，有害物质超标，不但不能美化妆容，还会对孕妈咪的皮肤和胎宝宝的健康造成损害，因此，为了确保安全，孕妈咪妊娠期不要化浓妆，如果是特殊场合，必须要化妆，也要选择安全、无不良反应的化妆品，另外，化妆品的品牌不要频繁变更，以免引起不适。不过，对于化妆品，我们难以确认它的成分的，建议孕妈咪谨慎做出选择。

此外，以下化妆品是孕妈咪绝对禁止用的。

1. 染发剂　妊娠期间，皮肤敏感，染发剂会使脱发更加严重，长期使用，毒素聚集到一定程度，可引起乳腺癌，胎儿畸形。

2. 冷烫精　冷烫精和染发剂一样含有化学物质，对人体的健康有损，也影响胎宝宝的健康发育。

3. 口红　口红中的化学物质会随着人吞咽口水而进入体内，同时带入体内的还有吸附在口红上的灰尘、致病菌等。

4. 指甲油　人的指甲是会“呼吸”的，一旦涂上指甲油，钛酸酯会随着呼吸作用进入人体，不但有害人体，还容易引起流产及胎儿畸形。

5. 香熏精油　如果孕妈咪对精油的了解没有达到专家级水平或者是专家指导的话，最好不要用，因为部分精油对胎儿发育不利，有的精油还可能导致流产。

6. 脱毛膏　妊娠期在激素的作用下，孕妈咪的体毛增多，是正常的生理现象，使用的脱毛膏脱毛的原理是利用其中的化学物质溶解毛发结构，以达到脱毛的目的。这种制剂的主要成分是疏乙酸（钙）。对皮肤有刺激，频繁使用或敏感皮肤会造成红肿过敏，甚至发生皮疹。

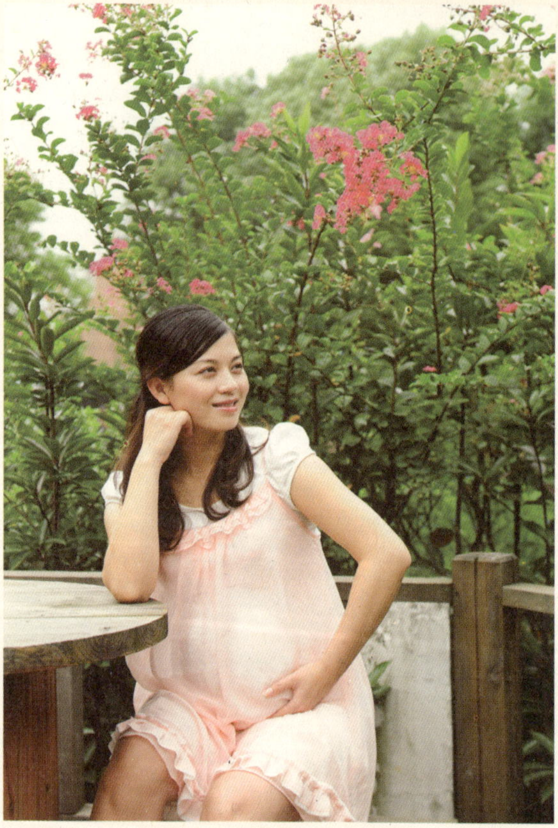

素颜的孕妈咪一样很美。

7. 祛斑霜　妊娠期孕妈咪的脸上会出现色斑，这是正常现象，盲目使用祛斑霜，其中含有铅、汞等化学物以及某些激素，长期使用会影响胎儿发育，有发生畸胎的可能。

孕妈咪化妆的注意事项

1. 卸妆一定要彻底，否则残妆会堵塞毛孔，出现皮炎痘痘、色素沉着的现象。

2. 妆容不宜过重，特别是口红和粉底。

3. 要尽量选择含天然成分的化妆品。

4. 不用过期的化妆品，不和别人共用一套化妆品，化妆用具要保持干净、清洁。

实现胎宝宝的健康和拥有好的肌肤并非不可兼得。因为妊娠期的皮肤问题会有很多，如果此时不能好好护理，皮肤很有可能会走“下坡路”。而如果孕妈咪在妊娠期还用浓妆来折腾皮肤，那么，生完宝宝后皮肤就会变得更差，因此，我们建议孕妈咪在怀孕期间不化浓妆。

裸妆的孕妈咪，穿着得体的孕妇装，柔软舒适的鞋子，撑着阳伞，款款地走在街上，自成一道风景线。

妊娠知识答疑

孕妈咪每天补充多少水为宜

答：孕妈咪新陈代谢比普通人要快，需要更多的水来参与代谢，因此，孕妇不可缺水。水能帮助肾脏保持良好的工作状态，防止便秘、痔疮。只有多喝水，多排尿，才能有效地避免妊娠期常见的泌尿系统疾病。而且，喝足够的水能防止脱水，这在妊娠第三阶段尤为重要，因为脱水容易引起宫缩，导致早产。再者，胎宝宝也很需要水，只有充足的羊水才能使胎宝宝自由活动。

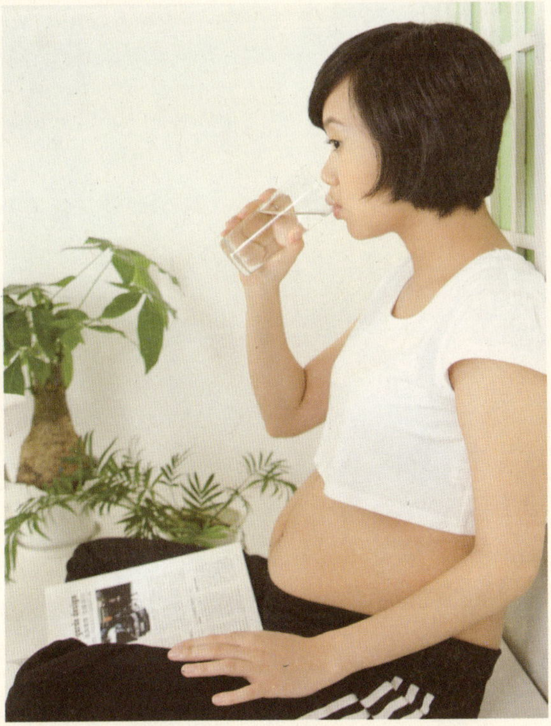

补充足够的水分可防止缺水。

孕妈咪在妊娠期间容易发生水肿，水肿分为轻度水肿和重度水肿。有些患重度水肿的孕妈咪饮水很节制，其实，这是不可取的。孕妈咪水肿后即使不喝水，水肿也不会减轻。相反，你喝水越多，体内储存的水越少，水肿也渐渐减轻。

孕妇切忌口渴才饮水。口渴是大脑中枢发出要求补水的救援信号。感到口渴说明体内水分已经失衡，细胞脱水已经到了一定的程度。主张孕妇饮水应每隔2小时一次，每日8次，共1600毫升左右。

另外，果汁也可计入你摄取的液体之中，但要记住，它们还能提供许多多余的热量。含咖啡因的饮料，如咖啡、可乐和茶不能计入你摄取的液体之中，因为它们有利尿作用，可使你的尿液增加，所以，你实际上丢失了水分。

如果不喜欢喝水，可试着在水中放一片柠檬或酸橙，或加一点果汁以改善水的味道。当你在喝这种加有果汁的水的时候想着肚子里的胎宝宝也会很喜欢这种味道时，不用多久，孕妈咪就会爱上喝水的。

孕妈咪什么时间吃水果最好

答：在英国有这么一种说法，即“上午的水果是金，中午到下午3点是银，3点到6点是铜，6点之后的则是铅”。由此可知上午是吃水果的黄金时期，选择上午吃水果，对人体最具功效，更能发挥营养价值，产生有利人体健康的物质。

孕妈咪在早餐前吃水果既开胃又可促进维生素吸收。肚子里的小宝宝也许还在睡梦中，用他或她喜欢的水果叫醒他或她，开始新的一天吧。经过一夜的休息之后，胃肠的消化功能不强，但身体又需要补充足够的营养素，此时吃易于消化吸收的水果，既可以缓解饥饿感，健脾开胃，又可以补充营养促进新陈代谢。但适合餐前吃的水果最好选择酸性不太强、涩味不太浓的，如苹果、梨、香蕉等。

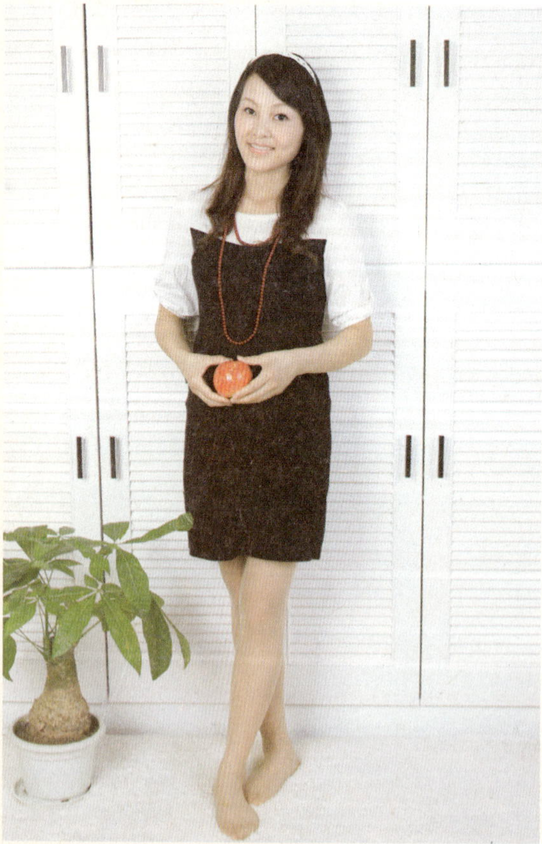

孕妈咪坚持每天上午9~10点钟吃一个水果。

如果孕妈咪在入睡前吃水果，肠胃等脏器的代谢减弱，不利于消化，或出现胃胀气等不良反应，从而影响睡眠。

孕妈咪食用水果应注意哪些方面

1. 忌用菜刀削水果：因为菜刀常接触生肉、鱼、生蔬菜，会把寄生虫或寄生虫卵带到水果上。

2. 忌吃完水果不漱口：有些水果含有多种发酵糖类物质，对牙齿有较强的腐蚀性，食用后若不漱口，口腔中的水果残渣易造成龋齿。

3. 忌食水果过多：把水果当饭吃，其实是不科学的。尽管水果营养丰富，但营养并不全面，尤其是蛋白质及脂肪相对较少，而这两种物质也是胎儿生长发育所不能缺少的。

4. 忌饭后立即吃水果：饭后立即吃水果，会造成胀气和便秘。因此，吃水果宜在饭后2小时内或饭前1小时。

5. 水果要洗干净：将果皮表面的残留物彻底清洁干净。

白带增多怎么办

答：白带是从女性阴道分泌出来的带有黏性的白色液体，正常情况下稀薄，无气味。它是由前庭大腺、子宫颈腺体、子宫内膜的分泌物和阴道黏膜的渗出液、脱落的阴道上皮细胞混合而成。妊娠期间，体内雌激素随妊娠期的后推而增多，雌激素有促进宫颈腺体和子宫内膜腺体分泌的作用，使白带增加。

妊娠期间，白带增多是自然现象，孕妈咪无

须过分焦虑。只要注意保持阴道的卫生：①．若外阴瘙痒严重，不要搔抓以免将手上的细菌带入阴道，要坚持每天清洗外阴，保持外阴的清洁。②．勤换内裤。内裤最好选用纯棉制品。且每天将换下的内裤用60℃以上的热水浸泡或煮沸消毒。③．同房时使用安全套，防止夫妻双方交叉感染、反复感染。④．控制对甜食的摄入。摄入过多甜食会使尿糖升高，糖分容易使真菌等细菌滋生，繁殖。⑤．加强锻炼，增强身体的免疫力。

此外，白带增多还有可能是因为疾病的缘故，如果出现以下症状时，要及时就医。

①．阴道分泌物气味、颜色异常，为非液体状。②．阴道红肿，灼痛等。③．尿急、尿频、尿不尽等。

运动会损伤胎儿吗

答：一般来说，只要运动得当，是不会损伤宝宝的。妊娠期间进行适当的运动不仅有利于孕妈咪消耗身体多余的热量，保持健美的体型，有利于产后身材的恢复，还有利于胎宝宝的发育。其实，运动对宝宝也是一种胎教。但有些孕妈咪担心运动会损伤胎宝宝，不利于安胎。有些孕妈咪连适当的家务也不敢做。其实，这种想法固然可以理解，但这种做法却是不科学的。美国妇产科学院的指导原则是：只要有一定的保护措施，大多数女性在妊娠期间都可以进行适当的锻炼。

适当的运动不论对孕妇还是胎儿都非常有利。①．适量且规范的运动能促进血液循环，有利于增加血液中的氧气含量，促进胎宝宝的健康发育。②．运动可以锻炼腹肌、腰背肌，能有效地改善盆腔充血，减少产道的阻力，顺利分娩。③．可以消耗多余的热量，防止体重过度增加。④．适量的运动能够促进食欲，增强平滑肌的活力，促进胃的蠕动，增加食欲，改善消化能力，防止便秘。⑤．适量而得当的运动使人精力充沛，减少可能与妊娠有关的紧张、焦虑以及忧虑。

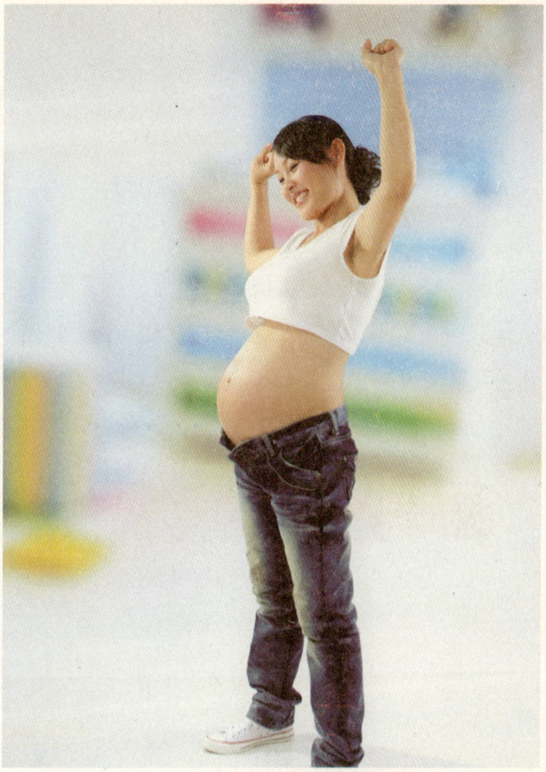
适当运动有利于母婴健康。

因此，孕妈咪在妊娠期间是可以进行运动的，只要不进行剧烈的运动，在运动前后加强水分的补充，注意营养，饮食均衡，对胎宝宝是有利而无一弊。

呕吐不停对胎儿有什么影响

答：妊娠后，体内绒毛膜促性腺激素分泌量明显增加，而使胃酸显著减少，随之消化酶的活性也降低，由此引起消化不良导致妊娠期呕吐。也称之为"孕吐"。

孕吐会让你食欲下降，食物的摄入骤减，这对胎宝宝可是个不好的信号。

由早孕引起的厌食会让你的营养摄入暂时停止。胎宝宝的营养就得不到保证。所以，为了让宝宝健康发育，孕妈咪要尽量克服呕吐，保证营养。可放松心情，保持愉快的情绪，当然，如果呕吐得特别厉害，如头晕、乏力、连喝水都呕吐，吐出胆汁和血丝等，就应该去医院进行检测了。

孕妈咪怎样做好身边的清洁工作

答：妊娠期间孕妈咪新陈代谢旺盛，身体容易出汗、分泌皮脂等，因此更需要做好自身的清洁工作以保持身心舒爽。清洁工作主要是指孕妈咪洗澡、日常卫生、衣物清洗。

洗澡可以保持身体皮肤洁净，还可促进血液循环、消除疲劳，令人觉得轻松、舒畅。但妊娠期洗澡需要多多注意。

首先要注意水温不可过高。因近代医学研究发现，温度过高会给胎儿的中枢神经系统造成一定程度的损害。轻则致胎儿出现智力障碍，重则可以引起小眼球、唇裂、外耳畸形等，还可引起癫痫发作，所以孕妇洗澡水的温度应调节到39℃以下，应尽可能避免去澡堂洗温水池或盆浴，以免水浸及腹部，影响到胎宝宝。

洗澡时间不可过长，否则会导致头部供血不足，出现头昏、眼花、乏力等，同时使胎儿缺氧、胎心音加快，亦可影响胎儿神经系统的发育，因此，孕妇洗澡一次不宜超过20分钟。

孕妇的洗澡方式也应讲究，提倡淋浴，避免坐在盆里洗澡，以免水中的不清洁物或有害的细菌进入阴道而引发阴道炎。

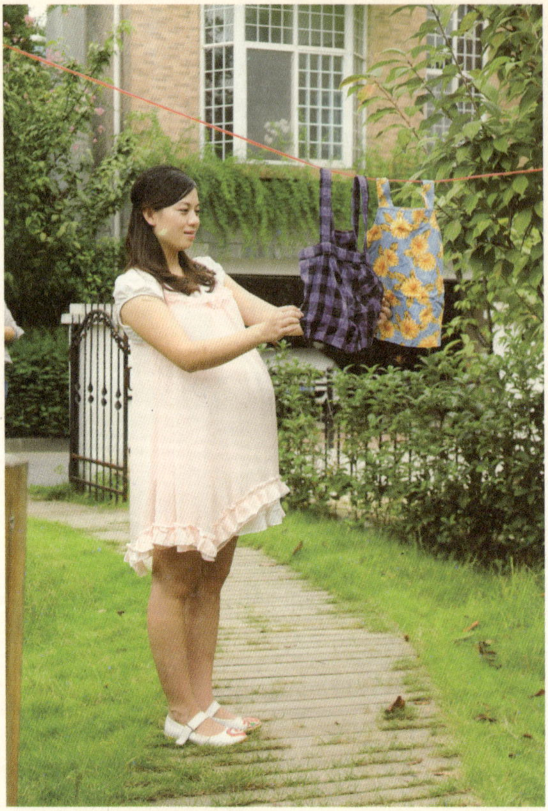
晾衣绳不宜太高，晾衣动作要轻柔。

孕妈咪的日常卫生包括刷牙、洗脸、饮食、用具卫生等。由于妊娠期是牙龈炎的高发时期，孕妈咪宜做好口腔清洁，要勤刷牙，一天最少2次。不要化妆，如果化妆要彻底将残妆清洁干净。平时洗脸用温水即可。饮食也要注意，瓜果蔬菜一定要清洗干净之后再吃，如果是用洗洁精的话，一定还要再用清水冲洗至少3秒钟。不要吃霉变的食物，夏季不吃发馊的食物，否则会对胎宝宝的发育有损。孕妈咪能有自己的一套清洁用具是最好不过的了，不要跟家人共用脸盆、手帕、饮食用具要消毒等。

衣物的清洗。不宜用很冷的水洗衣服，应适

当兑些热水，特别是在冬季。洗衣时姿势要稳，不能蹲位洗衣，因蹲位可使腹部受压，影响胎宝宝血液循环。洗衣时用力不宜过猛。妊娠早期，洗衣时不宜使用洗衣粉，内衣裤要单独清洗，放在阳光下晾晒，晒衣服时动作宜轻柔，不要向上伸腰，晒衣绳宜低一些。用洗衣机清洗衣物时，不要离得太近。

双胎妊娠如何料理

答：大多数情况下，一次妊娠只怀一个宝宝，但也有例外的，如怀有2个或2个以上的，称之为双胎妊娠或多胎妊娠。怀双胎或多胎给家庭带来的喜悦无疑更多一些，但孕妈咪所承受的负担和责任也会比单胎孕妈咪要多不止一倍，而是很多倍。如果妊娠期没有得到科学的照顾，双胎或多胎孕妈咪很容易发生许多并发症，导致孕妈咪、胎宝宝死亡。因此，要做好双胎或多胎孕妈咪的料理工作，可以从以下几个方面入手。

双胞胎分成同卵双胞与异卵双胞。同卵双胞指一颗卵受精后，自动分裂成两个相同的个体，所以两个宝宝性别相同，长相也一样。异卵双胞指两颗卵分别受精形成两个不同的个体，所以两个宝宝长相不同，性别也可能不同(龙凤胎)，异卵双胎比较常见。

饮食料理：由于孕妈咪怀的是双胞胎，消耗比一般的单胎孕妈咪要大得多，所以，双胎孕妈咪更应该注意营养。双胎孕妈咪需要更多的热量，蛋白质、脂肪、维生素、微量元素、矿物质等，以保证

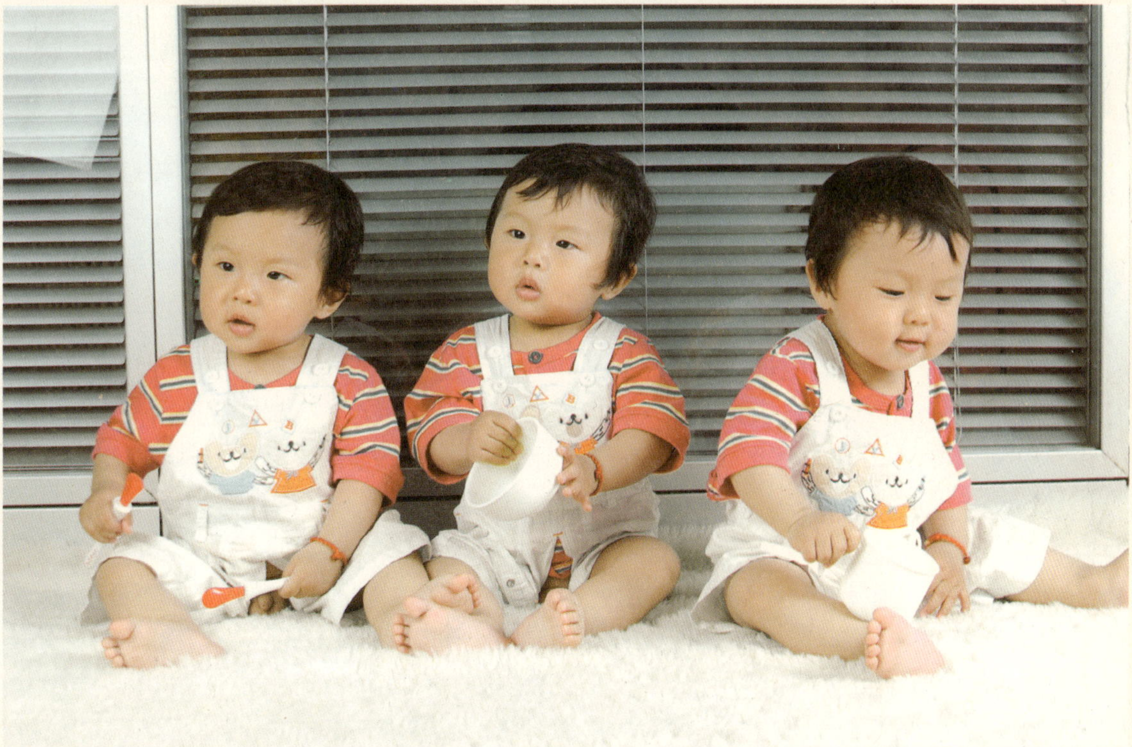

三胞胎宝宝许彦哲宝宝、许彦祯宝宝、许彦熙宝宝。

母子的营养需要。此外，怀双胎的孕妈咪的血容量比一般的单胎孕妈咪大，所需要消耗的铁也多，因此，双胎孕妈咪一般在怀孕早期就容易出现贫血，因此要预防贫血，提前补充叶酸，多进食含有铁的食物，加强营养。

注意事项早知道

1．预防妊娠早期贫血。要及时补充叶酸、铁剂。

2. 要注意加强营养，以防营养不良。

3. 妊娠高血压综合征，较单胎妊娠的发病率高约3倍，子痫则高约5倍，因此应加强孕期检查，及早发现，及时治疗。

4. 要定期产检，发现胎儿畸形，发育停滞等异常状况要立即采取措施。

5. 预防流产与早产。双胎妊娠由于子宫腔相对狭窄，胎盘血液循环障碍，其流产发生率较单胎妊娠高2~3倍，因此应加强孕期保护与监护。若一胎发生死胎，检测凝血功能正常后，另一胎仍可继续生长发育，死亡的胎儿将被吸收或挤压成纸样随正常胎儿娩出，不必担心害怕，更不要引产终止妊娠。

6. 预防产后出血。因双胎妊娠子宫过于膨胀，易发生宫缩乏力，造成产后出血而危及母体生命安全。故双胎妊娠的孕妇，一定要提前订好医院，住院分娩，并注意预防和及时治疗产后出血。

7. 新生儿疾病。双胎妊娠胎儿发育较单胎妊娠相对差些，如体重大多低于2500克，容易患多种新生儿疾病，应为新生儿喂养做好充分的思想和物质准备。

准爸爸课堂

帮妻子洗洗头发

妊娠期间，孕妈咪不方便洗头发，而要保持头发的清洁又要勤洗头发，关心妻子的准爸爸不妨挽起你的袖子，为妻子洗洗头发吧。洗个头发对准爸爸来说，不仅仅只是举手之劳，同时，还能使夫妻关系更加和谐，使妻子的情绪更愉悦，而且还是一次很好的胎教。

洗头发的注意事项：选择洗发水。妊娠期间，妻子的头皮变得十分敏感，宜选用适合她发质又温和的洗发水，且最好和妊娠前用一个品牌，频繁地换洗发水会造成头皮不适应甚至过敏。

湿发处理：洗完头发后要及时将水擦干，记得不要用电吹风，因为电吹风吹出来的热风中含有石棉微粒，可以通过呼吸道和皮肤进入血液，经胎盘进入胎宝宝体内，造成胎儿畸形。建议准爸爸多准备几条干毛巾，或者为妻子买干发帽或干发巾，头发会干得很快。

陪妻子散步

中期妊娠，孕妇不宜久待在室内，适量地运动有助于生产，散步就是很好的选择。准爸爸可以在一个舒适闲暇的日子，跟妻子肩并肩漫步在风景旖旎的小路上。

孕妈咪散步时应该注意以下几个问题：①. 膝盖不要弯曲， 脚跟先着地。② 放松肩膀，手肘自然弯曲，前后自然摆动。③. 背要挺直，头部略微抬高，目光直视前方6~9米，脸不要朝下。④. 采用从鼻子吸气口吐气的腹式呼吸，放松身心。⑤. 步

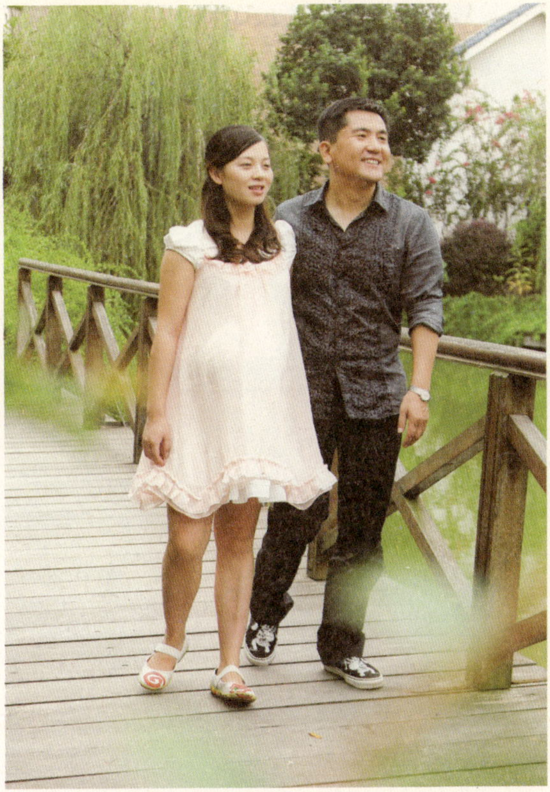

准爸爸陪妻子到户外散步。

幅不要太大，否则容易疲倦。⑥. 散步不宜太久，以半小时到1小时为宜。

由准爸爸陪同自己的爱人，在空气清新，景色宜人的大自然赏玩、聊天、谈心，对孕妇无疑是一种美的精神享受。有利于消除疲劳，促进胎宝宝健康成长。

还等什么呢？带上你的妻子和腹中的孩子，一起享受天伦之乐吧。

陪妻子做第2次产检

胎宝宝在孕妈咪的肚子里已经成形，并迅速地成长发育着，不知不觉又要进行第2次产前检查了，虽然中期妊娠相对于早期妊娠来说流产的可能性降低，但还是不能疏忽，已经有了第1次陪妻子产检的经验了，这次跟医生约好后带上妻子直接去医院吧，当然，不要忘记带上“母子健康手册”和第1次产检的抽血报告哦。

第2次产检的项目有：体重、量血压、宝宝的胎心音、问诊、唐氏综合征筛检、看第1次产检的验血报告。需要补充的是，唐氏综合征筛检以怀孕16~18周为宜。

第2次产检主要是一些基本的例行检查，时间不会太久，也不会很复杂，只要各项指标正常，就没有什么好担心的。

听听孕妻心语

从怀胎十月到坐完月子，孕妈咪不但要及时调整心理，完成从妻子到母亲的角色转变，还要适应身体变化带来的种种不适，俗话说“女人的心思，男人你别猜”，准爸爸往往对妻子的情绪瞬息间变化感到手足无措，其实，孕妈咪们的想法很简单，今天就来了解一下怀孕时女人们的心思吧。

妊娠早期

怀上我们的宝宝了，想给你生个聪明健康的孩子，希望你能跟我一起努力。我们一起承担遇到的挫折与不开心，一起教育宝宝。

我有早孕反应了，头晕、恶心、很难受，希望你注意到我的难受，及时安慰我。

什么都不想吃，也不想做自己想吃的东西，不想进厨房，油烟会对宝宝有不好的影响，希望你下班回来不要又跑到同事家或者玩游戏不理我。想吃这个季节买不到的零食，希望你即使买不到也不要发脾气。

你上班去了，我一个人在家，不敢做什么事情，怕流产，希望你能安慰我，理解我。

又吐了，这次，胆汁和血都吐出来了，真的受不了，但又想要个孩子，希望你说点鼓励我的话，陪在我身边，对我像谈恋爱时那般有耐心、细致。

宝宝还不稳定，对性生活没有兴趣，希望你能理解我，愉快地配合我。

妊娠中期

宝宝终于稳定了，他或她在迅速地成长，但我们还是要注意，希望你在性生活时不要太粗鲁了。

我想有个很聪明的宝宝，希望你与我一起进行胎教。

我的身子很重了，很多事情不能做了，希望你能愉快地接过我手中的家务。

我想了解更多的孕产知识，希望你克服害羞，陪我一起学习。

我觉得心情很差，不明原因，希望你能包容我、安慰我。

希望你能关注宝宝的未来，希望你能经常和我讨论宝宝的成长、教育，以及我们的理财计划。希望你有什么事情不要放在心里，只有夫妻互相了解，家庭才能和谐，我希望我们的一家是最幸福的。

我又不舒服了，学习了有关妊娠方面的书，我被妊娠期的疾病吓到了，希望你能经常关注我，陪我去医院，能陪我做产检。

我们的宝宝可能有点麻烦，我的病可能会影响宝宝的健康，希望我们一起讨论决定是否引产。

我变得不漂亮了，也变得胖了，希望你还会一如既往地爱我、宠我、疼我。

妊娠晚期

我在给宝宝准备衣物，希望和你一起，并能考虑到一些细节，这会让我很感动。

都说女人生一次孩子，就像到鬼门关走了一趟，我很害怕分娩的疼痛，希望你能理解我的心情。

就快要分娩了，身体和心理负担都很重，希望你给我更多的心理安慰。

马上要分娩了，我很担心我们的宝宝的安全和健康，希望你每天早点回家，随时关注我的情况，不要让我在紧急时刻感到茫然无措。

我们的宝宝就快跟我们见面了，我希望你不要过于介意他或她的性别。

生完宝宝后，希望我睁开眼看到的第一个人是你。

帮助妻子变得更美

怀孕后，妊娠期的呕吐、不适、身材的臃肿变形，漂亮时尚的衣服不能穿了，脸蛋不再像孕前那样光洁、漂亮，长了妊娠斑，就算用厚厚的粉底也盖不住，更何况怀孕不能化妆，所有的变化，都让妻子觉得自己又丑又笨重，毫无魅力可言，所以选择闭门不出，不爱见人，连自信都没有了。准爸爸要采取积极的行动来开导妻子，帮助妻子找回自信，让她能够坦然地走在路上，抬头挺胸，秀出自己的独特“孕味”。

最有效的办法是解开妻子的心结，让她知道自己的美。准爸爸可以带妻子去逛逛超市，给妻子买几套得体、时尚的孕妇装，让妻子看看自己有多么漂亮，还可以陪妻子去拍孕妇照，回家后真诚地赞美妻子，告诉她你要好好地将这套照片收藏，因为怀孕的她是漂亮的、独一无二的，让她的心情愉悦起来，还可以让她感受到你浓浓的爱。

帮妻子找回自信后，带上她一起，偶尔走走亲戚，参加一些社交活动，还可以去参加集体怀孕派对，和别的孕妈咪交流怀孕心得、经验，学习后和妻子一起运用到生活中。

胎教进行时

音乐胎教不但最有效果，而且操作简单，无论是在走路的时候，还是居家做家务的时候，都可以听听音乐。胎教音乐能给宝宝良性刺激，促进胎宝宝的生长发育。

孕妈咪和音乐播放器之间要有一定的距离，音量要调到适中，不能太大和太小，太大会嘈杂，刺激到胎宝宝，使宝宝不安，太小达不到效果。

欣赏音乐时，坐在有靠背的椅子或者沙发上，双腿放在比座椅稍高的凳子上，有利于缓解水肿，全身放松。

随着音乐想象一些开心的事情，或者轻轻哼歌。

当音乐结束后，缓慢起身走动，舒缓一下筋骨，保持愉悦心情。

音乐胎教有法可依

掌握了欣赏音乐的方法不但使音乐胎教达到事半功倍的效果，还会提高孕妈咪自身的艺术修养，有利于培养敏捷的思维，流畅的语言能力，可谓一箭多雕。欣赏音乐的具体方法如下：选择一首胎教音乐，先查阅相关资料，了解作者的情况，了解音乐的创作背景，音乐的大概内涵，以及作者要表达的感情，粗略了解后，进行第一次欣赏，具体了解音乐的有关内容，作者要传达的感情。再次欣赏，一直到可以领略作品的基本意思，第一次的胎教作业完成。到第二次听时，可以是边吃饭边听，也可以戴着耳机，还可以跟着音乐一起吟唱。接下来以后的胎教只要放松心情去欣赏就行了。

另一种方法是放给胎宝宝听。孕妈咪选择一首胎教音乐，一边欣赏，边给宝宝讲解有关知识，最好是孕妈咪能把故事改编成童话故事，既让孕妈咪自己觉得开心、有趣，又可以训练胎宝宝的听力等能力。给胎宝宝听音乐的方法是将听筒直接放在孕妈咪的腹部，让声波传给胎宝宝。据英国最新研究证明，胎宝宝在怀孕第20周时就具备了听力，因此，新生婴儿能够记住怀孕第20周及以后听到的音乐。

给胎宝宝听音乐时要记住，一定要选择正规的胎教音乐，例如音乐频率范围要在500～1500赫兹之间，频率太高会损伤胎宝宝的听力，频率太低达不到效果。还有胎教音乐的音量不要太大，放音乐的时间不宜太久。让孕妈咪和胎宝宝沐浴在音乐浴中，在音乐的海洋中快乐地徜徉吧。

怎样选择胎教音乐

音乐胎教是一种十分流行的胎教方式，胎教音乐主要分两种：一种是给母亲听的，另外一种则是供胎儿欣赏的。我们主要讲如何给胎宝宝选择音乐。胎教音乐的选择很重要，因为并不是所有的音乐都能给胎儿的身心健康带来裨益，不同类型的音乐对胎宝宝产生的影响是不同的。

给胎宝宝听的音乐以E调和C调为主，轻松、活泼、明快，能较好地激发胎儿的情绪反应。胎儿和成人一样，也有自己独特的性格和气质，因此，选择胎教音乐要根据不同的性格，区别对待。

胎宝宝是好动者，孕妈咪觉得胎动频繁，宜选择一些平静、柔和的音乐，如二胡曲《二泉映月》、古筝曲《渔舟唱晚》，德国浪漫派作曲家门德尔松的《仲夏夜之梦》。这些曲子除了使胎宝宝和孕妈咪的情绪渐趋安定之外，还有催眠的功效。

胎宝宝不爱动，孕妈咪的情绪抑郁，宜选择一些轻快、催人奋进的曲子。《喜洋洋》、《春天来了》及约翰·施特劳斯的《春之声圆舞曲》。这类作品曲调优美酣畅、起伏跳跃、旋律轻盈优雅，让人觉得心情犹如春天的小鸟般，充满生命力。

营养胎教——快乐补铁

铁可以让孕妈咪面色红润、血气充足，可以让胎宝宝发育得更好，有什么比快乐更有诱惑力？来看看这几款补铁美食吧。

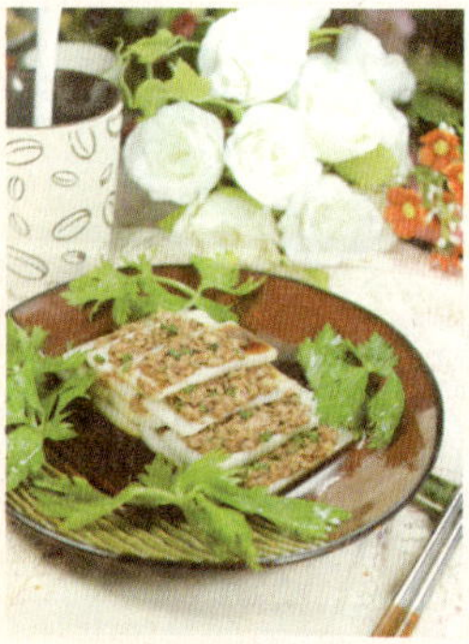

【牛肉酿白菜帮】

素材

嫩牛肉100克，大白菜200克，韭菜10克，生姜5克，火腿10克，花生油5克，盐5克，味精2克，白糖1克，鸡粉2克，牛骨汤适量，胡椒粉少许，牛油1克，生粉适量。

具体操作

1. 嫩牛肉剁成泥，大白菜去叶留帮切块，韭菜洗净切粒，生姜去皮切米，火腿切米。

2. 锅内加水，待水开时，投入大白菜帮，烫至七成熟，捞起来沥干水分，拍上一层干生粉。

3. 嫩牛肉泥加入韭菜米，生姜米，火腿米，调入部分盐，味精、胡椒粉、生粉，拌匀成馅，酿入大白菜帮上，入蒸柜蒸8分钟，拿出。

4. 另烧锅下油，注入牛骨汤，调入盐，味精、白糖、鸡精粉烧开，放入牛油，淋入大白菜帮上即可。

【木耳炒黄花】

素材

水发黑木耳100克，水发黄花菜200克，韭菜花20克，蒜子肉10克，花生油15克，盐5克，白糖1克，湿生粉适量。

具体操作

1. 将黑木耳去蒂切成丝，洗净，黄花菜切成丝，韭菜花洗净切成段，蒜子肉切小片。

2. 锅内烧油，下入蒜子肉片、黑木耳、黄花菜，用中火炒香。

3. 加入韭菜花，调入盐、白糖，炒至入味，再用湿生粉勾芡，翻炒几次，出锅入碟即可。

小贴士：

鲜木耳有毒，不可食用，干木耳食用前要用温水泡发。黑木耳有活血抗凝的作用，有出血性疾病的人不宜食用。

第5个月

胎儿状况

怀孕第17周，胎宝宝有18厘米长，重约170克，状如鸭梨，大脑发育已经很充分，心跳变得更有力；循环系统和尿道完全进入正常的工作状态，肺开始工作，胎宝宝不断地吸入呼出羊水，但骨骼都还是软骨，可以做指尖并拢的动作了，长出了脐带。胎宝宝平时不是玩一玩手和脚，就是拉拉脐带，有时淘气地把脐带拉紧，只有少量的氧气能输入，但孕妈咪不用担心，他（她）是不会伤害自己的。

怀孕第18周，在这3周内，胎宝宝飞快地成长，经过1周，他或她有约20厘米长，200克重了。如果是个小公主，她的阴道、子宫、输卵管等都已经发育完好，如果是个小王子，他的生殖器也能通过B超看得清楚。

怀孕第 19 周，胎宝宝此时身长约有 22 厘米，重 200~250 克。胎宝宝的胸脯有规律地起伏着，这是他（她）在进行呼吸，不过，吸入呼出的都是羊水。本周胎宝宝的味觉、嗅觉、触觉、视觉、听觉迅速发展。

怀孕第20周，这是第5个月的结束周，胎宝宝已经有27厘米长，约300克重了，头发、眉毛、指甲等已齐备，胎宝宝的成长趋于平稳而有规律。

孕妈咪体征

到怀孕第20周末，孕期已经过半了，孕妈咪的早孕反应基本结束，食欲较好，流产的危险也降低了不少。基本适应了孕期，感觉较前几个月舒服。胎宝宝生长加快，孕妈咪的子宫增大，下腹部明显隆起，感觉有点沉，胸部丰满，整个人看上去体态丰腴。

由于胎宝宝对营养的需求增多，孕妈咪要时刻注意补充营养，使营养达到均衡，从而使胎宝宝健康发育，但千万不要因贪食而无节制进食。在本月，孕妈咪最重要的感觉是有了第1次胎动，此后，孕妈咪会因为宝宝胎动得频繁而睡眠受到影响。且随着胎宝宝的发育，孕妈咪会偶尔感觉腹部刺痛，这是子宫韧带随着胎宝宝生长被拉伸所致。

孕妈咪的吃

本月的必需营养素

蛋白质、铁、脂肪、碳水化合物、水、钙质、维生素D、维生素E、维生素C、磷、锌、碘。

本月的主打营养素是碘、锌、钙、维生素D、维生素E。因宝宝的成长是连续性的，只有持续、均衡地摄取营养才有助于宝宝的成长。因此，孕妈咪还应多摄取蛋白质、钙质、铁质及卵磷脂(蛋黄)丰富的食品。在本月，胎宝宝的各个器官如五官、生殖器官、四肢、内脏等基本上已经发育好，但骨骼和牙齿还处于软骨阶段，是迅速钙化时期，对钙质的需求剧增。因此，牛奶、孕妇奶粉或酸奶是孕妈咪每天必不可少的补钙饮品。此外，还应该多吃其他含钙量高的食物，如鱼、虾米、海带、紫菜、豆浆、豆腐等。补充维生素C、维生素D等有利于钙的吸收和增强身体免疫力。

本月，还要注意预防贫血，补充铁剂，以防胎宝宝的智力以及身体发育受阻。虽然孕妈咪的胃口好了，可是也不能吃得太多了，如果摄入太多，无论是糖还是蛋白质都会转化成脂肪，当脂肪通过胎盘进入胎宝宝的身体后，胎宝宝的皮下脂肪就会加厚，从而变胖，一旦胎宝宝过度肥胖，就会增加分娩的难度，且孕妈咪身体过度肥胖还会加大产后身材的恢复难度。

神秘的DHA

其实，DHA并不神秘。DHA学名二十二碳六烯酸，是大脑营养必不可少的高度不饱和脂肪酸。

作用：它能阻止胆固醇在血管壁上沉积、预防由动脉硬化引起的心血管疾病，更重要的是DHA对大脑细胞有着极其重要的作用。它又称“脑黄金”，是人体大脑中枢神经和视网膜发育不可缺少的营养物质。在人脑神经脂肪组织中占含量的10%，对脑神经传导和突触的生长发育极为有利。能提高大脑的功能，增强记忆力，防止大脑衰老。

缺乏的害处

DHA缺乏会使胎宝宝无法正常进行由自身中枢神经系统控制的代谢，可能胎死腹中，引起流产。也有可能会引发胎宝宝生长发育迟缓、脑细胞成长和视网膜发育不正常，皮肤异常鳞屑、反应迟钝、产生弱智、弱视不育、智力障碍等。胎宝宝及婴幼儿时期DHA缺乏严重者还将会导致不可逆转的严重危害。

食物来源：由于人体本身不能合成DHA，而科学家研究表明，DHA只存在于海洋鱼类及少数贝类中，其他食物如谷物、大豆、蔬菜、水果中几乎不含DHA。因此，人体补充 DHA的最佳途径就是吃海鱼。有些地区离海较远，孕妈咪服用深海鱼油或孕妇奶粉也是可以的。

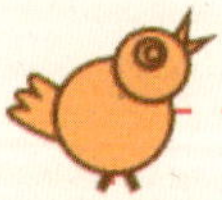

小贴士：

胎儿期是人体积聚DHA等大脑营养最迅速的时期，也是大脑和视力发育最快的时期。孕妈咪摄入的DHA等营养可以通过脐带供胎宝宝吸收，满足胎宝宝的发育需要。但由于DHA有抑制血小板凝集和抗血栓形成的作用，因此患有出血性疾病、肝硬化、凝血功能障碍者要适当控制DHA的摄入量。

本月宜食食物

动物内脏

妊娠中期，孕妈咪对血红素、核黄素、DHA、维生素 A、铁等的需求量增加，而动物肝脏中含有大量的蛋白质、胆固醇、铁元素，还有一些重要的维生素，如维生素 D、维生素 A、维生素 B_1、维生素 B_2 等，因此，孕妈咪要多食用动物内脏，特别是肝脏，如猪肝、牛肝等。建议每周食用 2 次，各种动物肝脏可交替食用，同时，还需采用正确的清洗加工方法。肝脏在食用前应切成小块，在清水中浸泡，以便使有毒物质从肝脏中排出。

本月慎食的食物

木耳菜

木耳菜又叫胭脂菜、滑腹菜、落葵、西洋菜。为一年生的缠绕草本，长达丈许，叶互生，肥厚，全株肉质，可作菜蔬。果实球形，熟时紫黑色，可作食品染料，民间常以糖脯后，用麻蔌果渍汁印在糕团上，故称“胭脂”。性属寒滑，有滑利凉血、清血、解毒作用。妊娠早期及有习惯性流产的孕妇忌食，妊娠中期孕妈咪谨慎食用。

桂皮

桂皮又称肉桂，其味辛甘、性热，入肾、脾，能补火温中，但又有破血动胎之弊。《本草纲目》记载：“桂性辛散，能通子宫而破血。”做烹饪时的调料也属于热性佐料，孕妇怀孕时肠道较干燥，热性香料性热有刺激性，容易造成肠道枯燥、便秘或粪石梗阻，因此，建议孕妈咪谨慎食用。

螃蟹

螃蟹因其肉味鲜美，营养价值高而为人们所喜爱，成为人们桌上的美味菜肴。螃蟹中含有大量蛋白质和脂肪、较多的钙、磷、铁、维生素等。宋代黄庭坚称：“一腹金相玉质，两螯明月秋江。”足见其对螃蟹的喜爱之情，但孕妇要谨慎食用。明代李时珍的《本草纲目》记载：螃蟹“具有舒筋益气、理胃消食、通经络、散诸热、散瘀血之功效”。尤其是蟹爪，有明显的堕胎作用。因此，孕妇不宜食用螃蟹。

本月推荐零嘴儿

核桃

核桃有“万岁子”、“长寿果”之称。

李时珍《本草纲目》记载核桃仁有：“补气养血，润燥化痰，益命门，处三焦，温肺润肠，治虚寒喘咳，腰脚重疼，心腹疝痛，血痢肠风”等功效。《神农本草经》将核桃列为久服轻身益气、延年益寿的上品。唐代孟诜著《食疗本草》中记述：核桃仁可以开胃，通润血脉，使骨肉细腻。宋代刘翰等著《开宝本草》中记述，核桃仁“食之令肥健，润肌，黑须发，多食利小水，去五痔”。

现代医学研究认为，核桃中的磷脂，对脑神经有良好保健作用。核桃中的维生素B、维生素E、铬、锌元素有延缓人体衰老、滋润肌肤、乌发的功效，铬有促进葡萄糖利用、胆固醇代谢和保护心血管的功能。因此，孕妈咪食用核桃可以促进胎宝宝的智力发育，宝宝出生后会更聪明，更漂亮。对自身也能起到美容，强健身体的作用，经常食用核桃对孕妈咪因肾虚引起的失眠有医治作用。此外，核桃还是食疗佳品，无论是配药用，还是单独生吃、水煮、作糖蘸、烧菜均可。

孕妈咪在闲暇的时候，吃几枚核桃，不但能美容健身，还能有效地缓解压力和疲劳。可见，食用核桃好处多多。

小贴士：

因核桃性温、味甘，多吃会令人上火和恶心，建议孕妈咪不要过多食用，以每日3～5枚为宜。核桃仁含鞣酸，与铁剂及钙剂结合可降低药效。吃核桃仁时应少饮浓茶。核桃仁表面的褐色薄皮同样含有丰富营养，最好不要剥掉这层皮。

孕妈咪的穿

休闲、职业孕妇装可以这样穿

在妊娠早期，孕妈咪的形体变化不大，因此，穿平时的衣服、裤子就可以了，但到了妊娠4月的时候，腹部变大，你就需要专门去买孕妈咪专用的孕妇装了。孕妈咪的内衣裤、哺乳衫、鞋子等要根据月份或者妊娠阶段来买，当然，买孕妇装的时候，舒适是第一原则。随着白领孕妈咪的增多，对孕妇装的要求也就越来越高。上班一族要求孕妇装不但要舒适，而且还要时尚，使自己看上去别有一番韵味。

孕妇装大体分为两类，休闲类和职业类。休闲装逐渐成为人们选择衣物的首选。当然对于处于妊娠期且上班时不要求统一制服的女性来说，休闲孕妇装则成为她们的最爱，绚丽多姿的颜色，款式的新颖独特都是休闲孕妇装的特色，其中多为宽松的裙装，背带裤等。

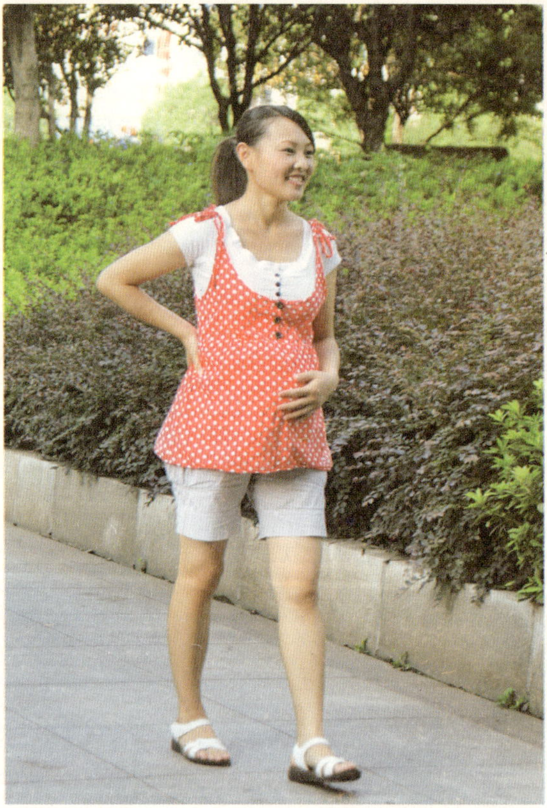

妊娠5个月了，孕妈咪已经习惯穿休闲运动装了。

孕妈咪在选择职业孕妇装时以简洁合体为原则。上班时要求穿着正式套装的孕妈咪们选择职业孕妇装大多全身同色系，整体端庄，与职业环境相匹配。基本款式有容易搭配的单件上衣、衬衫或裤装，以及不可或缺的背心裙、变化多端的一件式短洋装或长洋装、上班休闲均适用的套装等。在选择孕妇装时，最好选择纯棉质地，在尺码的大小方面以“为未来也合体”为原则。当然，如果比较时尚的孕妈咪希望衣服一直贴身合体，就需要在每个孕期段内购置不同款式和尺寸的衣服了。

孕妈咪妊娠期间一般都喜爱穿裙子，因为它穿脱方便，而且也比较凉爽。在夏季穿裙子比较合适，但在寒冷的冬天，如果在裙子里穿一条棉裤跑去上班，爱美的孕妈咪似乎觉得有点不妥。此时背带裤成了最好的选择。

背带裤的带子比较宽，不会勒到胸脯，而且它比较适合妊娠期腹部膨大的变化，不会勒到腹部，且穿在身上还可以掩盖腹部、胸部、臀部的粗笨体型，给人以宽松自然的美感。但是背带裤的缺点就在于穿脱不方便。所以孕妈咪在挑选裤子时，要尽量选择腹前带拉链的。

孕妈咪袜子的选择

除了衣服，孕妈咪还比较关心的是裤子，袜子和鞋子。

孕妈咪虽然新陈代谢快，脚容易被汗液浸湿，但孕妈咪也要穿袜子，且不宜穿一般的袜子。因妊娠期孕妈咪的腿部、脚部会有水肿和静脉曲张出现，因此，孕妈咪的袜子最好能够有效地防止静脉曲张，并具有轻微的医疗功效。在孕妇袜子专卖店有专门的袜子卖，专为孕妇体形设计，臀部加强了提臀织法、大腿扩张弹性压力织法及小腿至脚面处的加强回流织法；有连裤袜、半筒袜及全弹型、治疗型等多种功能多种选择。另外，由于脚部水肿，孕妈咪买袜子时尺码要比平时大些，且袜口不宜太紧，否则会使小腿部分出现勒痕，使血液循环不畅。

孕妈咪的住

中期妊娠的居家劳动

中期妊娠，孕妈咪挺着大肚子，无论在衣着、饮食、居家、出行方面都要特别注意。孕妈咪在做家务方面，不能再以未怀孕前的标准来要求自己，因为无论在身型还是动作的灵活方面都大不如前了，所以，做家务时要注意动作要缓慢，量要适度，不能规定自己一天要做多少家务，尤其要适当降低清洁方面的要求，并动员准爸爸和家人一起动手。

居家劳动总原则

随着妊娠周数的增加，准妈妈的肚子越来越大，本身的负荷就很重，身体不如以前灵活了，所以孕妇做家务时，要以“缓慢”为原则，且不能压迫到腹部。

孕妈咪最好能将时间妥善安排，千万不要想着将全部家事一口气做完，而是要分段进行，以免过度疲劳。如果有些孕妈咪平时对家务活要求严格的话，怀孕时就需要稍微降低标准了。

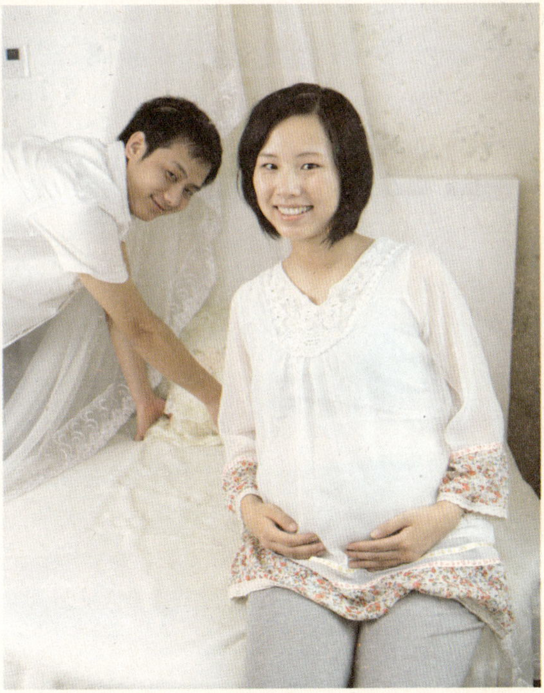

随着体重增加，孕妈咪的身体不如以前灵活，打扫和整理房间的事就被准爸爸接手过来了。

当然，最重要的是，家中的其他成员能适当地分担家务劳动，让孕妈咪无后顾之忧。

清洁地板

对孕妈咪来说，清洁用品及器具的选择相当重要。在扫地时最好能够使用不需要弯腰打扫的器具，而且打扫时一定要避免蹲下或跪在地上。其实，孕妈咪可以使用吸尘器来代替扫把，一些站立式吸尘器可根据孕妇的高度来调整高矮，很节省力气。如果喜欢使用扫把，最好能用长度在腰部，且介于胸部与颈部之间的扫把。孕妈咪清洁浴室时注意不要滑倒，还有就是清洁浴室时有许多需要弯腰的动作，因此，专家建议孕妈咪最好不要清洁浴室。

清洁窗户

对于擦窗，孕妈咪最好能不做就不要做，尤其在妊娠早期，不过，妊娠中期和妊娠晚期同样也要注意。因为玻璃窗多位置较高，孕妈咪爬到高处本来就容易发生意外，尤其在擦窗时要伸长手臂，容易对腹部过度拉伸，造成腹肌受伤或者流产。正确的方法是只擦洗在自己的能力范围内的玻璃窗，或者是用带长柄的清洁用具进行擦洗，还有就是不能爬到高处，以免脚下滑倒伤及到自己和胎宝宝。

收拾碗筷，擦桌子

如果家里的餐桌面积比较大，孕妈咪收拾碗盘及擦桌子时，可先将桌面分成四等份，手部配合腹肌的伸展幅度就会相对缩小。擦桌子的原则是宁可多移动身体，小块地擦，也不要将腹部紧靠桌面，拼命地要擦到对面的桌子。如果是圆桌，就可以围着圆心来擦桌子，也不要想偷懒而拉扯到腹部的肌肉。简而言之，擦拭桌面的时候，孕妈咪的双脚要勤移动。

洗碗筷

洗碗筷时，不宜直接用冷水洗碗，要加入热水，最好能戴上手套，一方面避免被冷水刺激引起宫缩，另外还可以避免直接和洗涤剂接触，还可以保护指甲。

居家乳房保养

怀孕一朝分娩，母亲的乳汁便是宝宝最好的食粮。从这个月起，增大的乳房血液供应更加丰富，出现了蓝色的血管，为宝宝的哺乳做好了充分的准备。此时必须要加强乳房护理，以保证宝宝出生后能吮吸到健康、充足的乳汁，也有利于孕妈咪产后身材的恢复和乳房的丰满挺拔。

乳罩松紧适宜

很多孕妈咪妊娠时期完全不穿胸罩，从而使逐渐增大的乳房下垂，影响产后胸部的美观。可如果戴上很紧的胸罩以此来限制乳房的膨胀，又容易使乳腺的发育受到限制，引起胸部发育不良，影响产后的哺乳，还会给孕妈咪的健康带来麻烦。因此，孕妈咪穿的胸罩应松紧适宜，既不束缚乳房的正常发育，以利于分娩后哺乳，又能使乳房不过于下垂，保持乳房的形象美。

按摩乳房

在按摩乳房前先将乳房清洁干净，再将按摩膏涂在乳头和乳房上，轻轻地按顺时针方向打圈，使乳头表皮增厚富有弹性，乳房皮肤光滑，还可以促进乳腺发育。按摩之后，将按摩膏洗去，再在乳房和乳头涂上润肤霜保湿，建议每日按摩30圈。

清洁乳房

要保养好乳房，清洁工作很重要。孕妈咪可以经常用温和的皂水擦洗乳晕和乳头皮肤，并将皮肤皱褶处擦洗干净。这样，不仅可以保持乳房卫生，刺激乳腺发育，还会使皮肤逐渐变得结实耐磨，日后经得起宝宝吸吮。

注意睡姿

有些孕妈咪产后出现乳房一大一小，除了乳房本身的发育之外，孕妈咪在妊娠期的保养欠缺也是一大原因。孕妈咪在睡眠时要注意采取适宜睡姿，最好取侧卧位或仰卧位。俯卧位容易使乳房受到挤压，血液循环不通畅，不能保证促使乳腺发育的激素运送，从而影响乳腺发育。长期固定一个睡姿，或者固定侧向某一侧，也有可能出现乳房一大一小的情况。

孕妈咪出行

外出旅游的好时机

妊娠5个月了，胎宝宝稳定下来，孕妈咪各方面感觉舒适，可以外出走走，呼吸新鲜空气，享受美好阳光。如果早就想出去旅行而没有能够如愿的话，可以选择在这个月来一次旅行哦，旅行前要注意做好充分准备。

先去医院看一次妇产科医生，将旅游计划告诉医生，以获得医生的指导。如果医生认为孕妈咪的身体情况不适合长时间外出，应当听从医生的嘱咐，不能私自出行。获得同意后，要有一个详细的计划，包括出游时间、地点、搭乘的交通工具，休息的时间等，以免出现问题的时候手忙脚乱。

出游时间的选择：宜避开旅游高峰期，例如在“五一”，“十一”等，旅游的人很多，不但空气浑浊，还会使酒店或者旅馆出现房间预定爆满的情况，不利于孕妈咪休息，还会使孕妈咪因住房问题而精神紧张。提前预订房间，可以解决这个问题。

出游地点的选择：出游的地点不宜太远，比如在湖南的孕妈咪要跑到西藏、黑龙江等就不是很妥当。不宜到有传染疾病的地区，孕妈咪可以在计划旅行之前弄清楚该旅游地区的近况。宜选择短的路途，坐车时间短的路线。避免选择交通不方便的地区，宜选择让人心旷神怡，精神放松，得到美的享受的风景区，且在旅途中需避免爬高山，走险路等，防止过分劳累，旅途中要尽量选择平路，走路时要缓慢，步子要稳，注意不要跌倒，遇到噪声、放射、烟尘等情况时，要及时避开。

出游天气的选择：出游之前要注意收看该地区未来几天的天气状况如何，在有暴雨或者大雪的天气不要外出，若在路途中遇到下雪或者下雨要及时躲避，以免淋雨着凉感冒，或者在雨天行走时滑倒。

出游的交通工具的选择：如果孕妈咪打算做长距离旅行，应选择飞机、火车、轮船这些既平稳舒适又安全的交通工具。不建议乘坐汽车，这时因为旅途颠簸是引起流产的最常见也是最主要的因素。孕妈咪乘飞机时要系上安全带，乘飞机和火车最好选择靠近过道的座位，这样便于经常起立活动下肢，防止水肿，也便于去洗手间或上下车。

旅游时要记得带上产前检查手册，健康卡，还有产检的医院、医生的联系方式也要记下来带上，以备需要时可以联系到医生。必须准备宽松、舒适的衣裤和鞋袜，还要记得带一个自己常用的小枕头或软垫供途中使用，除了需要用的物品外不宜带太多行李，以免路上不方便。必须有亲人陪同，确保途中的周全照顾与安全。

要注意保护自己以及胎宝宝。

外出旅游时期，孕妈咪患有感冒发热、腹泻

脱水是引起流产的主要原因。因此，孕妈咪要保护好自己，预防疾病。旅途中讲究饮食卫生，应做到饭前便后洗手，不吃生冷不洁的食物，不喝生水，尤其不要乱吃车站、码头上那些小商贩的食物，以免病从口入。不要到人多拥挤的地方，以免被传染致病菌，使腹中胎宝宝发育不良或导致畸形，还要防止被人群挤倒，压迫腹部，导致流产。若旅游中发生腹痛、阴道出血、晕眩、呕吐剧烈或恶心等现象时，应该立即就医，甚至中止旅游。

本月疾病早防

孕妈咪失眠有对策

到了中期妊娠，孕妈咪的失眠加重，或者有些孕妈咪在早期妊娠没有失眠，而进入中期失眠却不期而至了，这是什么原因呢？

首先，怀孕使孕妈咪体内激素水平发生了变化，使孕妈咪在精神和心理上都比较敏感，导致某些心理疾病，如抑郁症等。其次，到了中期，孕妈咪的子宫增大压迫到膀胱，让孕妇总有“尿意”，晚上频繁起床跑厕所，如此几次，从而睡意全无。第三，从本月开始，胎宝宝有了“胎动”以后，在晚上也会“调皮”，让孕妈咪睡不着，那么，怎样来预防孕妈咪失眠呢？看看以下小对策吧。

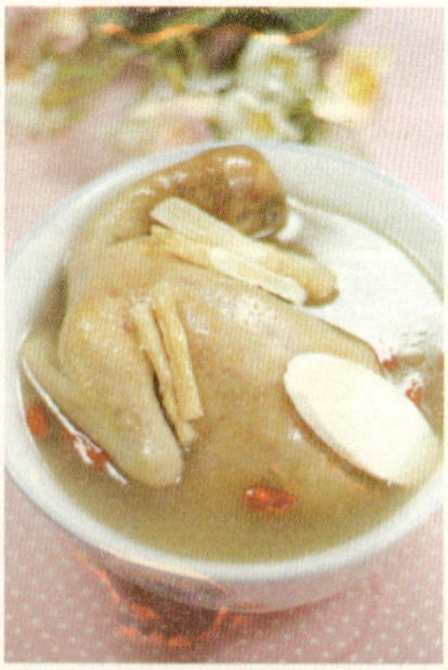

【鸽肉参芪汤】

素材

白鸽1只，党参20克，黄芪30克，山药30克，调料适量。

具体操作

1. 将白鸽宰杀去内脏洗净，在开水锅中煮去血水。

2. 将白鸽切块，放入沙锅中，与党参、黄芪、山药一同用水煮熟，调味即可。

小贴士：

鸽肉味咸性平，滋肾益气；山药味甘性平，补脾养胃；黄芪味甘微温，健脾补中，抗疲劳；党参味甘性平，补益脾肺，均不宜过多食用。

【花生排骨汤】

素材

排骨1000克，花生仁150克，盐5克，植物油10克，麻油2克。

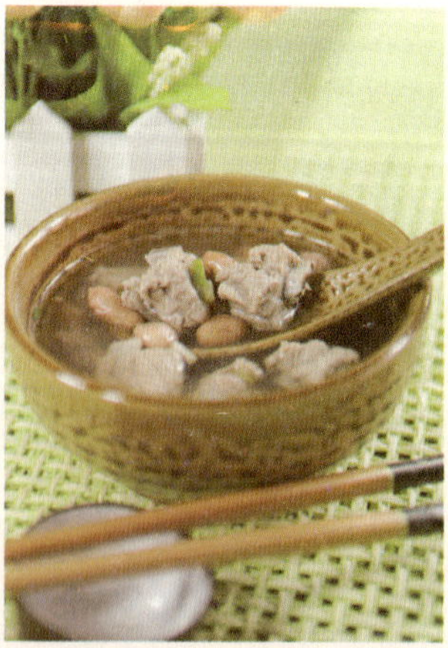

具体操作

1. 将花生仁用热水浸泡好，排骨洗净后敲成小块，去净骨渣。

2. 用排骨熬汤，再加入花生仁，植物油熬透。最后加入盐，麻油调匀即可。

小贴士：

此菜有扶正补虚，健脾和胃，润肺化痰，滋养调气，利水消肿的功效，因花生能增进血凝，促进血栓形成，故血黏度高或有血栓的人均不宜食用。

【糯米莲子粥】

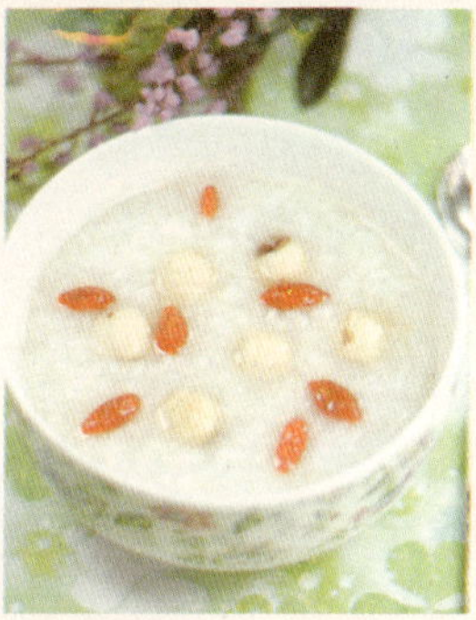

素材

糯米50克，莲子20克，淮山25克，红枣10粒，白糖适量。

具体操作

1. 将糯米用清水洗净，莲子去心后用温水浸泡，淮山洗净后切成丁，红枣洗净。

2. 取瓦煲一个，加入适量的清水烧开，下入糯米、莲子，改用小火煲约30分钟。

3. 加入淮山丁、红枣，调入白糖，续煲15分钟至透即可。

小贴士：

此粥适用于妊娠中期脾气虚弱，身体疲倦乏力，睡眠不好，心神不宁的孕妇食用。因糯米性黏滞，难于消化，一次不宜食用过多。

【扁豆红糖山药粥】

素材

干扁豆30克，红糖30克，新鲜山药50克，大米150克。

具体操作

1. 将干扁豆用温水泡透，新鲜山药去皮切成粒，大米用清水洗净。

2. 取瓦煲一个，加入适量清水，用中火烧开，投入干扁豆、大米，改用小火煲约30分钟。

3. 加入新鲜山药，调入红糖，续用小火煲约15分钟即可食用。

小贴士：

此粥可健脾化湿，如选用新鲜扁豆，食用时要煮透，烹饪时间宜长不宜短，直至变色熟透方可安全食用。

双胞胎产前并发症

我们知道，怀双胞胎的孕妈咪比单胎孕妈咪的血容量、营养以及所付出的都要多得多，对待疾病也要慎之又慎，那么双胞胎孕妈咪的产前并发症都有哪些呢？

母亲方面的并发症：

1. 贫血

妊娠后，孕妈咪的血容量的增加，单胎孕妈咪会发生贫血的现象，更何况同时要孕育两个胎儿，孕妈咪的血容量会比单胎妊娠多，且在孕早期就有可能发生贫血，因此双胎孕妈咪们更应比怀单胞胎时多补充铁、叶酸及热量。

2. 子痫前症

在妊娠的后半期（妊娠20周以后）产妇出现高血压（大于140/90毫米汞柱）同时合并有蛋白尿或水肿，即称之为子痫前症。其发生率为单胞胎的

3~5倍，且易出现初产妇身上，不可不慎。建议双胎孕妈咪做好定期产前检查，以及通过在妊娠早期的监测来预防子痫前症。

3. 羊水过多症

凡在妊娠任何时期内羊水量超过2000毫升者，称为羊水过多症。比较容易发生在同卵双生儿的情况，且常发生在其中的一个体重较大的胎儿身上，同卵双胎之间血液循环相互沟通，占优势的胎儿，循环血量多，尿量增加，致使羊水过多。如果有这种现象发生应多卧床休息，低盐饮食，并应使用子宫松弛剂或羊水穿刺治疗，以预防早产。

4. 早期破水

早期破水是指孕妇进入生产规则阵痛前1小时，羊膜已自然破裂而导致羊水流出，发生概率约为10%。常引发早产，且合并胎位不正而使得脐带脱落。

发生早期破水后应抬高床尾并绝对卧床休息。正确执行会阴冲洗，避免感染。注意任何感染征兆，如分泌物有恶臭、发热38℃以上、子宫压痛等，需告知医护人员进行诊断及处理。

5. 早产

早产是指在满28孕周至37孕周之间（196～258天）的分娩。根据文献报道早产占分娩数的5%～15%。由于子宫过度膨大，双胎妊娠常不能维持到足月，易发生早产，双胞胎早产的概率为25%~50%。建议孕妈咪于妊娠第24周时就应多卧床休息，以降低子宫颈压力进而减少早产发生的概率。

痔疮

据相关调查资料显示，孕妇痔疮发生率高达50%。这是什么原因呢？

孕妈咪痔疮是由于直肠下端黏膜及肛门皮肤深面的痔静脉丛血管扩张、弯曲、隆起而形成的静脉团。它的发生与痔静脉受到压迫回流不畅及外来刺激有关。具体原因有很多。

由于子宫静脉与直肠静脉是相通的，在妊娠期间，为了保证胎儿的营养供应，孕妇盆腔内动脉血流量增多，子宫随着胎儿增大而增大，增大的子宫压迫盆腔静脉，造成静脉血液循环不畅，回流受阻，从而发生淤血。

孕妈咪的活动减少和妊娠期分泌大量的黄体酮都会导致胃肠蠕动变慢，大便在肠道停留时间过长，水分易被吸收，使大便成块、硬结，排便费力甚至便秘，使直肠下端及肛门的痔静脉丛血液淤积，从而加重静脉淤血程度，以致肛门处的静脉血管扩大增粗 、扭曲成团 、出现破裂、出血、疼痛等症状 ，继而发展成痔疮。

危害：孕妇患痔疮后若反复出血，会导致孕妇贫血，出现头昏、气短、疲乏无力、精神不佳等症状，还会导致胎宝宝营养不良。

由于腹腔压力逐渐增加，尤其在妊娠晚期，不少孕妇出现双下肢水肿，肛门上下静脉扩张、淤血加重，最后在自然分娩过程中用力屏气，使腹压急剧上升，导致痔疮水肿、外翻、脱出或嵌顿，难以还原，给产妇带来极大的痛苦，甚至影响到整个产褥期和产假的身心健康。

痔疮的治疗

出血时可适当选用止血药物，如（酚磺乙胺止血敏）和维生素K、维生素C等，肿痛时可用中药祛毒汤等药物熏洗、坐浴，外用九华膏、四黄膏、痔疮膏等药物。

除此之外，还可以进行手术治疗，但妊娠期间不建议进行手术，在产后进一步治疗。

并非所有的孕妈咪都会得妊娠期痔疮，痔疮是可以预防的。

养成良好的饮食习惯。尽量多吃水果和新鲜的蔬菜。尤其是富含粗纤维的蔬菜、水果。不能只食用荤菜，或者精米精面。孕妇应该注意不吃或少吃辛辣刺激性的食物和调味品，如辣椒、胡椒、生姜、大蒜、大葱特别是口味较重的孕妈咪在妊娠期要特别注意保持口味的清淡。

同时还要养成饮水的习惯，随时注意补充水，不要在口渴的时候才喝，条件允许的话可以喝些蜂蜜水。

不宜久站久坐。有些孕妈咪因为怕运动会对胎宝宝有不好的影响，于是大多数时间都卧床休息，这是不科学的做法。建议孕妈咪适当运动，促进食物的吸收，帮助排便，进而以促进肛门直肠部位的血液回流。每日坚持做10~25次提肛动作（即有意识地收缩肛门），这样做能减少痔静脉丛的淤血，改善局部血液循环，减少发病。

防止便秘。不要久忍大便，要养成定时排便的良好习惯，大便时不要在厕所看书读报，每次大便的时间不宜超过10分钟。

妊娠知识答疑

孕妈咪能吃辣椒、茄子吗

答：孕妈咪并不是绝对不能吃辣椒，但要适量，茄子也一样。

辣椒具有温中散热，开胃消食的功能，它既可作为调味品使用，又可作为菜肴使用，许多人很喜欢食用，尤其是南方人。

辣椒的营养比较丰富，尤其是维生素C的含量很高，在蔬菜中名称前茅，每100克辣椒中就含有105毫克维生素C。除此之外，辣椒里还含有蛋白质、脂肪、糖等。食用辣椒对口腔及胃肠有刺激作用，能增强肠胃蠕动，促进消化液分泌，改善食欲，并能抑制肠内异常发酵。辣椒还有预防胆结石，改善心脏功能，降血糖等作用。但过多食用辣椒剧烈刺激胃肠黏膜，使其高度充血、蠕动加快，引起胃痛、腹痛、腹泻并使肛门烧灼刺痛， 诱发胃肠疾病，促使痔疮出血，因此，孕妈咪食用辣椒时要注意适量就好。

茄子的营养也很丰富，含有蛋白质、脂肪、碳水化合物、维生素以及钙、磷、铁等多种营养成分，特别是维生素P的含量很高。每100克茄子含维生素P约750毫克，它能防止维生素C被氧化而受到破坏，增强维生素的效果。能保护毛细血管壁，防止淤伤。有助于牙龈出血以及因内耳疾病引起的水肿或头晕的预防和治疗等。但其属于寒凉性质的食物，李时珍在《本草纲目》中所说：“茄性寒利，多食必腹痛下利。”因此，孕妈咪不宜过多食用茄子。

孕妈咪能留长指甲吗

答：长指甲最容易藏污纳垢。据研究统计，人的双手上粘有细菌4万～40万个，在1克指甲垢里有38亿～40亿个细菌。其中，可引起人们患病的细菌可达30余种，另外还有许多寄生虫卵以及大量的真菌，尤其是患有灰指甲的人。在妊娠期，由于孕激素的分泌，导致阴道分泌物过多，有时还会伴有瘙痒等症状，稍不注意，抓痒或碰触内裤，都可能会使真菌进入阴道。而且妊娠期间，孕妈咪的抵抗力下降，再加上女性泌尿生殖系统的结构的特殊，因此极易受到这些致病菌的感染，一旦感染，各种炎症就有可能接踵而至。如宫内感染，不但危害孕妈咪的身体健康，还有可能阻碍胎宝宝健康发育，严重的话会导致流产、早产的发生。

此外，妊娠期间，大多数孕妈咪新生的指甲都会变得比较软、比较脆，容易断裂，长指甲容易使手指受伤，还有可能会划伤自己，因此，为了孕妈咪和胎宝宝的健康，建议孕妈咪不要留长指甲。下面提供几点护甲的参考意见，供准妈咪参考。

1. 经常修剪指甲，尽量不留长指甲，就不容易发生断裂的现象了。

2. 注意保护指甲。做家务时，尤其是洗碗或是接触其他的清洁剂时，最好戴上手套。临睡前可以涂抹一些有保湿功效的护手霜或乳液，不但可以保护指甲，还可以滋润肌肤。

3. 多食用一些含有胶原蛋白的食物。如皮冻或猪脚等，兼有护甲、美容、增加营养的三重功效。

孕妈咪能穿牛仔裤吗

答：从知道自己怀孕起最好就不要再穿牛仔裤以及紧身裤了。怀孕后，由于孕激素的作用，孕妈咪的阴道分泌物增多，湿润的环境特别容易滋生细菌，如果不能保持阴部的干燥，一旦被细菌感染就容易患上细菌性阴道炎，引起妊娠期不适，也不利于胎宝宝的健康。牛仔裤一般都比较紧，而且布料厚实不透气，穿在身上容易引起妇科病，也不利于身体的放松；再者，牛仔裤的穿脱也不方便。

有些年轻孕妈咪，妊娠前讲究穿着打扮已成习惯，妊娠后羞为人知，尽量束腰缚体，紧衣瘦裤，有的孕妇甚至仍以牛仔裤装当孕服。这对胎宝宝和孕妈咪的健康都是十分不利的。

孕妈咪怎样防晒

答：不论是烈日炎炎的夏季，还是寒风凛冽的冬季，都会有太阳紫外线的照射，由于怀孕后孕妈咪的皮肤就会有一定程度的变黑，再加上大得吓人的紫外线，色素沉淀、脸上的孕斑、脆弱的皮肤，引起了爱美的孕妈咪们的恐慌，于是各种防晒用品堆满了化妆桌，当考虑到肚子里的宝宝时，又犹豫了，很多孕妈咪对妊娠期怎样防晒十分苦恼。

当然，妊娠期爱美不是错，防晒得当，可以在一定程度上防止色斑、色素沉淀加深，对产后的皮肤护理也会有很大的帮助。

但是，怎样防晒呢？大多数防晒品都有可能对胎宝宝产生不利的影响，怎样来挑选适合妊娠期的防晒品呢？首先要考虑的因素就是安全、无刺激。

要选择不过敏的防晒品。

香精、防腐剂、色素是引起皮肤过敏的三大有害物质。在选择防晒品时要仔细阅读成分说明书，还有不要选择香味很浓，很特别的防晒品，一般香味越浓、含有的香精就越多，香味越特别就说明香精的成分越复杂，就越容易引起过敏反应。

美白功效的防晒品要慎选。

有些具有美白功效的防晒品含有有害金属元素，如铅、汞或钛白粉，钛白粉对呼吸系统有一定的影响，对胎宝宝也会不利。皮肤长期吸收汞会导致神经系统失调，视力减退，肾脏损坏，听力下降，皮肤黏膜敏感及可由母体进入胚胎，影响胚胎发育。

注意防晒品的标志

选择防晒用品时，要注意包装上的标志。包括产品名称、厂家及地址、卫生许可证、生产许可证、执行标准名称、生产日期、保质期或生产批号及限用日期、使用说明等。此外，防晒用品的标志上还须有特殊用途许可证号。选购进口化妆品时，还要认准进口许可证号和经销代理商的名称和地址。如果自己也拿不准可以上网去查询或者找专业人士进行咨询，在购买防晒品时一定要去正规的厂家购买，或者是专卖店，大型商场，以免购买假货。

不要选择防晒值高的防晒品。这种防晒值越高的防晒品含有的激素就越多，长期使用，会使细胞受损，引起皮肤老化。

要根据自己的肤质选择防晒品。

这是最基本的一条，也是最重要的一条，就是要了解自己属于哪种肤质，比如说，如果你是干性肌肤，你就要选择带保湿作用的防晒品，以免皮肤干干的更加难受。如果你是过敏性肌肤，就要选择防止皮肤过敏的防晒品，或者买过敏性肌肤专用的防晒品。如果属于油性肌肤，就需要选择清爽型的防晒品，以免本来就出油的肌肤涂上防晒品后像带上一层面具，这样会使毛孔堵塞，引起痘痘。

鉴于选购适合孕妈咪的防晒品有一定难度，我们建议孕妈咪最好不使用防晒品。平时做好脸部的清洁工作，洁面后进行温和的按摩，促进血液循环。在日常饮食中，注意摄入足够的维生素C，用来抑制黑色素，美白肌肤。出门时记得带上墨镜、太阳伞、帽子等一样起到防晒的作用，而且更加健康。

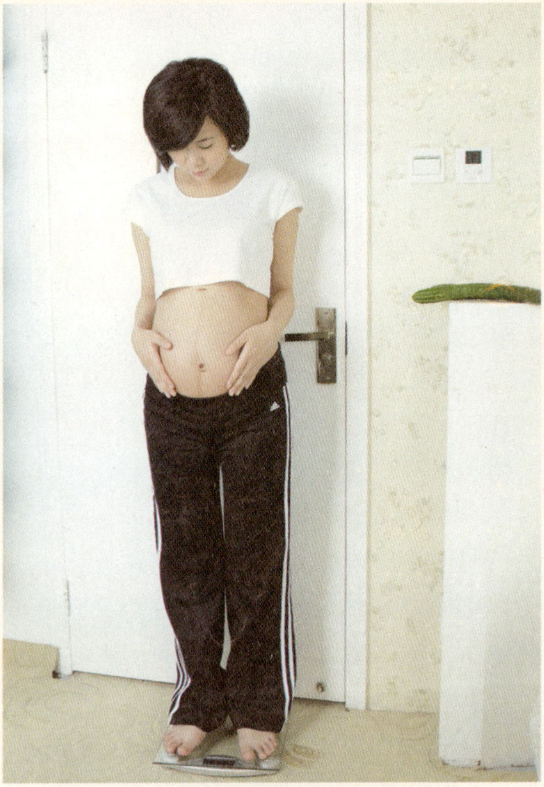

想要知道体重是否合理，孕妈咪定期测量体重。

孕妈咪妊娠期体重增加达到多少适宜

答：医学研究院按照育龄妇女孕前体质指数(BMI)，从正常、超重、肥胖、体重不足4种情况，给孕妇提出合适的增重范围。

体质指数的计算方法是：BMI = 体重(千克) / 身高(米^2)，这一数值在18.5至24.9之间为正常，超过25为超重，30以上则属肥胖。

建议说，体重正常者妊娠期可增重11.3~15.8千克，超重者可增重6.8~11.3千克，肥胖者可增重5.0~9.0千克，而体重不达标者应增重12.7~18.1千克。

即妊娠早期，增加2~3千克；妊娠中期增加4~5千克；妊娠晚期增加5~5.5千克。

如果想要知道妊娠期体重增加是否合理，建议孕妈咪定期测量体重。若体重增加缓慢，就要注意是否是胎宝宝发育缓慢，若增长过快，除了要考虑胎宝宝是否会有肥胖可能外，还要考虑孕妈咪水肿，羊水过多，怀双胞胎，自身肥胖等因素。

妊娠中期可以做哪些运动

答：妊娠5个月了，胎宝宝已经很稳定了，如果身体一切正常，可以咨询你的妇产科医生，看看医生是否建议你做些运动，哪些运动适合你以及运动时的注意事项。

一般情况下，孕妈咪适合的运动有：散步、快步走、慢跑、跳简单的韵律舞、爬爬楼梯等一些有节奏性的有氧运动，可以每日定时做一两项。如果妊娠之前孕妈咪就喜欢游泳，妊娠也可以趁着现在去过把瘾，千万不要认为妊娠中期游泳不安全哦，事实上，游泳对孕妇来说是相当好的有氧运动，它不但可以健身，还有利于顺产。游泳可以促进全身的血液循环，减轻妊娠反应，有利于宝宝神经系统的发育。但游泳时要选择卫生条件好、人少，有充足阳光照射的游泳池，下水前先做热身运动，防止抽筋，下水时戴上泳镜，以防污水进入眼睛。

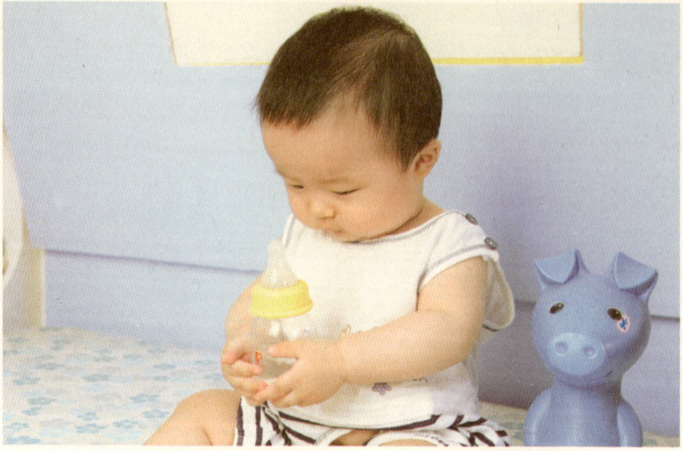

孕妈咪坚持胎教，聂添翼宝宝在4个月的时候就已经可以自己抓着奶瓶喝奶，智力发育比同龄宝宝提前了2个月。

妊娠期应该避免做的运动有：

剧烈的运动如跳跃、扭曲或快速旋转的运动都不能进行，骑车更应当避免。切记不要做爬山、登高、蹦跳之类的剧烈运动，以免发生意外。

运动时间要依据个人身体情况而定，但总的来说不宜过久，否则会影响胎宝宝摄入足够的氧。妊娠中期适量的运动以不感到疲劳为标准，否则会适得其反。

胎教真的有用吗

答：胎教是有用的。其实，胎教这一词源于我国古代，它的定义是孕妇谨言慎行，心情舒畅，给胎儿以良好教育，谓之“胎教”。经过演变，胎教在现代是指孕妈咪通过在各个方面主动地、有意识地采取一些积极的措施，对胎宝宝进行良好的影响的方法。中国优生优育协会的赵忠桢教授做过这样一个调查，他们随访了232例新生儿、203例婴儿，选择3~4个月的时候做了一个测试，拿红色的球和小铃铛在婴儿面前晃动，结果发现那些接受过胎教的孩子会盯着球看，注意力非常集中。当拿小铃铛晃动发出声音时，孩子也会表现出对声音的敏感。换句话说，受过胎教的孩子的综合素质要整体偏高。

但是，胎教的目的只是使还未出生的胎儿的感觉器官在良好、温和的刺激下更好地发育。比如说音乐胎教，在胎儿6个月的时候，胎儿的听力发育完毕，对胎儿进行音乐胎教，刺激胎儿的听力系统使其更加灵敏，这相当于我们上完理论课后，老师给我们布置的实践作业，有利于巩固所学习的理论知识。那些认为音乐胎教可以给胎宝宝无限增智的观点，其实是不切实际的，如果真的是这样的话，那么每个人只要在胎儿期努力学习就可以成为天才，实际上，这是不可取的。

怎样知道胎儿发育正常

答：在现代，想要知道胎儿的发育是否正常主要是通过产前诊断来确认，常见的比如B超、唐氏筛选、羊水穿刺等。还可以以宫底高度来推测胎儿发育是否正常，其标准是：

胎儿12周时，宫底高度在耻骨上缘。

胎儿16周时，宫底高度在脐部与耻骨上缘

之间。

胎儿20周时，宫底高度在脐下一横指 。

胎儿24周时，宫底高度在脐上一横指。

胎儿28周时，宫底高度在脐上三横指。

胎儿32周时，宫底高度在脐与剑突（胸骨下端）之间。

胎儿36周时，宫底高度上升缓慢或因胎儿头部入盆而有所下降。

若连续两个月产前检查都发现宫高无增长或低于相应孕周正常值，以及体重、腹围不增反减的情况，就要予以高度重视，一旦发现胎宝宝宫内发育迟缓就需要住院治疗。

除了做产前检查之外，孕妈咪也可以自己测胎动来判断胎儿发育是否正常：从妊娠7个月以后，每日上午、下午、夜间各计1小时胎动数，然后再将3小时的胎动数相加乘以4，就可以代表12小时的胎动数。若12小时胎动数小于20次，则表示胎儿危机，如果做不到每日3次，那么可在临睡前的时间测1小时，如胎动少于3次，应及时到医院诊治。

特殊孕妈咪要怎样护理

就像世界上没有两片完全相同的叶子一样，人类之间也存在个体差异。虽然同样是怀孕，孕妈咪也会出现肚子大小不一样，分娩日期不一样。那些身体情况特殊的孕妈咪，如患有某种疾病以及双胎或多胎的孕妈咪，在妊娠期间都应当要受到特殊的照顾，在中期妊娠，这些特殊孕妈咪要怎样进行护理呢?

甲亢孕妈咪须知

有些孕妈咪在妊娠前并没有患甲亢，如果妊娠前医生诊断出甲亢，是不会建议该女性怀孕的。

甲亢也就是甲状腺功能亢进症，它是临床上一种十分常见的内分泌疾病。是指由各种原因导致甲状腺功能增强，甲状腺激素分泌过多或因甲状腺激素（T_3、T_4）在血液中水平增高所导致的机体神经系统、循环系统、消化系统、心血管系统等多系统的一系列高代谢症候群以及高兴奋症状和眼部症状。

患有甲亢的孕妈咪会出现以下症状：弥漫性肿大、眼珠向外突出；食欲亢进，但体重却不随妊娠周数增加；持续的心动过速，休息时心率超过100次/分；四肢近端肌肉消瘦；检测孕妇血FT_3、FT_4水平升高。

害处：若甲亢控制不良，不仅增加胎儿先天异常，还可发生早产、流产、死胎，分娩下来的婴儿还易发生新生儿甲亢。

但查出甲亢后，孕妈咪也不必过于紧张。通常情况下，妊娠不会加重甲亢，一般也不必终止妊娠，只需在妊娠期及产后，对母亲和胎儿无影响的条件下，使孕妇的甲状腺功能恢复正常即可。

甲亢孕妈咪的护理方案

首先让病人适当休息，保持良好的心情，避免精神紧张，一旦精神过度紧张，反而会影响内分泌，不利于疾病的治疗。

注意补充足够的热量和营养，包括糖、蛋白质和B族维生素。尽量少吃含碘食物，如海带、紫菜、海苔、海白菜、海鱼、虾、蟹、贝类等。

选用抗甲状腺素药物。在抗甲状腺素的药物中，以丙硫氧嘧啶最为合适。因为它能与蛋白大量结合，通过胎盘时速度慢，导致婴儿先天畸形及胎儿甲状腺功能减退的危险性就相对减小。但该药物使用剂量不宜过大，开始可用50～100毫克，每8小时服用一次。治疗后，可观察孕妇血FT_4指标，若FT_4正常，药量可减半，以后维持小剂量。如果孕妇体重增加、心率下降，是治疗有效的另一个可靠体征。当孕妇的血TSH恢复正常时，抗甲状腺素药物可减量甚至停止使用。

因甲亢的治疗一般需要1年时间，抗甲状腺素药物可随乳汁分泌，产后妇女需要继续服药，所以孕妈咪不宜哺乳。

心脏病孕妈咪须知

患有心脏病的孕妈咪不论是在妊娠早期、妊娠中期还是妊娠晚期，都是需要谨慎的，特别是孕妈咪本人就更要注意了。通常我们以孕妈咪在日常体力活动时心脏的耐受力作标准，将心脏功能分为四级：

1级：一般体力活动不受限制。

2级：一般体力活动略受限制，休息时一切正常，但在日常体力活动或操作时感到疲劳、心跳、气急。

3级：一般体力活动显著受限制，休息时虽无不适，但在活动量小于一般日常体力活动时，即感到疲劳、心跳，气急或有轻度心力衰竭现象。

4级：做任何轻微活动时都会感到不适，休息时仍有心跳、气急或有轻度心力衰竭现象。

一般3级4级的病人，医生不会建议妊娠，患有心脏病的孕妈咪在日常生活中需要注意的有以下几点：

饮食。妊娠第 4 个月开始限制食盐摄入量，每天不超过 4 克，要注意营养均衡，宜多补充高蛋白、丰富维生素、低脂肪、低碳水化合物的食物。

体重。要注意控制体重增长，防止因过胖而增加心脏负担。

睡眠。要注意合理安排好作息时间，有规律地作息，每日的睡眠时间不宜少于10小时，避免过度疲劳。

情绪。要保持心情舒畅，不要怄气，注意调节自己的情绪，使情绪稳定，避免情绪激动，喜怒无常是心脏病的大敌。

产检。要定期产检，不能因为觉得麻烦就不去医院进行产前检查，每次检查都要观察心脏变化情况，做到有什么异常情况早预防。

预防疾病。预防贫血，防止感染，特别要避免受凉、感冒，一旦感冒，要及时治疗。

一般来说，患有心脏病的孕妈咪在妊娠32~40周、产前和产后1~3日内，最容易发生心力衰竭，孕妈咪本人及家属应当特别谨慎。

准爸爸课堂

了解爱子和爱妻的变化

准爸爸们，胎宝宝已经5个月了，他或她已经长成了人样子，小小的，软软的。将耳朵靠在妻子的肚皮上，你已经可以听到胎动了，那是小家伙在妻子的肚子里伸懒腰，做运动呢。你知道吗，进入妊娠中期，胎宝宝的成长速度越来越快了，每月甚至每周都会有很大的变化，陪妻子去做产检的时候可以通过看胎宝宝的彩超照片来了解胎宝宝的一切，准爸爸甚至可以将胎宝宝的彩超照片保存下来进行对比，看着照片就像看到了胎宝宝在飞快地成长着，提前享受做父亲的感觉吧。

妊娠 5 个月了，妻子的腹部增大了很多，身体的其他部位也发生了很大的变化，但准爸爸不要嫌弃，这也许就是妻子一辈子才有的一次特殊的美丽哦。

皮肤变黑

在妊娠期间由于孕激素的作用，大多数孕妈咪都会出现乳晕变大，颜色加深，会阴部以及大腿内侧变黑，还有的孕妈咪会出现面部蝴蝶斑，妊娠斑等，作为丈夫，你应该要了解这种变化，并且适应它，一般来说，准爸爸要注意爱妻的饮食，要坚持饮食清淡的原则，不要使妻子养成偏食的习惯，一方面会引起营养失衡，不利于胎宝宝的健康，另一方面还会加重面部蝴蝶斑，且不利于产后妊娠斑的缓解。如果护理得当，妊娠斑会变得很淡，再化上淡妆后根本看不出来。除了为妻子做好饮食方面的护理外，准爸爸还要发自内心地称赞你的爱人，告诉她，你觉得她现在的样子别有一番“韵味”。

体毛变浓

准爸爸一定会对爱妻怀孕后浓浓的体毛大吃一惊，在吃惊的同时不要流露出很惊奇的样子，因为这是正常变化。由于妊娠后，孕激素的作用使得体毛增多。当然，这也只是暂时的。

饭量变大

怀孕之后，妻子的饭量会变大，也许会超出你的想象，但这是正常的，因为妻子不但要保证自己的热量供给，还要为胎宝宝提供营养和热量，所谓“一人吃，两人补”，还有可能是“一人吃，多人补”哦，相信准爸爸们也希望妻子为你生个漂亮、健康的宝宝吧，随着饭量的增加，妻子的体重也会增加，不要嘲笑妻子臃肿的体型和大饭量，妻子对自己的容颜、身材、平常的一举一动都很敏感，这时候，准爸爸要告诉妻子，她就如杨贵妃一般体态丰腴，美丽。

衣服上的乳渍

妊娠5个月后，乳房开始分泌乳汁，为胎宝宝出生后的哺乳做好充分的准备。因此，乳房会出现“漏奶”的现象，这时候，准爸爸不要觉得脏，相反，妻子的身上会散发出阵阵“奶香”。

别跟胎宝宝“争宠”

自从胎宝宝出现首次胎动以后，准爸爸会发现，当妻子实实在在地感觉到腹中孩子的生命真真正正地存在时，她会感觉到生命的神奇和伟大。她满脑子都是这个象征着你们未来的小生命，在妻子的眼里，其他事情都变得无关紧要，甚至包括她自己。现在她做任何事情都会以腹中的胎宝宝为出发点，对周围的事情会变得反应迟钝，或者一副“什么事情都跟我无关，只要不影响到我的胎宝宝”的样子，有时候，也许她会对你的热情或者关爱爱理不理，还用带“敌意”的眼神看着你，这时候，她对准爸爸的“宠爱”已经不复当日，准爸爸会觉得是胎宝宝“抢”了自己的老婆，于是对腹中的胎宝宝“醋意浓浓”。

出现这种情况时，准爸爸一定要对妻子更加关心和爱护，作为妻子的丈夫，胎宝宝的爸爸，准爸爸

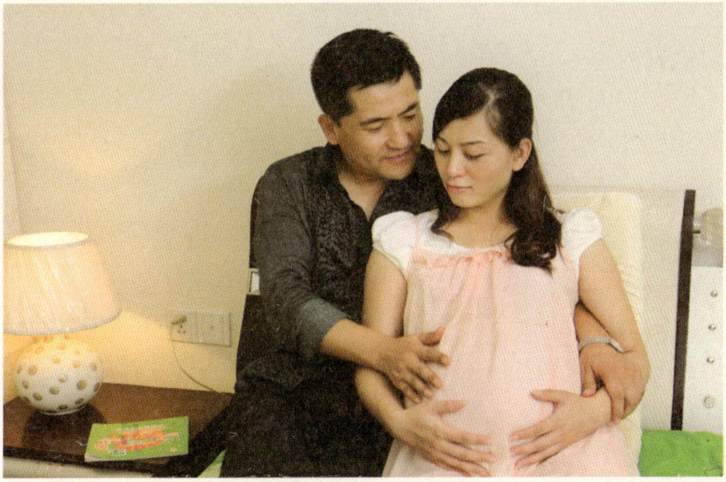

准爸爸对胎宝宝宠爱有加。

要对妻子呵护有加，注意千万不要用你的眼神瞪着胎宝宝哦。这是妻子进行角色转变的必经之路，是她走向成熟的转折点。在这以后，她不会再是那个只会跟你撒娇的小妻子，任性的小女孩，她会设身处地地为你的工作，你的困难着想，会对你更加包容，更加温柔，浑身洋溢着母性的光辉。

胎教进行时

养成生活好习惯

俗话说“三岁看老”。说的是一个小孩子长大了以后什么样，在他三岁的时候基本就可以看出来了。其实三岁的孩子的生活习惯早在胎儿时期就因为母亲习惯的影响而继承了下来，例如母亲的饮食习惯，生活习惯，作息习惯，甚至母亲的脾性也继承了下来。这不是个人的凭空想象，而是有科学依据的。

科学家曾经做了一个这样的试验。他们对96名怀孕的女性进行了跟踪调查。记录下她们的饮食习惯，比如说她们都爱吃些什么蔬菜、水果、零食，分为口味轻重两类，人数分别是37和59。记录下她们的作息时间，分为两类，早起型和晚睡型。人数分别是56和40。并对她们产后的胎宝宝进行了跟踪调查，结果发现，96名胎宝宝中，有25名孩子属于口味轻的，41名属于口味重的。有53名胎宝宝属于早睡型，有37名胎宝宝属于晚睡型。也就是说，口味轻的女性所生的孩子大多爱食清淡的食物，而口味重的孩子大多认同他们母亲的口味。早睡型的女性所生的孩子天生就有同妈妈一样的早起习惯，而晚睡型女性所生的宝宝也同母亲一样喜欢晚睡。

由此，我们可以得出一个结论，胎宝宝出生的一段时间，可能在某些方面有着共同的爱好，母亲的习惯将直接影响胎儿。如果有些孕妈咪本身就养成了良好的习惯，那么你的宝宝也会跟你一样，以后会是个听话、好料理的孩子。如果有些孕妈咪的生活不规律，那么从今天起，养成良好的生活习惯吧。

勤刷牙

妊娠期间，孕妈咪喜欢吃酸性食物，而这些酸性食物最容易使牙齿受到腐蚀了，另外，如果孕妈咪妊娠期间有睡前吃零食的习惯就更加要勤刷牙了，因为进入睡眠状态后，人体的清洁细胞也要休息，因此，牙缝里的食物残渣容易发酵，滋生细菌，引起牙龈炎，口腔溃疡等，不利于孕妈咪的自身健康。而刷牙之后清新的口气也会让孕妈咪精神抖擞，睡眠中不会感觉有异味，准爸爸也更爱和孕妈咪亲近了。

勤洗澡、洗头

妊娠期间，新陈代谢加快，孕妈咪头皮和汗腺分泌旺盛，如果不经常洗澡、洗头，皮肤的污垢会影响毛孔的排泄功能，易招致感染而发生痒、肿或其他皮肤病。全身清洁既可以促进血液循环和皮肤的排泄作用，又可消除疲劳。孕妈咪干干净净，连自己也会喜欢上怀孕的感觉。

按时作息

妊娠期间要保证充足的睡眠，这样既有利于孕妈咪的精神健康，还有利于胎宝宝的发育，如果睡眠质量不好，胎宝宝的发育也会受到影响。另外，孕妈妈早睡早起，留出时间锻炼身体，胎宝宝出生后就会有早睡早起的好习惯，相近的作息时间与习惯，有利于孕妈咪更好地照料宝宝。

良好的饮食习惯

良好的饮食习惯包括不贪食、挑食、偏食、厌食、暴饮暴食等。好的饮食习惯遗传给宝宝后，宝宝的营养更加均衡，发育更加好。

第6个月

胎儿状况

在怀孕第21周，胎宝宝的体重不断增加，大约有350克，身上覆盖了一层灰白色的滑滑的胎脂，胎脂是由皮脂腺的分泌物与脱落的表皮形成的，它的作用是保护胎宝宝不受羊水的浸泡，在宝宝出生后数小时内渐渐被吸收，有不少宝宝出生时身体上还残留着灰白色的胎脂呢。

怀孕第22周，胎宝宝长约28厘米，重约450克，处于这个时期的胎宝宝主要是在体重方面增长迅速。通过彩超，可以看到一个皮肤红红的，皱皱的“小老头”，不过这个“小老头”的牙齿开始发育了哦。

怀孕第23周，胎宝宝约28厘米，体重约500克，他或她的五官已经清晰可见，视网膜开始发育，具备了微弱的光感，恒牙的牙胚开始发育，但还是一个皮肤皱皱的“小老头”。

怀孕第24周，这是妊娠6个月的最后一周了，小家伙约30厘米，体重已经有500多克了，宝宝在此时身体的比例开始匀称，在孕妈咪的子宫中占据了相当大的空间了。胎宝宝的视力已经发育完好，有了光感。眼球可以快速运动了，眼睑也可以开合，小家伙在孕妈咪的子宫里随时都可以听到外面的动静。

孕妈咪体征

妊娠6个月了，走在路上，仅从外观就可以大概估计孕妈咪有几个月的身孕了。因为孕妈咪的形体发生了巨大的变化，原来苗条的小蛮腰已经没有曲线可言了，腹部前凸明显，体重明显增加，是一个十足的“孕美人”。

在这个时期，孕妈咪的大肚子使脊椎骨向后仰，身体重心向前移，腰部也因长期紧张而疼痛，由于身体对这种变化暂时还不习惯，所以很容易出现倾倒。孕妈咪会特别容易疲劳，呼吸也变得急促起来，在坐下或站起时都感到有些吃力了。有可能会出现失眠，腿部痉挛。在腿肚以及大腿内侧，容易出现静脉瘤。

随着子宫增大，腹部的疼痛日益明显，乳房越发变大，乳腺功能发达，挤压乳房时会流出一些黏黏的淡黄色稀薄乳汁，因此内衣容易沾上奶渍。

在整个妊娠期，这段时间是最为舒服，放心的时期，无论是出游，还是过性生活都比较安全。总之，发生流产的概率很低。

孕妈咪的吃

本月的必需营养素

蛋白质、铁、脂肪、碳水化合物、水、钙质、维生素D、维生素E、维生素C、磷、锌。

本月的主打营养素是 碘、锌、钙、维生素D、维生素A、铁。

因为胎宝宝的成长发育并不是分阶段进行的，而是连续进行的，因此各个时期的营养素大致相同。同时，由于胎宝宝的各个系统的发育又是逐步完善的，因此，各个阶段对所需要的营养素的量也不一样。在本月，由于胎宝宝的牙齿钙化，恒牙牙胚发育，所以对钙的需求量依然很大，孕妈咪要多吃一些含有丰富钙质的食物，如黄豆，豆腐、牛奶、酸奶等。随着胎宝宝越来越大，孕妈咪的血容量增大，对铁的需求也增加，要注意增加对铁的摄入，多吃含有铁的食物，如紫菜、黄豆、菠菜、芹菜，以及肝脏和奶制品等。同时在整个妊娠期中可适当地补充叶酸。

牙齿发育除了钙质之外，还需要一定量的蛋白质。蛋白质是牙齿有机基质的原材料，也是牙齿钙化的最主要媒介，如果缺乏蛋白质会造成牙齿钙化不全甚至不能形成牙齿。因此，孕妈咪还应当摄入含有蛋白质的食物：如鸡肉、鱼、猪肉、鸡蛋、豆制品等。

维生素A 对牙齿的作用

维生素A能维持全身上皮细胞的完整性，少了它就会使得上皮细胞过度角质化，导致小宝宝出牙延迟，当维生素A缺乏影响牙釉质细胞发育时，就会使牙齿的颜色变成白垩色。

孕妈咪应适当摄入富含维生素A的食物，如肝脏、蛋类、奶制品、南瓜、红薯等。

维生素C对牙齿的作用

维生素C是牙釉质细胞功能和分化上的不可缺少的物质，它可以促进牙齿和骨骼的生长，防止牙床出血。

食物来源：青椒、芒果、甘蓝、西红柿、柑橘、马铃薯等。

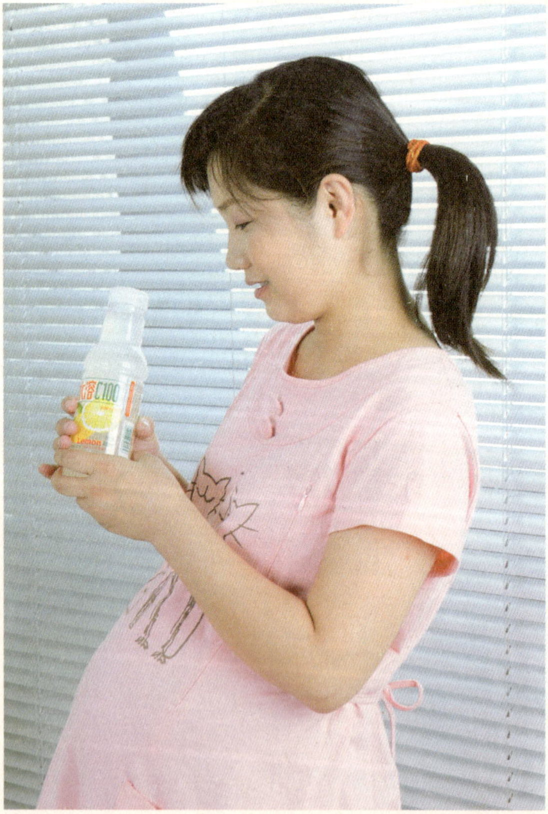

除了从水果中补充维生素C，孕妈咪还喜欢喝维生素C饮料。

维生素D对牙齿的作用

维生素D对于健康骨骼和牙齿的成长至关重要。缺乏维生素D，人体将不能形成或维持坚固的骨骼。

食物来源：鱼肝油、鲱鱼、鲭鱼、沙丁鱼、鲑鱼、人造黄油、金枪鱼等。

本月新星——元素铜

微量元素铜在胎儿发育过程中的许多环节上起重要作用。胎儿发育可概括为分化、形态形成和生长3个相互联系的阶段。铜元素贯彻细胞阶段，物质代谢、内分泌、免疫功能等各个阶段，一旦铜元素缺乏，会影响酶的活性，胎宝宝的发育势必受到不良影响。

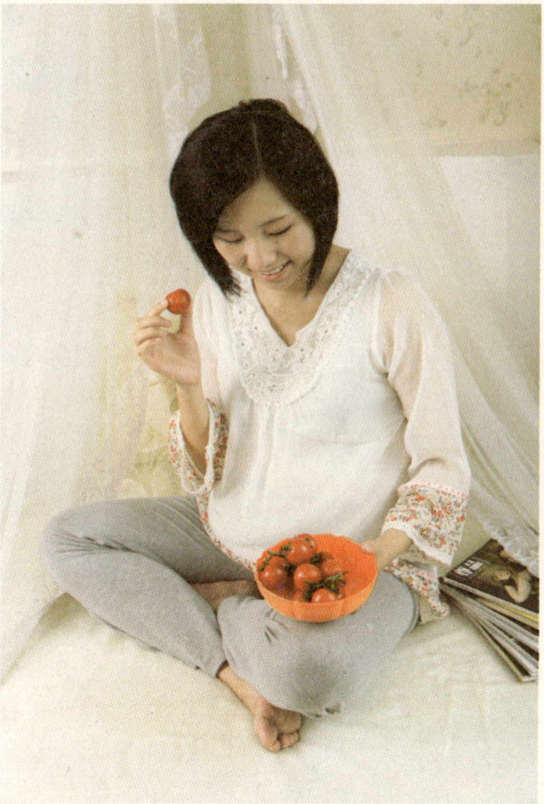

孕妈咪充分摄入各种营养，保证自身和胎宝宝营养素均衡。

进入妊娠期，孕妈咪的新陈代谢旺盛，当妊娠糖代谢增加时铜蓝蛋白和血浆铜也随之增加，因而当铜缺乏时体内糖代谢也会受到影响。

铜元素还可以通过胺氧化酶影响结缔组织、骨骼胶原蛋白、血管弹性蛋白合成，通过铜蓝蛋白使铁在转移中的利用受影响，当孕妈咪铜缺乏时可引起贫血。铜缺乏时，还会引起免疫细胞的减少，阻碍人体免疫功能。铜缺乏还会导致神经递质儿茶酚胺的生物合成第三步受阻，可造成胎儿神经系统发育障碍，出现低体重儿。

食物含铜量表（单位：毫克/100克食物）

食物	铜	食物	铜
精白米	0.19	牛奶	0.02
糙米	0.28	瘦猪肉	0.11
富强粉	0.26	猪肝	0.65
标准粉	0.42	瘦牛肉	0.16
黄豆	1.35	瘦羊肉	0.12
南豆腐	0.14	鸡	0.07
北豆腐	0.22	鸭	0.21
豆腐干	0.15	鸡蛋	0.06
土豆	0.12	鸭蛋	0.11
大白菜	0.04	草鱼	0.05
菜花	0.05	带鱼	0.08
西红柿	0.06	鲤鱼	0.06
苹果	0.06	河虾	0.64
西瓜子	1.82	花生仁	0.89
橘子	0.10		

据国际专家研究发现，孕妈咪摄入的铜对胎宝宝大脑的发育扮演着尤为重要的角色。因此专家建议，孕妇妊娠期间食用含有铜元素的食物不仅有利于提高胎宝宝的免疫力，还有利于胎宝宝的大脑发育，宝宝出生后更加聪明。但孕妈咪不需要额外服用铜剂补充铜元素，因为铜元素过量可导致铜

中毒。合理膳食、均衡营养是吸收足够铜的最佳方法。含铜的主要食品有牛肝、蘑菇、巧克力、瓜子、大麦、马铃薯、豌豆、红色肉类、蘑菇以及番木瓜、苹果等。

本月慎食食物

冬虫夏草

在现代的家庭中，养育一个宝宝的基本模式为“6+1”模式，即外公外婆+爷爷奶奶+爸爸妈妈+宝宝，在这样的模式下，宝宝越来越珍贵。于是，妊娠期间，全家就围着孕妈咪转，各种各样的补品让人应接不暇，燕窝、鱼翅、虫草等尽珍贵之极，但孕妈咪妊娠期间是否适合食用这些呢？就拿虫草举个例子。

冬虫夏草又称“虫草”、“冬虫草”，顾名思义，就是像虫子的草。其形体如老蚕，表面黄棕色，背部有许多皱纹，腹部有足8对，其断面呈白色或略黄，周边深黄色，体长6厘米，直径约3毫米，很像一棵草。

《本草从新》记载：“冬虫夏草有滋肺阴、补肾阳、止咳化痰奇效。”中医学认为，其味甘，性平，归肺、肾经。具有益肾壮阳、补肺平喘、止血化痰的功效，亦有补虚扶弱之效。主要用于肾虚腰痛， 阳痿遗精，肺虚及肺肾两虚之久咳虚喘，劳嗽痰血。

现代医学研究表明，冬虫夏草含有大量的多糖类、20种氨基酸、腺苷、17种无机元素、维生素及其他活性物质，这些活性成分对人体各系统产生广泛的药理作用。对中枢神经系统能起镇静、抗惊厥、降温作用；对心血管系统有降压、降低心肌耗氧量，改善心肌缺血，抗心律失常作用；对呼吸系统能扩张支气管、祛痰平喘，对慢性肾炎、肾衰竭都有显著疗效。

因冬虫夏草具有补肾阳的功效，而妊娠期间，孕妈咪处于“阳气盛，阴不足”的状态，一旦服用冬虫夏草，容易导致阴血衰竭，引起孕妈咪上火，宝宝胎毒，因此，专家建议孕妇可以选用其他的食物补充营养，比如燕窝。

海马

海马，又称龙落子，属鱼纲，海龙科。有健身、催产、消痛、强心、散结、消肿、舒筋活络、止咳平喘的功效，是珍贵药材。其性甘，味温，主要功用是补肾壮阳，消癥瘕。临床上主治肾虚阳痿，难产、癥瘕、疔疮肿毒等症。海马除了用于制造各种合成药品外，还可以直接服用健体治病。服用方法主要有如下几种：①. 将海马烘干研成粉末，用纯正的米酒浸泡1个月，每晚临睡前饮一小杯；②. 配以当归、北芪、党参、淮山、红枣、杞子等中药和鸡肉炖汤，当做家常滋补品食用；③. 每次用一个猪肾，从中间将其剖开，夹住1~2只海马，盛在一个瓷盅中隔水清炖，晚上临睡前食用。

其禁忌是：阴虚有热者不宜。因妊娠期间，孕妇血容量增大，导致血虚，从而处于阴虚状态，进而导致内热，表现为五心烦热，喜食冷食，口干舌燥。一旦食用海马，便会加重阴虚，出现孕妇头晕、上火、口臭、消瘦等症。因此，孕妇最好慎食海马。

本月推荐零嘴儿

含“麦”食物

随着妊娠月份的逐渐后推，孕妈咪的肚子越来越大，食量也越来越大，也许刚刚吃完饭还不到3个小时，肚子里就开始唱“空城计”了。孕妈咪只好到处找吃的，这时候，不妨在家里备些零食吧，比如含“麦”的食物就很不错，它既能很好的充饥，又不会含有很高的脂肪和热量，还含有丰富的膳食纤维，是理想的充饥零食，可以说它既能满足口腹之欲，又可以为自己和小宝宝的营养加分。

全麦饼干、全麦面包、麦片粥、燕麦片等含“麦”的食物，原料没有经过细加工，其中含有的维生素、无机盐等有益物质保留得比一般小麦制品要多，对身体更加有益。在全麦食品中含有丰富的膳食纤维，有利于增加胃肠道的蠕动，促进消化，改善便秘。全麦食品中含有的B族维生素，对疲倦、腰酸背痛有一定的预防和食疗效果。

冰激凌

看到这里，孕妈咪几乎要尖叫了，怎么可以吃冰激凌！是的，孕妈咪是可以适量食用冰激凌的。对于冰激凌，不要把它打进黑名单。你完全没有必要因为妊娠而剥夺了自己吃冰激凌的乐趣。一些甜食，包括冰激凌、酸奶或者是牛奶做成的布丁，都可以成为你饭后的小插曲，它可以提供你每日所需钙质的1/3。但是，孕妈咪在享受自己的最爱时千万要记住：不能过分贪食冷饮。

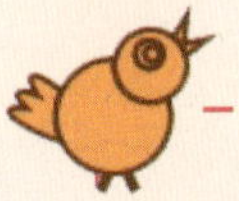

小贴士：

孕妈咪不可以一次吃太多冰冷食品。偶尔吃一点冷饮可以，但千万不可以吃得太多。因为冰冷的食物进入体内会使血管收缩，减少胎盘给宝宝的血液供应，从而使氧的供应也相应减少，如果长期无节制地食用冷饮会造成胎宝宝慢性缺氧。

瓜子

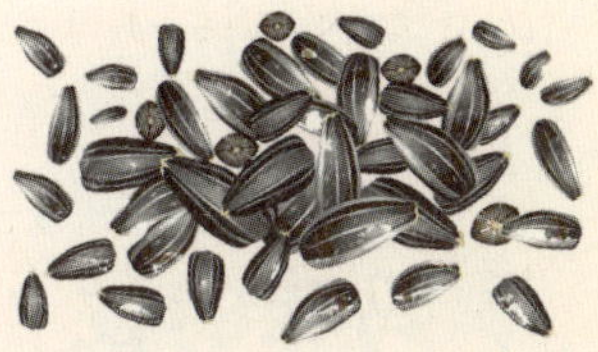

瓜子本身营养丰富，含有脂肪、蛋白质、锌等微量元素及多种维生素。瓜子能促进消化，这是因为瓜子的香味刺激了舌头上的“味蕾”，使它呈兴奋状态，促使含有各种消化酶的唾液、胃液等的分泌相应地旺盛起来，因此能消食化滞。孕妈咪饭前吃瓜子有利于开胃，饭后吃瓜子有利于消化。且瓜子中所含有的营养有利于胎宝宝的大脑发育。但市场上的瓜子品种繁多，想吃到好瓜子得花一番心思，那么，怎样选购优质的瓜子呢？

选购瓜子，首先要看色泽和形状。就拿西瓜子来说，优质的西瓜子壳中间颜色是黄色的，四周是黑色的，两个颜色界限非常分明，劣质的瓜子往往表面颜色模糊不清。当谈到瓜子的色泽时，人们不禁要问，那些乌黑油亮的瓜子就一定会是好的瓜子喽！不一定。很多商家为了让瓜子更加好看，吸引顾客，在瓜子里面加入滑石粉或者石蜡，这样的瓜子表面有白色的结晶(物)，放在手中会有比较滑的感觉。而上等的瓜子有自然的光泽，孕妈咪如果选购瓜子千万不要觉得它好看就一定是好的瓜子哟。

其次，要看瓜子的形状。上等的瓜子板正平直、片粒大而匀称，子仁肥厚。有些瓜子看上去很大，可是当你剥开壳看时，瓜子仁小得可怜，有的甚至只有一层皮，这是因为瓜子还没有成熟的时候就摘取了，嫩子当然不会很大。有的瓜子甚至根本没有长出仁就摘取下来混入好的瓜子中，在加工过程中也没有将次的瓜子挑选出来。

第三，摸干湿。买瓜子的时候要用手摸一摸，一般说来，上等瓜子板片中央呈白心的开眼明显，干燥无杂质，下落时有清脆的响声，而那些声音较沉的瓜子里面含有大量的水分，如果存放时间久的话还会发生霉变，这样的瓜子不宜购买。

第四，闻气味。上等的瓜子炒熟后味香、有回味，在购买瓜子时最好品尝几颗，上等的瓜子仁入口回味，满口清香，没有哈喇味。

孕妈咪的住

居家记录胎动的小窍门

胎动是胎儿在妈妈子宫内成长的现象，也是宝宝健康的重要指标。孕妈咪正常妊娠6～7个月后，除了定时到医院做产检外，可以在逛街时、搭乘公交车时，随时感受胎动，评估胎宝宝的健康状况，不一定非要去医院或使用仪器，这种方式被称为胎儿运动记录。居家时，孕妈咪如何记录胎宝宝的“运动”呢？来看看有何小窍门。

要在规定的时间内数胎动。数胎动是有规定的时间的。早晨、中午和晚上各计数1次，每次计数1小时。不要想什么时候计数就什么时候计数，也不是想计数多长时间就多长时间，上次忘了这次补上的做法都是不正确的。

在正常的情况下，胎动每日30~40次。不过，在24小时内，胎动的次数并非是固定不变的。一般来讲，每日上午，在8~12点时胎动较均匀，以后逐渐减少；下午2~3点时，胎动最少；到了晚上8～11点时，胎动次数最多。

数胎动时不要开小差。开始计数前做好准备工作，例如可以在身旁放一张白纸、一支笔，或者糖、豆子等都可以，胎动一次就在纸上画一横，或者放一颗糖在一边，在计数时要全神贯注于胎动，1小时后数数共画了几条杠，或者几颗糖就是1小时胎动的次数，要将每日3次测到的胎动次数记录下来，再乘以4，这就是12小时的胎动总数。

孕妈咪出行

拍纪念照的最佳时间

妊娠6个月了，十月怀胎的时间已经过完大半了，孕妈咪的肚子隆起已经很明显了，虽然动作偶尔会有点笨拙，但此时的孕妈咪是最美的。很多孕妈咪都想在人生的特殊时期拍个照片作留念，选择什么时期好呢？因个体差异。有些孕妈咪觉得肚子还不是很大，还想再等等，到怀孕28~30周，肚子再大一些的时候再拍，其

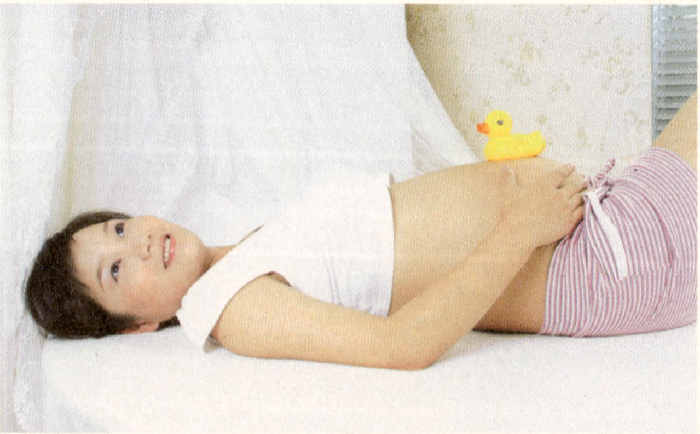

孕妈咪趁着肚形漂亮的时候拍照留念。

实在怀孕30周的时候，也就是第8个月时，这时候肚子虽然比较大，但孕妈咪的负担也就相应增加了。在拍大肚照的时候要换服装、摆姿势、化妆等，这些事情对怀孕8个月的孕妈咪来说是很费力气的，有些孕妈咪因为体力不支而半途而废，这是多么遗憾的事呢。况且怀孕8个月的时候，孕妈咪的妊娠纹已经比较明显了，胎宝宝随着体重的增加渐渐往子宫的底部沉，从表面看，孕妈咪的肚子下垂，影响肚型，因此，建议孕妈咪在6个月的时候拍孕妇照。

在怀孕第6个月的时候，孕妈咪的肚子较大，腹部比较挺，这个角度的照片比较漂亮。最重要的是，孕妈咪的体力充沛，精神面貌也很好，发生意外的可能性较小。因此，怀孕6个月的时候很适合拍留念照。

拍大肚照的注意事项

1. 要选择专门给孕妇拍摄的影楼，专业性较强，可供选择孕妇装的款式也很多，在你穿衣之前他们还会帮助消毒。最重要的是，拍摄间的镁光灯不会有辐射，能尽量降低对胎宝宝的不利影响。

2. 在拍照前提前预约，选择人少的日子去拍照，这样不会等得太久，节省体力和时间。

3. 去拍大肚照之前，最好自备一些饼干或者水果之类的零食，以备饥饿时可以随时食用，也可以及时补充体力。

4. 在拍摄时，最好不要化妆或者化淡妆，特别是唇部的处理，孕妈咪最好不要用口红或者唇彩，以免吃进肚子里，如果是特别需要，在拍完之后要赶紧擦干净嘴唇。

5. 跟摄影师沟通好，告诉他你想要拍摄什么样的风格的照片，他好提前给你搭配衣服；选择背景，节约时间。

6. 因为女人怀孕一般都会比孕前胖，尤其是胳膊和大腿，为了避免看到样片后大失所望，孕妈咪要根据自己的情况选择适合自己的衣服和妆容，另外可以要求影楼对自己不满的地方给以修整。

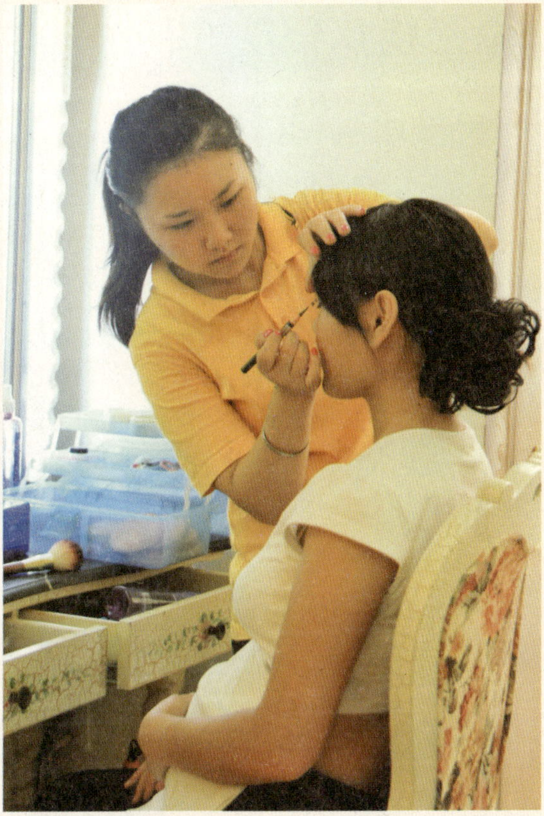

孕妈咪跟摄影师沟通好后，化妆师给她做她想要的造型。

7. 既然是拍大肚照，至少要有一组露出肚子的照片，孕妈咪可以大方地秀出你的肚子，顺便给肚子涂点橄榄油，这样肚子会好看一点，照片的效果也会更好。同时要注意腰腹部的保暖，在拍完肚子的特写之后赶紧加衣服。

8. 拍摄的时间要注意把握好，不宜过长。因为大肚照跟个人写真是不一样的，最主要的是突出孕妈咪快为人母的感觉，可以跟准爸爸一起，拍一组温馨、甜蜜的“全家福”。

本月疾病预防

预防水肿有妙招

妊娠期水肿是指进入中期妊娠的后段，随着胎宝宝生长发育，孕妈咪的子宫越来越大，压迫到下腔静脉，因而造成血液循环回流不顺，血管内的液体成分渗出血管，积聚在组织间隙中造成的。对于妊娠期水肿，有的不需要治疗即可消退，有的比较严重，同时会并发腹胀、心慌气短、异常疲倦，如若卧床休息后依然得不到缓解，就要引起重视。以下提供几款防水肿食谱供参考。

【冬瓜羊肉汤】

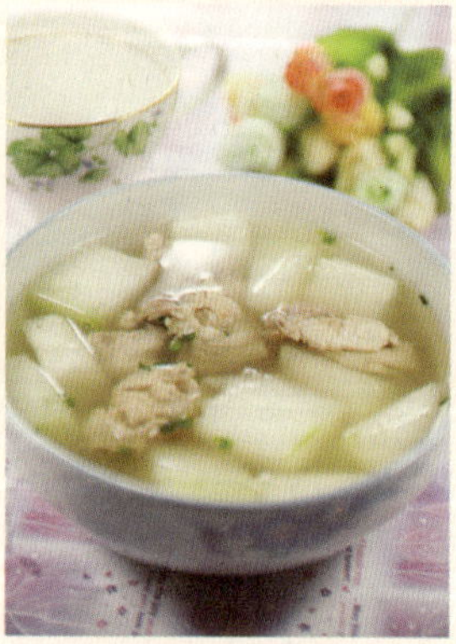

素材

冬瓜100克，瘦羊肉80克，枸杞3克，生姜10克，葱10克，花生油10克，盐8克，料酒3克，适量清汤，胡椒粉少许。

具体操作

1. 将冬瓜去皮、子后切成厚片，羊肉切片（加入料酒、胡椒粉腌好），生姜去皮切片，葱切成花。

2. 烧锅下油，放入姜片，炝香锅，注入适量清汤，加入冬瓜，用中火煮冬瓜至六成熟。

3. 下入羊肉片、枸杞、调入盐，煮透，撒入葱花即可。

小贴士：

此菜可健脾益气，利水安胎。

【火腿煮白菜】

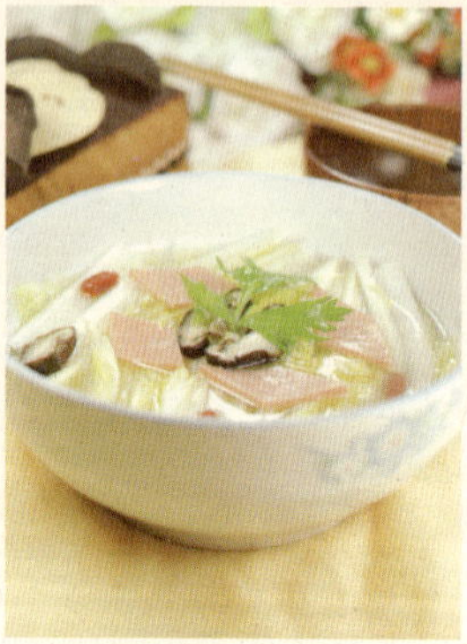

素材

火腿20克，大白菜100克，冬菇10克，生姜5克，色拉油6克，盐5克，味精2克，白糖1克，清汤适量。

具体操作

1. 将火腿切菱形片，大白菜洗净切长条，冬菇洗净，生姜去皮切片。

2. 锅内加水，待水开时，投入大白菜，用中火煮3分钟，捞起冲洗。

3. 另烧锅下油，放入姜片，注入清汤烧开，放入大白菜、火腿片，冬菇，调入盐、味精、白糖，用中火煮透，即可食用。

小贴士：

此菜取材方便，用料普通，且符合孕妇每日要进食充足量的蔬菜的标准。蔬菜、水果具有增强人体免疫力，解毒利尿，促进新陈代谢的作用。

【黄瓜银耳汤】

素材

嫩黄瓜100克，水发银耳100克，红枣15克，花生油5克，盐8克，白糖1克，清汤适量。

具体操作

1. 将黄瓜去籽切成片，水发银耳摘成小朵洗净，红枣用温水泡透。

2. 锅内烧油，注入适量清汤，用中火烧开，下入银耳、红枣，煮约5分钟后再加入黄瓜，调入盐、白糖煮透即可。

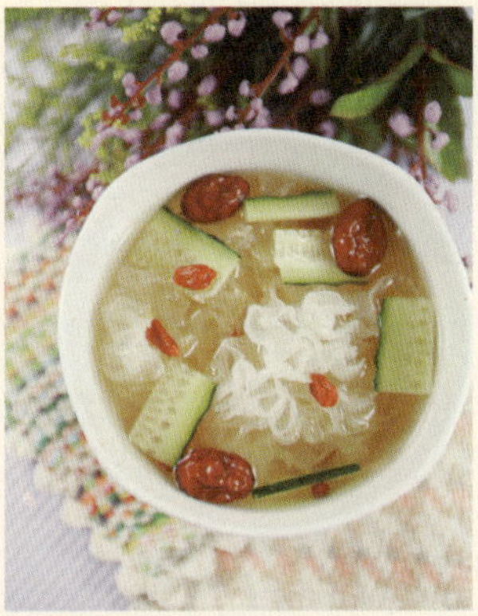

小贴士：

此菜色泽鲜艳，味美可口，具有滋补健身，润肺养胃，安胎利尿的作用。但黄瓜中含有的维生素较少，孕妈咪若常食用黄瓜，应与其他蔬菜同食。

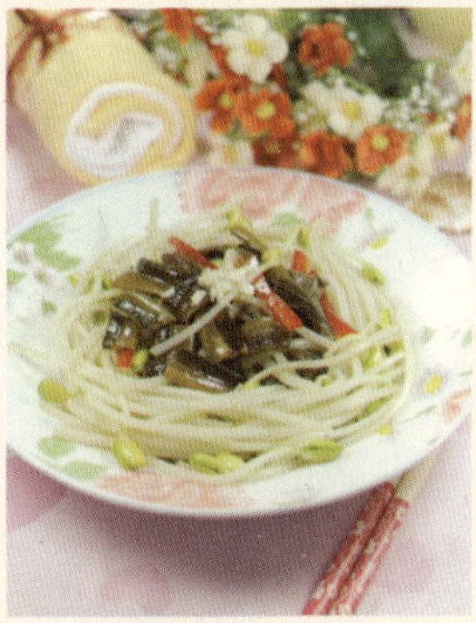

【绿豆芽炒鳝丝】

素材

绿豆芽100克，鳝鱼肉100克，青尖椒、红尖椒各1支，姜10克，花生油15克，盐5克，胡椒粉少许，料酒2克，湿生粉适量。

具体操作

1. 将绿豆芽去根洗净，鳝鱼肉切成丝（加入料酒、胡椒粉腌好），青辣椒、红辣椒切成丝，生姜去皮切成粒。

2. 锅内烧油，下入姜粒炝香锅，下入鳝鱼丝，炒至五成熟时放一边。

3. 下入绿豆芽，青辣椒丝、红辣椒丝，调入盐，合鳝鱼丝一起炒至入味，用湿生粉勾芡，炒匀入碟即可。

小贴士：

此菜清热解毒，利水消肿，脾胃虚寒者不宜长期食用绿豆芽。

打败阴道炎

阴道炎是阴道黏膜及黏膜下结缔组织的炎症，是妇科门诊的常见疾病。孕妇常见的阴道炎有滴虫性阴道炎、真菌性阴道炎。由于怀孕使孕妈咪的阴道分泌物增多，阴道内长期处于湿润环境，细菌容易滋生繁殖，因此，孕妇非常容易感染阴道炎。

滴虫性阴道炎

滴虫性阴道炎是由阴道毛滴虫引起的妇科常见病。阴道毛滴虫是一种鞭毛虫，不仅寄生于阴道，还常侵入尿道或尿道旁腺，甚至膀胱、肾盂以及男性的包皮褶、尿道或前列腺中。在妊娠期和月经来临前后，阴道pH值升高（pH接近中性），可使阴道毛滴虫的感染率和发病率升高。临床上主要表现为：白带增多、质稀有泡沫、酸臭味，阴道瘙痒、灼热、疼痛。由于孕妇的免疫力降低，在妊娠后期，炎症会越来越严重。

滴虫性阴道炎的治疗

治疗滴虫性阴道炎的特效药是甲硝唑，但妊娠早期服用有可能引起胎儿畸形。专家建议中药熏洗法治疗，处方为：蛇床子30克，百部30克，苦参50克，白矾15克，生大蒜2~3个去皮打破。将上述药放入纱布袋中，以水煎汤后取出药袋，将药汤倒入浴盆中，先熏患处，待温后洗浴5~10分钟，每日两次，7日为1疗程。治疗期间，禁止性生活。

妊娠期间用药是非常危险的，虽然我们介绍了上述处方，但还是建议妊娠期间患上滴虫性阴道炎的病人及时到医院进行详细检查，在医生的指导下用药，切忌盲目用药，以免影响母婴健康。

真菌性阴道炎

由真菌感染引起，医学上把真菌感染称为假丝酵母菌（念珠菌）感染，因此真菌性阴道炎也称假丝酵母菌性阴道炎。假丝酵母菌可生活在正常人体的皮肤、黏膜、消化道或其他脏器中，经常在阴道中存在而无症状。临床上主要表现为：白带多，呈凝乳状或为片块状，外阴及阴道灼热瘙痒，排尿困难，阴道黏膜高度红肿，可见白色鹅口疮样斑块附着。妊娠期真菌性阴道炎的瘙痒症状尤为严重，甚至坐卧不宁，痛苦异常，也可有尿频、尿痛及性交痛等症状。

真菌性阴道炎的治疗

孕妇患有真菌性阴道炎可以进行苏打水阴道冲洗，但需要在医生的指导下根据病情选择合适的浓度进行阴道冲洗。还可以用甲紫（龙胆紫）溶液进行擦洗，但有污染内裤之嫌。

孕妇患真菌性阴道炎，产后虽有自愈可能，但新生儿有被感染的危险，故仍需及时治疗，以局部用药为宜。治疗期间，禁止性生活。

由于孕妇处于特殊时期，用药方面要特别谨慎，最好是以预防加调理为主。

由于阴道炎的发病主要与个人卫生以及相互感染等因素有关，故平时要注意清洁，防止致病菌的侵袭，杜绝传染源。

1. 注意个人卫生、保持外阴清洁干燥，穿棉质内裤，并且勤换洗，洗后的内裤要放在太阳下晾晒，不要晾置于阴湿的卫生间内。患病期间用过的浴巾、内裤等均应用开水浸泡2~6分钟消毒。

2. 穿着衣物须透气，特别是妊娠期不宜穿紧身裤或牛仔裤。

3. 大便后擦拭的方向应由前至后，避免将肛门处的细菌带至阴道。

4. 应保持开朗情绪，积极消除诱发因素，以免病菌趁虚而入。

5. 注意营养，饮食宜清淡，忌辛辣刺激，以免酿生湿热，导致细菌滋生。

6. 加强锻炼，增强体质，提高自身抵抗力。

7. 妊娠期间同房时宜采用避孕套以防止交叉感染。

妊娠知识答疑

孕妈咪喝水也有讲究的吗

答：为了优生优育，孕妈咪生活的各个方面都需要注意，其中也应当包括饮水。饮水安全关系到两代人的生命健康。一般来说，婴儿发生怪胎、畸形与妊娠期母体饮水的卫生安全有直接关系。

首先，在饮用水的选择上需要注意。以下这些水是孕妈咪不能喝的。

自来水管中的生水。生水中含有各种对人体有害的细菌、病毒和寄生虫。喝了生水容易感染风寒、病毒性肝炎、急性肠胃炎，痢疾等，特别是受到残余农药、生活废水、工厂废水污染的水，对人体的害处更大，可使污染物通过母体传给胎儿，这些污染物极有可能造成妊娠期间胎儿的细胞发生畸变或突变。尽管自来水已经经过处理，但其中的细菌、病毒是不可能完全杀死的。

没有完全烧开的水。在没有烧开的水中含有未完全杀死的细菌、病毒，容易引起胃肠疾病。且在没有完全烧开的水中，含有的有毒物质是烧开前的3倍。据专家研究，在烧水时，90℃的水中的有害物质含量超过国家标准的2倍，当温度达到100℃也就是烧开时，水中的有害物质大部分都随着水蒸气挥发，如果再继续沸腾3分钟，饮用会更加安全。

老水。是指久沸或反复煮沸的开水。例如大锅炉里的水，或者是蒸菜后的剩水，因为水在反复沸腾后，其中的亚硝酸银、亚硝酸根离子以及砷等有害物质的浓度相对增加。喝了久沸的开水以后，会导致血液中的低铁血红蛋白结合成不能携带氧的高铁血蛋白，孕妈咪饮用后，有毒物质通过胎盘输送进入胎宝宝的身体，引起胎宝宝慢性缺氧，脑部发育缓慢，严重时引起宝宝畸形。

用保温杯沏的茶水

用保温杯盛茶水可以使茶水一直保温，这样孕妈咪可以随时喝到温水，而且晚上不用担心冬天起床倒水着凉了。茶水中含有大量蛋白质与氨基酸、生物碱、茶多酚、糖类、有机酸、芳香物质等，如果将茶叶浸泡在保温杯中，维生素就会被大量破坏，且茶水苦涩，有害物质增多，孕妈咪在饮用后易引起消化系统及神经系统紊乱。

不宜经常饮用的水

蒸馏水

有些孕妈咪觉得蒸馏水干净卫生，没有细菌，不会对胎宝宝造成有害影响，于是长期饮用蒸馏水。其实，这种做法是不科学的。因为很多细菌对人类来说是有益菌，如酵母菌和乳酸菌。酵母菌被广泛用于面包发酵和酿酒。乳酸菌能参与人体乳糖及蛋白质分解，帮助消化吸收。蒸馏水中不含有任何杂质，但也不含有对人体有益的细菌群，孕妈咪如果长期饮用蒸馏水时胎宝宝出生后不适应有细菌的环境，对细菌的免疫力差，容易患上各种疾病。

矿泉水

矿泉水中有天然矿泉水和人工矿泉水之分，人工矿泉水中增加了人体所必需的矿物质钙以及镁等多种元素，从而使它具有很好的保健效果。很多孕妈咪为了补充人体所必需的微量元素每日只喝矿泉水，这种做法其实是不可取的。首先，长期大量饮用矿泉水会影响胃液的分泌和胃的消化功能，同时还会影响胆汁形成和分泌，从而导致人体内酸碱失调。由于矿泉水中含有较多的矿物盐会刺激肾脏和膀胱，特别是对孕妇。其次，妊娠期间，孕妈咪会有不同程度的水肿，矿泉水中含有的钠盐会增加孕妈咪体内的钠潴留，钠盐的聚积极易引起高血压，对患有慢性肾炎、心脏病及伴有水肿的孕妈咪危害更大。过多饮用矿泉水不利于矿物质在体内的蓄积且供给胎儿，并会引起孕妇身体内矿物质的缺乏。再者，现在矿泉水的品种繁多，厂家手续良莠不齐，一些矿泉水甚至只是普通的纯净水，还有不干净的可能。只能说矿泉水是阶段性饮料，孕妈咪不宜长期大量饮用矿泉水。

孕妈咪的饮水习惯

因妊娠期间，孕妈咪的新陈代谢旺盛，对水的需求量很大，孕妈咪要及时补充水分，有些孕妈咪在口渴时才喝水，当大脑发出口渴的“命令”，感到口渴时说明体内水分已经失衡，身体细胞脱水已经到了一定的程度。因此，孕妈咪不要口渴才喝水。建议孕妈咪每隔2小时饮水一次，每日8次，共1600毫升左右。

白开水对人体有“内洗涤”的作用。早晨空腹饮水能很快被胃肠吸收进入血液，使血液稀释，血管扩张，从而加快血液循环，加快身体废物的排出。

早饭前30分钟喝200毫升25℃~30℃的新鲜开水，可以温润胃肠，刺激消化腺分泌足够的消化液，刺激肠胃蠕动，增加食欲，有利于定时排便，防止痔疮便秘。

如果孕妈咪觉得每日要喝1600毫升的水有点难度，也可以准备一台榨汁机，为自己制作新鲜而富有营养的果汁和蔬菜汁，而且将来你的宝宝也用得着。妊娠中期，为预防水肿，晚上要少喝水，但是全天水的供应量还是要保证的。

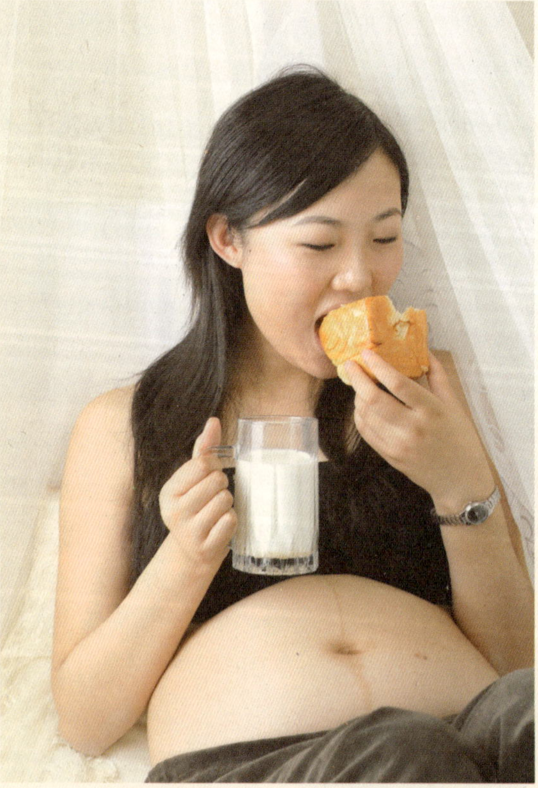

除了喝水，牛奶也能补充一定的水分。

小故事

曾经有一位科学家，他非常疼爱刚刚出生的女儿，希望女儿能够健康、强壮，于是，让女儿尽可能生活在无菌的环境中，给女儿饮用的是蒸馏水，结果，女儿到4岁的时候因为感冒不愈而夭折。因为蒸馏水中既不含有人体需要的矿物质，微量元素，也没有人体所必须要的有益细菌，不利于孕妈咪的营养需要和胎宝宝的发育，因此，孕妈咪不宜长期饮用蒸馏水。

孕妈咪有必要喝孕妇奶粉吗

答：孕妈咪最好是适量喝些孕妇奶粉。说到宝宝的智力发育，人们认为就是接受教育，在妊娠期间做好胎教，出生后做好早教。但新手爸爸妈妈不能忽视的是：宝宝的聪明，除了接受教育，还有一部分是靠“吃”出来的。

说得简单一点，如果胎宝宝的大脑是一块土壤，我们必须先让它肥沃起来，种下去的知识种子才会生根发芽，茁壮成长。人的大脑发育有几个高峰期，胎宝宝在怀孕5~7月的时候是大脑细胞发育的第一次高峰，只有在大脑最需要的时候及时给予营养才能使营养物质的作用得到充分的利用，因此，要使宝宝发育好，孕妈咪就要及时补充营养，那么应该补充哪些营养呢？

吃得好并不是说一个人吃双份，而是要保证质量，吃得合理。

孕妇奶粉不同于一般的奶粉，它是低乳糖孕妇配方奶粉，富含叶酸、唾液酸SA、亚麻酸、亚油酸、铁质、锌质、钙质和维生素B_{12}等营养素。

蕴含的叶酸，可帮助胎儿健康发育，对红细胞的制造非常重要；亚麻酸、亚油酸在身体内将转化为DHA(二十二碳六烯酸)和AA(花生四烯酸)，是胎儿脑部和眼睛发育不可缺少的重要成长要素。钙可以帮助孕妈咪和胎宝宝长成强健的骨骼。其中含有的多种维生素和矿物质，可以提供孕妇及胎儿所需的营养素。

目前市面上的孕妇奶粉，它里面不仅含有了普通奶粉的营养素，还涵盖了妊娠期孕妇所需要的几乎是各种营养素。它是在牛奶的基础上，再进一步添加妊娠期所需要的营养成分，包括叶酸、铁质、钙质、DHA等营养素，有些特别添加活性BL双歧杆菌，可保护肠黏膜，抑制肠道内有害菌群的繁殖，不容易便秘，吸收更好，含必需脂肪酸，α-亚麻酸和亚麻酸，并富含DHA、钙、铁、锌和叶酸。还有些孕妇奶粉在孕妇维生素的基础上直接添加了脑部营养素（DHA、AA、牛磺酸），益生菌，免疫球蛋白，营养更全面。

虽然孕妈咪喝孕妇奶粉基本上可以满足妊娠期的对各种营养素的需要，但由于每个人的饮食习惯不一样，营养结构也各异，对各种营养素的需求量也不尽相同。建议孕妈咪最好在医生的指导下喝孕妇奶粉，以免引起某些营养素过量。

孕妇奶粉的营养素比较全面，特别适合于那些胃口不大，通过日常饮食也不能充分供应营养素的孕妈咪，但从理论上来讲，如果孕妈咪喝孕妇奶粉就不用再额外补充营养素了。

多胎妊娠要注意哪些方面

答：医学上把一胎生育两个以上的胎儿称为多胞胎。在人类自然史上，人类生育多胞胎的概率为十万分之一到二十万分之一，可见，自然生育的多胞胎概率非常小。随着科学技术的进步，促排卵药物得以发明，体外人工授精技术成功地研究出来，这不仅满足了那些存在生殖功能障碍的人的生育要求，而且使得人类生育多胞胎的概率上升。

我国古代的传统观点认为“多子多福”，老人们讲究“儿孙满堂”，父母们讲究“老有所养”。但这对于生殖医学上来讲，并不是个乐观的情况，尤其对于多胞胎而言，危险的系数很大。

妊娠多胞胎不管是对孕妇，还是对胎儿，都存在一定的危险，且这种危险贯穿整个妊娠期，甚至直到产后。医学上称非自然因素而怀多胞胎或双胞胎为高危妊娠。如果是多胞胎妊娠，其危险性更大。

首先，我们先撇开孕妈咪所能承受的身体重量不谈，如果是妊娠3胞胎、4胞胎，胎儿自身的承受能力也是有限的。

在空间上。子宫大小有限，同时孕育4个胎儿，那么胎儿的身高、体重的生长肯定是要受到限制的。举个简单的例子，在一个可以放置1个苹果的包装袋内，如果要放两个苹果也许勉强可以挤着放，但如果要放3个苹果，必须将原来的苹果换成小苹果，如果想要放更多的苹果，只能换成更小的苹果，那些小苹果还没有成熟，青涩、易坏，不宜长期保存，且将它们长期存放在一个袋子内不仅会使苹果腐烂，还会使包装袋被挤破。同样的道理，在孕妈咪子宫里的胎宝宝们就好像是那些小小苹果，虽然多，但并不可口。因此，多胞胎妊娠容易生出低体重儿，即体重低于2.5~4千克的新生儿。胎儿体重过轻导致皮下脂肪少，自身的保温能力差，由于内脏较小，胎宝宝的呼吸系统，代谢系统都比较脆弱，容易感染疾病，且免疫能力低下，导致胎宝宝患病率和死亡率上升。且低体重儿的智力发育也因受到影响而明显低于一般的单胎妊娠儿，对家庭和胎宝宝的成长带来不好影响。

在营养上，多胎妊娠儿的营养状况明显不如单胎妊娠儿。如果有一个苹果，分给一个人，那么这个人可以吃到一整个苹果，而要分给两个人的话，就每人只能分到半个苹果，以此类推，人越多分到的苹果也就越少。同样的营养成分，如果胎儿个数越多，那么每个胎儿的营养也就越少，营养少，胎儿的体质就弱，出生后体弱多病，自身的抵抗力差，容易感染疾病，导致宝宝发育缓慢，或者容易夭折。如果出现一个很强壮的胎儿，他在各个方面比如说营养方面，新陈代谢方面，呼吸系统方面都稍强于其他胎儿，那么，他吸收营养素的能力就强，由此而出现跟其他胎儿抢营养的情况，一旦其他的胎儿抢不到营养，就会出现胎儿营养素供应大量缺乏而死亡，死亡的胎儿如果感染到其他健康的胎儿，也会有其他胎儿感染死亡的可能。一旦发现死胎就要赶快实施清宫手术。因为死胎在子宫内存在时间过长，会引起母体全身疲乏无力，食欲不振，腹部下坠，宫腔积血，甚至有大出血的危险，孕妈咪还有可能出现因宝宝死亡而心情抑郁，引起一系列心理问题，影响其他宝宝的健康成长。

此外，妊娠多胞胎的孕妇发生妊娠期并发症的可能性也比单胎妊娠的大得多，如贫血，妊娠多个胎儿，孕妇的血容量大大增加，如不能及时补充足量的铁，在妊娠早期就会出现贫血的症状，症状比单胎孕妈咪更严重。

怀有多胞胎的孕妈咪流产、患先兆子痫、妊高征、胎盘早剥、早产的可能性和风险都要比单胎妊娠大。

考虑到优生优育，避免以后家庭经济负担过重，我国优生优育协会建议每位健康的准爸爸妈妈采用自然受孕的方式孕育后代。

如何防治胎儿唇腭裂

答：我国民间很早以前就流传着“吃什么，补什么”的说法，如果妊娠期间孕妇食用了兔子肉的话生出来的胎儿就会是“三瓣嘴”。所谓“三瓣嘴”是“唇裂”的俗称，是指上唇裂开，是口腔颌面部最常见的一种先天性畸形。据统计，唇腭裂的新生儿比例为1：700，男性与女性的比例为1.5：1，根据国外专家的观察，唇腭裂的比例有逐年递增的趋势。

这种先天性畸形的主要原因是由于在胎儿还是胚芽的时候，因为一系列因素导致胎儿面部发育障碍，主要有内部和外部因素。内部因素是指遗传。即胎儿的直系或旁系亲属中有唇腭裂病人，这种因遗传而患上唇腭裂的胎儿约占20%。外部因素是指母体因素，比如妊娠期间感染风疹、流感等可诱发唇腭裂的病毒。妊娠期间母亲服用过某种药物，如抗癫痫药、镇静药以及其他激素类药等，导致胎儿畸形。妊娠早期，母亲长期从事电脑等有大量辐射的工作，或接受过X射线的照射，有不良的生活习惯如吸烟、酗酒等。缺乏营养。妊娠早期，母体因妊娠剧吐，偏食等原因导致胎儿发育的某种必需营养素，如叶酸、钙质、铁等缺乏，或者母体患有贫血、糖尿病等严重营养障碍疾病，导致胎儿未能吸收到或只能吸收到少量的母体营养素。

唇腭裂主要分为3种情况，唇裂，即单纯的唇部裂开。腭裂,上腭部裂开。唇及腭裂，唇腭部包括牙床都撕裂开。如胎儿患有唇腭裂不仅严重影响面部容貌的美观，严重的唇腭裂患儿还会因口鼻腔相通可能引起上呼吸道感染，并诱发中耳炎，同时还会影响到宝宝吃奶，母亲不能正常哺乳会导致宝宝营养不良。而且随着年龄的增长，宝宝吐字不清而影响语言能力的发育，另外还会在儿童和家长的心理上造成严重的创伤。

根据诱发唇腭裂的因素，可以采取以下措施来预防和减少唇腭裂的发生。

根据分析，诱发胎儿唇腭裂的因素源于胚胎早期。因此，在妊娠早期，孕妈咪要多多注意以下方面。

从事电脑工作的孕妈咪在确认怀孕后要将自己已经怀孕的消息告知领导并申请暂时调离该工作岗位。

不宜照X光。如去医院体检，要事先将怀孕的事告知医生，以免医生不知道你怀孕而安排X光检查。要尽量避开一切有放射线的因素。刚刚装修的新房子，最好等1~2年后再搬进去，在妊娠早期 最好家里不要装修。

用药谨慎。孕妈咪在妊娠早期要注意积极预防疾病，患上感冒、风疹等疾病之后要去医院咨询医生，在医生的正确指导下用药。不宜自己随便服药，特别是激素类药物。

有病及时治疗。特别是慢性疾病，如贫血、糖尿病、营养不良以及一些营养障碍疾病，要及时治疗，以免怀孕后影响胎宝宝的正常发育。

营养均衡。要注意补充营养。有些孕妈咪因担心妊娠期间太肥胖会影响美观和产后身材恢复，经常节食、禁食，这些做法不仅影响自身的身体健康，还会影响胎宝宝的发育。孕妈咪应及时补充各种营养素，特别是维生素A、维生素C、维生素D、维生素E和B族维生素，还要注意补钙、补血。不能偏食、挑食，营养素的补充要均衡，特别是在妊娠早期，如果发生妊娠剧吐，可在医生的指导下适量服用止吐药，以缓解症状，即便因呕吐厌食，也要强迫自己吃东西。

保持愉快的心情。要注意稳定自己的情绪，不能受到强烈的精神刺激。当情绪低落时，要注意调节不良情绪。

加强锻炼。不要经常躺在床上不运动，要注意锻炼身体，增强身体抵抗力。

鉴于遗传因素占有较大比例，有直系或旁系关系的夫妇之间要做好婚前检查，妊娠前检查，妊娠期间定期产检，尽早发现胎儿唇腭裂的情况并积极预防，最好不要近亲结婚。

屁股大就好生宝宝吗

答：我国古代一直流传着这样一种说法，就是女子屁股大好生孩子，当婆家挑选媳妇时，也将屁股大作为其中之一的标准。到现在依然有很多人认为屁股大好生宝宝，并附上很理直气壮的理由：屁股大，骨盆就会大，生孩子肯定容易。这种说法到底符不符合科学呢？

这种说法是片面的。人们认为能生孩子主要是指能顺产，而分娩时能不能顺产不是由屁股大来决定的，而是由产道、胎儿、子宫收缩3个方面来决定的。

产道要大小适宜。通常认为屁股大好生孩子的人将屁股大等同于产道大，这是不对的。臀部（即屁股）所包覆的有骨盆的骨组织和软组织，骨组织是我们常说的骨架，而软组织就是脂肪，通常人肉眼所见的臀部大并不就是盆骨大，有可能大部分都是脂肪。设想一下，孕妇自身的脂肪很多，胎宝宝也不见得会很瘦，那么这样的大臀部不仅不会对顺产有力还会不利于分娩。通常，骨盆包括3段，即入口、中骨盆、骨盆的出口，只有3个条件都满足即胎儿出生的必经之地大小适宜才是保证顺产的因素。

胎儿大小适宜，胎位要正。很多难产的发生不是胎位不正就是胎儿的头或身体太大。体重大小正常的胎儿容易通过正常骨盆而顺利分娩，但是巨大儿（体重超过4千克的胎儿）的头比较大，胎头就可能“搁浅”在骨盆入口处，难以通过骨盆，因此只能进行剖宫产。

在胎位方面，只有当胎位纵轴和骨盆轴一致时才能保证胎儿顺利娩出，当胎儿是横位时发生难产的概率较大。

子宫收缩要规律。子宫收缩必须达到“生产阵痛”。也就是宫缩的频率必须是规则的，即每2～3分钟发生一次，每次持续1～2分钟。

孕妈咪怎样才能最大可能地顺产呢

答：选择最合适的年龄生育。女性的最佳生育年龄是24~28岁，在这个年龄阶段，女性生殖系统发育完全成熟，卵细胞的质量高，身体各个方面都处于最佳状态，骨骼的柔韧度，皮肤的弹性、阴道的伸张力、子宫的收缩力等都较好，如果生育年龄较晚，不论是身体各个器官的功能，还是身体的免疫力都下降了。此外，年龄越大，发生高血压、糖尿病、心脏病等并发症的几率也增大，需要进行剖宫产的概率也就越大。

在饮食方面。要营养均衡，妊娠期间既要补充胎儿和自身所需的足够的营养，又不能使体重增长过快，一旦孕妈咪肥胖，胎宝宝肥胖的可能性就比较大，因此，孕妈咪要多吃新鲜蔬菜和含蛋白质丰富的食物，少吃含碳水化合物、脂肪量很高的食品，如甜品、油炸食品、果汁、含糖分高的水果等。一般来说，妊娠早期体重增加为2~2.5千克，妊娠中期4个月增加为5~5.5千克，妊娠晚期体重增加为5千克左右，也就是说整个妊娠期孕妈咪的体重增大为13千克左右，如果体重总数增长超过20千克，就会使胎宝宝的体重过重。

要注意锻炼。妊娠期间孕妈咪不能因为害怕流产而整天坐着、躺着，而要适量做些运动，运动不仅能消耗大量的热量，防止身体过度肥胖，还能锻炼孕妈咪的腹肌、腰背肌和骨盆底肌肉的张力和弹性，使关节、韧带松弛柔软，助产体操还能帮助孕妈咪放松全身，减少产道的肌肉收缩和阻力，有利于胎宝宝顺利娩出。此外，适量运动还能消除身体疲劳和压力，排除心情不快，有利于增强孕妈咪顺产的信心。

定期做产前检查。产检的目的是为了查看胎宝宝的发育状况和孕妈咪健康情况，特别是预产前期检查如发现胎位不正，可以及时发现问题，进行纠正和治疗。使孕妇和胎儿能顺利地度过妊娠期和顺利分娩。

产前准备。产前准备要做充分，特别是孕妈咪要做好顺产的心理准备，克服分娩恐惧症，在分娩前跟医生沟通好，有什么心理疑问要及时解决，不能闷在心里不跟医生说，要相信自己能顺利分娩，孕妈咪可以在心里对自己说“我一定能顺产的”。充分的产前准备能保证分娩时心情放松。如准备不足，一旦发生异常情况导致孕妈咪心情紧张，不利于顺产。最好是分娩时能有个跟孕妇关系亲密的人陪产，在身边安慰她，支持她，缓解分娩时的紧张。

妊娠中期为何会出现静脉曲张

答：静脉曲张又称静脉瘤。是指妊娠期间孕妇腿上出现弯弯曲曲、凸出肤面的青紫色血管，这种现象医学上称之为下肢静脉曲张。这种静脉曲张分娩后不会消失，影响腿部的美观。那么孕妈咪该怎样预防静脉曲张呢?

静脉曲张由先天性因素引起。有些静脉曲张是由于家族遗传引起的，如先天性浅静脉的平滑肌发育不全或静脉瓣发育不全。

其次体内激素改变。妊娠使黄体素增加，黄体素会造成血管壁扩张，再加上妊娠时孕妈咪的血容量增大，全身血流量会增加，导致静脉内的压力增大，使得原本闭合的静脉瓣膜分开，造成静脉血液的逆流，使血管呈充血状态。

第三，子宫压迫。随着胎儿的增长，子宫逐渐增大，容易压迫腹腔内的静脉，使下肢静脉血液和淋巴液回流受阻，造成下肢静脉血管增粗、充血而造成静脉曲张。

静脉曲张的预防

必须避免长时间的站立或久坐，要每隔一段时间起身活动一次，保证血液循环畅通。

不要搬重物，这样不仅会使孕妈咪身体疲劳，还有加重静脉曲张的可能。

因过紧的鞋袜、裤子不利于血液循环，孕妈咪宜避免穿过紧的裤子、鞋袜。

坐时两腿宜抬高，两腿在高位有助于血液回流，防止水肿，也可以把脚放到热水中泡脚，有利于促进血液循环。

下肢静脉曲张较严重或已达会阴部时，则需卧床休息，以左侧卧位为佳，同时抬高下肢。

尽量减少静脉压力，注意保持大便通畅，如果有咳嗽、气喘等毛病要积极治疗，因为这些因素都有增加腹压，加大静脉压力，使静脉曲张加重。

准爸爸课堂

和妻子一起学习胎教知识

有不少准爸爸认为，怀孕和生孩子是女人的事情，胎教也与自己没有很大的关系，其实，这是准爸爸们不了解妻子的想法。快为人母的妻子就要进行角色转换了，她也毫无实际经验，只能自己摸索，当遇到不顺心的事情时，她们多么想丈夫能够陪在自己身边支持她，鼓励她。

孩子不是妻子一个人的。是夫妻双方爱情的结晶，她希望丈夫能够陪她去产检，去参加产前培训班，一起探讨胎教的方法。

其实，不论工作有多么忙，准爸爸也可以抽空陪陪妻子和尚未出世的孩子。因为胎宝宝听到父亲沉稳、雄浑的声音时，感觉很安稳，出生后也更容易照料。因此，准爸爸和妻子一起到胎教中心学习音乐胎教、对话胎教、营养胎教，了解胎宝宝成长阶段的特征，孕妈咪的体征，怎样进行胎教，每个阶段的重点胎教。除此之外，准爸爸还可以学习分娩操，帮助妻子练习体操，学习分娩预兆，分娩种类，并选择除自然分娩以外的一种备用分娩法，以备不时之需。学习一些家中急产的应对方法，分担妻子的一部分担忧，使她得到精神安慰。

也许只是一些小小的动作，妻子看在眼里，爱在心中，你们的感情也会更加和谐。

为老婆大人更衣换鞋

随着妊娠的月份增加，妻子的肚子也越来越大，动作也变得笨拙而可爱，当她的肚子大得看不

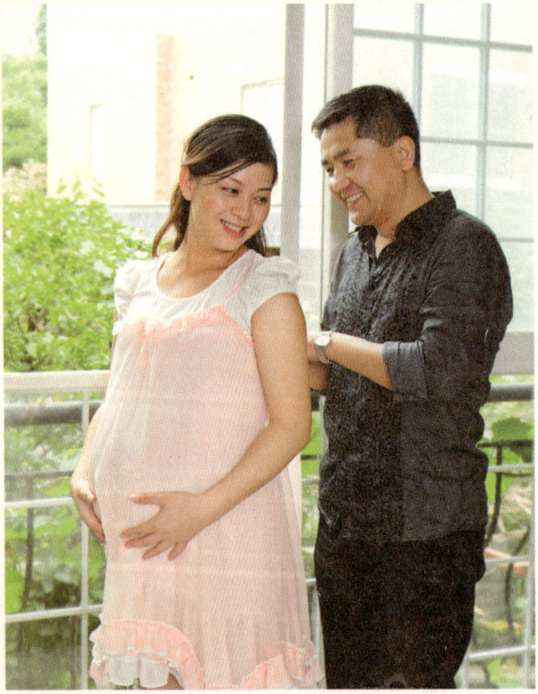

准爸爸主动为妻子拉好衣服的拉链，减轻妻子的负担，让她心情愉快。

到脚尖的时候，不用说弯腰，连系鞋带都难，这个时候，敏感的妻子就会觉得自己很笨，很没用，本来因准备出门而很好的心情一下子变得糟糕，如果准爸爸走过来，轻轻地为你的妻子系上鞋带，拉好裙子，弄好褶皱的地方，甚至轻轻掸下根本就看不见的灰尘，当你抬头的时候，一张笑靥如花的脸出现在你面前，说不定还有妻子深情的一吻哦。

有部分孕妇裙，为了美观将拉链开在背后，恰似“汤姆熊”的妻子想要自己拉好拉链是非常吃力的。眼尖的准爸爸这时如果能为妻子拉开拉链，并帮助她换下衣服，幽默地说声：“老婆大人辛苦了。”那个刚刚还在抱怨你老是忘记她和宝宝的人此时会心情大好，觉得你是世界上最好的丈夫，心里早为自己刚刚的抱怨不好意思了，庆幸有个懂事又成熟的老公那么宽容她。

把你的肩膀给妻子靠一靠

整个妊娠期，妻子的身体发生了巨大的变化，她不仅要进入母亲的角色，还要考虑到宝宝的安危，担心宝宝出生后是否聪明，你们的积蓄是否能给宝宝宽裕的生活和好的学习环境。担心准爸爸为了经济问题担忧，担心产后回到工作岗位的问题。总之有很多很多的问题，使得本来就处于敏感时期的她变得焦虑，当准爸爸看到妻子一个人坐在沙发上不说话，皱着眉头，或者猛吃零食时，你就要考虑是不是妻子有什么不开心的事情，这时候，你的肩膀是她最感安心的地方，丈夫温暖的怀抱是她避风的港湾，靠在丈夫的厚实的肩膀上，她焦虑的情绪能够得到缓解，狂躁的内心得以平静，丈夫是她坚强的后盾。

跟宝宝说说话

据专家研究证明，相对于各种胎教音乐，胎儿更喜欢父亲的声音。低沉、有磁性的声音能给胎儿安全感，使烦躁的胎宝宝安静下来。准爸爸对胎宝宝的抚摸、呼唤更加有利于胎宝宝的大脑发育。

准爸爸如何跟胎宝宝对话呢?

孕妈咪侧卧或坐在柔软的椅子上，脚用稍矮一些的凳子垫着，这样可以使妻子不会太累，准爸爸再搬一把小凳子坐在床边，或妻子侧面，用手轻轻地抚摸妻子的腹部，可以按上、下、左、右的顺序抚摸。在距离3~5厘米的地方对着胎宝宝温柔地说话，可以是打招呼、轻哼歌曲、念一首优美的小诗，只要是内容健康，积极向上的都可以。也可以在早晨起床后，对着妻子的腹部说，“宝宝，morning”,然后跟胎宝宝解释“morning”是什么意思，可以每天早上都重复同样的内容，这样有利于锻炼胎宝宝的听力系统，语言思维能力。当准爸爸下班回家时，可以说“宝贝，爸爸下班回家了，你今天乖不乖呢”，在妻子洗脸的时候说“宝宝，妈妈在洗脸，洗脸后爸爸亲亲”，然后说些良好卫生习惯的好处等。当进行抚摸胎教时，准爸爸可以说：“来，宝贝，今天我们要学习了，好不好”，然后抚摸胎宝宝，但胎宝宝有了轻轻地蠕动后，可以继续说话，抚摸，等胎宝宝的反应比较烦躁时最好暂时停止抚摸。一直坚持，相信胎宝宝总会适应的。

胎教进行时

语言胎教

经相关专家长期观察发现，新出生的婴儿在第一天时就能辨认出自己母亲的声音，当婴儿哭闹时，母亲用左侧怀抱婴儿，婴儿听到他在子宫内听习惯了的母亲的心跳声，马上感到安全与舒适，渐渐安静下来不再吵闹。当呼唤婴儿在胎内就已经熟悉的乳名时，他的注意力会马上被声音吸引，停止哭闹。这说明，这个小生命在胎儿期就已经具备了出色的记忆和学习能力。胎宝宝在母体内的时间虽然短暂，但对其一生影响巨大。因此，在胎儿期对其进行语言刺激，可加快其智力发育，为出生后的教育打下良好基础。

天下间的父母都希望自己的孩子是聪明健康的，随着“6+1”家庭模式的越来越广泛，准爸爸妈妈们对孩子的投入也越来越多，语言胎教对以后的亲子教育和宝宝的智力发育都有着事半功倍的效果，何不试一试呢?

语言胎教的内容

跟胎宝宝说话的内容不限，可以问候，可以聊天，可以讲故事，朗诵诗词，唱歌等，但应以简单、轻松、明快为原则。

在刚刚开始的时候，准爸爸妈妈可以对胎宝宝讲些简单的字词，重复单字单词练习，生活中的吃饭、问候、聊天、家务，甚至是爸爸妈妈之间甜蜜的情话都可以列入胎教的内容。

当准爸爸妈妈选一首浅显的古诗、一首纯真的儿歌，一段动人的经历，一种美好的事物讲述给胎宝宝听时，如此丰富、生动、多变的语言，在悄悄地对胎宝宝的智力发展起着润物细无声的作用。

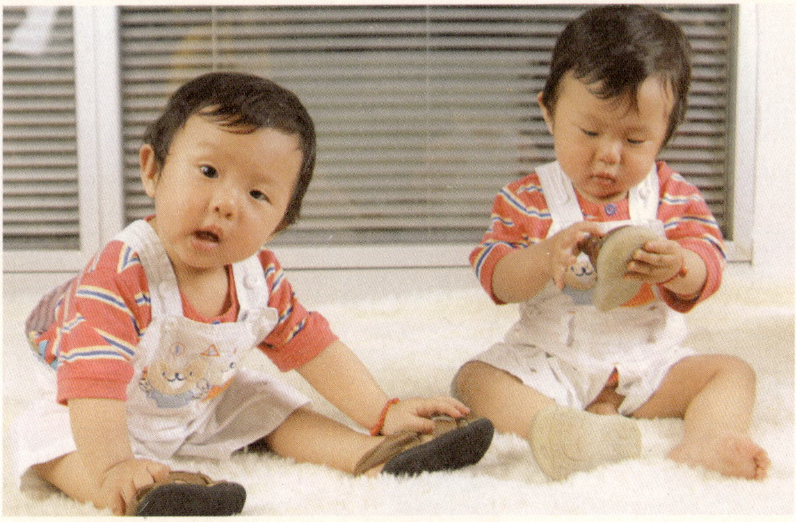

胎教让宝宝更聪明、可爱。

第7个月

胎儿状况

怀孕第25周时，胎宝宝的身长与上周相差不是很大，体重约比上周增加100克左右。他（她）的身体比例开始匀称，但皮下脂肪还很薄，皮肤还是粉红色的，全身长着一层柔软的细毛，像个长大的“小毛老头”，他（她）几乎占据了孕妈咪的整个子宫，他（她）舌头上的味蕾正在形成，有趣的是，小家伙的大脑正迅速发育，体积增大，聪明的胎宝宝告诉自己：甜食更好吃哦。

怀孕第26周时，胎宝宝的体重为750~800克的样子，一层薄薄的皮下脂肪开始聚集，但依然很瘦。

从此周开始，胎宝宝有了明显的呼吸动作了，只见他（她）正在吸入、吐出羊水，就像海里的鱼儿欢快地跟泡泡玩耍。胎宝宝的眼睛睁开了，视觉有所发育，对光有了反应。

进入怀孕第27周，身高大约36厘米，体重已经达到900多克，胎宝宝已经长出了头发，有了规律的睡眠，如果是个小王子，他的睾丸还没有降到阴囊内，而小公主的小阴唇已经突出了。

当小家伙听到优美的音乐时，他（她）在妈咪的肚子里一边打嗝，一边吮吸自己的小手指，当他听到不喜欢的声音时就会皱皱眉，踢踢腿。

到怀孕第28周了，过完这周，孕妈咪就进入妊娠晚期了，这时候胎宝宝有1000克重了，几乎占满了整个子宫，随着空间越来越小，胎动强度也在减小，当胎宝宝一动不动时，他（她）可能此时正做着梦呢，仪器显示胎宝宝的大脑活动非常活跃，脑皮质的表面开始形成一些沟回，随着大脑细胞的增殖，这些沟回加深，宝宝也会变得更加聪明。

孕妈咪体征

胎宝宝有7个月了，孕妈咪的子宫随着胎宝宝的增长而变得更大，子宫底明显升高，大约有26厘米，对外部的刺激变得敏感，胎动次数更多，偶尔会出现子宫收缩，但由于收缩时压力不是很大，且持续时间只有短短数秒，所以孕妈咪几乎不会感觉疼痛。

在这个时期，孕妈咪的上腹部凸出、胀大，如果拍留念照，肚子显得圆乎乎的，大约有70%的孕妈咪的腹部、臀部、大腿及乳房皮肤会出现妊娠纹，这些妊娠纹一般呈条形，形状呈不规则的弯曲，粉红色或

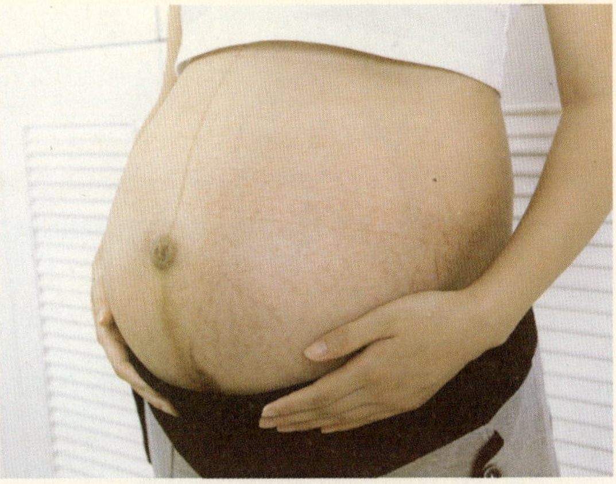
妊娠纹。

者蓝紫色，其大小和范围因个体而异。因腹部前凸，孕妈咪要保持身体平衡就必须头部稍微后仰，肩膀稍向后下垂，脊柱前凸，这样会引起背部，腰部肌肉的过度劳累，因此，孕妈咪经常感觉腰酸背痛，身体疲劳。

由于胎宝宝增大，子宫压迫胃肠、膀胱，直肠、下半身的静脉，导致孕妈咪的肠胃蠕动减弱，此段时期，孕妈咪的便秘现象增多，有可能会比前段时间更加严重，加上水肿也来凑热闹，孕妈咪感觉身体极其不适，头晕、眼花、心慌气短、小腿抽筋、水肿、便秘、尿频、痔疮等基本上都会出现。因此，此期孕妈咪的活动量可适当减少。

孕妈咪的吃

本月的必需营养素

蛋白质、铁、脂肪、碳水化合物、水、钙质、维生素D、维生素E、维生素C、磷、锌、矿物质。

继续补钙

本月是中期妊娠的最后时期，要特别注意钙质和不饱和脂肪酸的补充。妊娠7个月后，胎宝宝的牙齿、骨骼迅速钙化，对钙质的需求增多，器官的迅速发育，脑细胞分裂增殖加快，孕妇子宫增大、乳腺发育增快、保持体重的适宜增长等对蛋白质、碳水化合物、不饱和脂肪酸以及维生素和矿物质的需求明显增加。

孕妈咪可在每日的饮食中选用含钙质丰富的食物，如牛奶、大豆、银耳、油菜、排骨等，在烹饪时可以适量加入食醋，以促进钙质的溶解，便于直接从汤内吸收。此外，含钙丰富的食物不宜和含草酸的食物一起烹饪，因为草酸和钙容易结合生成人体无法吸收的不溶性草酸钙，如葱、竹笋等，孕妈咪要尽量少食用为宜。

喝点绿茶

如果喝茶，建议孕妈咪选择绿茶。茶叶性味甘、苦，微寒，是我国传统的天然保健饮料，人们已经发现茶叶中所含的化学成分高达500多种，其中主要成分有茶多酚、蛋白质、氨基酸、糖类、维生素、脂质、有机酸等有机化合物，还含有钾、钠、镁、铜等28种无机营养元素，各种化学成分之间的组合比例十分协调。此外，适量饮用绿茶还能坚固牙齿，保持口腔清洁。妊娠期间，孕妈咪的牙龈增厚，血管敏感易破，大多数孕妇患有牙龈炎，妊娠期适量喝点绿茶可以保持口腔清洁，消灭牙虫，有利于孕妈咪的口腔健康。适量饮茶有助于身体保健，对孕妈咪来说，妊娠中期适量饮茶，特别是淡绿茶，对加强心肾功能、促进血液循环、帮助消化、预防妊娠水肿，是大有好处的。绿茶含锌量极为丰富，锌元素对胎儿的正常生长发育起着极其重要的作用。因此，专家建议喜欢喝茶的孕妇可以适量喝点绿茶。

没有饮茶习惯的孕妈咪可以饮用富含维生素C的

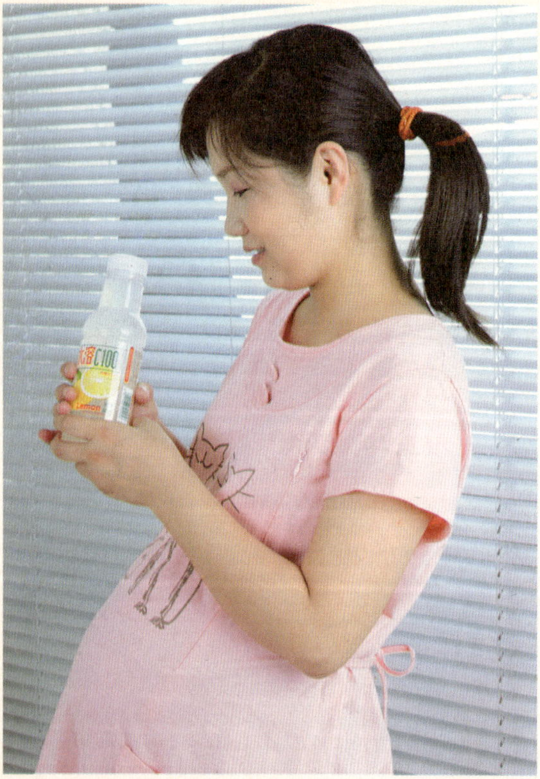

维生素C可帮助铁的吸收。

饮料，因为维生素C能帮助铁的吸收，还能增强机体抗病能力，同时有利于胎宝宝的牙齿发育。

本月宜少吃的食物

竹笋

竹笋，别名笋或闽笋，为多年生常绿草本植物，食用部分为初生、嫩肥、短壮的芽或鞭。据唐代名医孙思邈《千金要方》记载：竹笋味甘、微寒、无毒。适用于水肿、腹水、脚气足肿、急性肾炎水肿、喘咳、糖尿病、消渴烦热等。其营养价值丰富，在我国自古被当做“菜中珍品”。中医学认为，竹笋破肝气，不利于孕妇，且食用过多易诱发哮喘、过敏性鼻炎、皮炎等，不利于妊娠期保健和胎宝宝的健康。此外，竹笋中含有大量的草酸，与高钙食物一同食用，会在人体内形成难溶的草酸钙结石，有可能引起肾结石、胆结石。专家建议，孕妇可少量吃点春笋。忌与鹧鸪肉同食，以免发生头痛和咽喉肿肿。食用前先用开水焯过，尽量将笋中的草酸去除。

韭菜

韭菜，又名起阳草，为多年生宿根草本蔬菜，常年的绿叶菜之一。韭菜味甘、辛，性温，有健胃、提神、止汗固涩、补肾助阳、固精等功效。因其含有丰富的营养素而被人们所喜爱，特别是因其含有挥发性精油及硫化物等特殊成分，散发出一种独特的辛香气味，有助于疏调肝气，增进食欲，为孕妈咪们喜食，但中医学认为韭菜是发物，可诱发或加重某些疾病，尤其是导致旧病复发。

韭菜对子宫有一定的兴奋作用，会导致胎动不安，加上即将进入妊娠晚期，孕妈咪的子宫增大，胃肠蠕动减弱，韭菜的粗纤维较多，不易消化吸收，食用后容易“烧心”，食用过量容易导致便秘或腹泻。韭菜使黑色素细胞内酪氨酸系统功能增强，从而导致皮肤毛囊的黑色素改变，皮肤容易感光，食用韭菜后不宜久在阳光下，否则会加重孕妈咪脸上的色素沉淀，皮肤变黑。因此，专家建议，孕妇不宜过多食用韭菜。

给宝宝补脑

从妊娠第5个月开始，胎宝宝的大脑细胞迅速分化，大脑的重量增加，智力发育进入关键阶段，特别在中期妊娠的末期，应当更加关注胎宝宝的大脑发育。孕妈咪可以多食用健脑的食品，当然，在健脑的同时要注意食物的摄入不宜过量，以免适得其反。

目前比较流行的健脑食品有核桃、颜色深的蔬菜、蛋类、鱼类、燕麦、豆类、牛奶以及奶制品、瘦牛肉等。

坚果中核桃是最受欢迎的。民间流传“吃什么，补什么”的说法，如“吃腿补腿，吃核桃补脑”，因核桃仁像人们的大脑，因而有此一说。核桃中含有大量的亚油酸、亚麻酸，以及丰富的蛋白质、磷、钙和多种维生素，含有大量的不饱和脂肪酸，能强化脑血管弹力和促进神经细胞的活力。

深色蔬菜像菠菜中含有对大脑记忆功能有益的维生素B_1、维生素B_2。能促进大脑的神经健康与神经传导。菠菜中还含有叶绿素和钙、铁、磷等矿物质，也具有健脑益智作用。

蛋类中含有丰富的天然蛋白质，还含有有助于提升记忆力的胆碱，多吃蛋类，宝宝出生后会更加聪明。

鱼类特别是三文鱼，其鱼肉脂肪中含有对神经系统具有保护作用的∩-3脂肪酸，有助于保护大脑细胞从而起到健脑的作用。

燕麦中富含丰富的维生素、纤维素、钾、锌等，除了有利于胎宝宝的大脑发育外，还可以作为孕妈咪的早餐或零食，可以为孕妈咪提供足够的热量又不用担心身体肥胖。

黄豆是豆类食品中食用最多、最广泛的。其中富含不饱和脂肪酸和大豆磷脂，能很好地保持血管弹性，促进脑细胞发育，大豆制成的豆浆等还有清肠、美容、消除水肿、控制体重的作用。

牛奶含有钙和蛋白质，可给大脑提供所需的各种氨基酸，增强大脑的活力，丰富的钙质能有效地补钙，促进胎宝宝的牙齿、骨骼发育。

瘦牛肉中含有丰富的铁，除了能补铁，预防孕妈咪贫血之外，还能使胎宝宝出生后注意力集中，免疫力增强，保持充沛的活力，牛肉中含有的锌能提高宝宝记忆力，被列为世界十大健脑食品之一。

饮食健康总原则

在饮食原则上变化不大，孕妈咪还是得坚持“不贪食、不节食、不挑食、不偏食”的四不原则，以及饮食清淡，营养均衡的总原则。避免过多食用含有味精、盐、辣椒、糖、动物性脂肪的食物。

避免水肿的饮食原则

进入晚期妊娠后，一直伴随孕妈咪的水肿不但没有消失或缓解，反而有可能因各种原因而加重。不论是轻度水肿还是严重水肿，都会加重孕妈咪心理和身体的负担，因为水肿会使体内有效循环血液量剧减，供给胎盘胎儿的血液减少，造成胎儿在子宫内缺氧，影响到胎儿的生长发育。又由于胎盘缺血，易触发妊娠高血压综合征发生。那么，孕妈咪要怎样才能“吃掉”水肿呢?

首先要注意盐分的摄入，若体内含有大量的盐，孕妈咪就会感到口渴，而一旦摄入过多的水，又会加重肾脏的负担，导致水分无法正常排出体外，引发水肿，如此就会进入恶性循环，严重时可导致妊娠中毒，危害母体与胎儿健康。因此，孕妈咪应低盐饮食，每日盐的摄入量在2~5克之间，如果考虑到食物的味道，可以用甜、酸、辣等调味剂来帮助料理食物，或者加大绿色蔬菜的摄入量。

营养均衡

要保证均衡的营养，在增加蔬菜的同时，不要忘记补充蛋白质、脂肪酸等。此阶段，胎宝宝的大脑发育正处于高峰期，要提供大脑发育的食物，如核桃、芝麻、瓜子、杏仁等。注意多用一些植物性油脂，既可以保证孕妈妈对脂肪的需求，又不会引起肥胖，有助于孕妈咪控制体重。

充足的水分是健康的前提，孕妈咪每日的摄入量为1500~1800毫升。

本月推荐零嘴儿

红枣

红枣，又称大枣、刺枣、美枣、大红枣等，自古以来就被列为“五果”(桃、李、梅、杏、枣)之一。在我国古代，红枣用于祭祀祖先和妇女的首次见面的礼物，极其珍贵。

民谚说“一日食三枣，健康不显老”，人们将其视为极佳的滋补品，因其维生素丰富，人们又将其称作“天然维生素丸”。

养血安神

现代药理学发现，红枣含有蛋白质、脂肪、糖类、有机酸、维生素A、维生素C、微量钙多种氨基酸等丰富的营养成分。黄酮有助于保护血管，维生素C有助于铁的吸收，因此红枣有补血的作用。经常食用红枣可使人血气充足，面色红润，心情也会愉悦，整个人神清气爽。

说到红枣，民间还流传着这样一个故事。大唐的开国将军罗成会见唐国公李渊，商谈推翻腐败的大隋。因路途饥饿，在一颗大枣树下休息时摘吃大枣，觉得大枣甜美异常，又因匆匆赶路未带礼品，遂买这棵树上的红枣为礼品见唐国公李渊，枣树主人送给罗将军满满一军粮袋的甜枣而不肯受银两，罗将军谢过老乡急匆匆赶路，日夜兼程到了李渊的大营。罗将军见到李渊就将红枣礼品呈上，李渊接过食用后大加赞赏：“罗将军所献的是何物？”罗成答：“回唐王，是人间的宝果糖枣。”据说，大唐的国号也与此糖枣有关哩。

红枣除了养血壮神之外还有美容养颜的功效，孕妈咪在嘴馋时不妨随手拈几枚红枣，即解馋又美容，最重要的是能增加营养有利于胎宝宝的健康。真可谓“小小一枚枣，功效真不少”。

孕妈咪的穿

孕妈咪冬季怎么穿

很多孕妈咪为冬季穿什么衣服伤脑筋，爱漂亮想穿得少一点吧，自己活受罪不说，还怕着凉了对宝宝不好，穿得厚一点吧，不仅难看，行动也不方便，真是左右为难。还有的孕妈咪认为冬季没有必要买太多孕妇装，因为冬季较短，很快就过去了，也有可能不久就要临盆了，更加没有必要特意去买又肥大，又不划算的孕妇装，说白了就是浪费。

对孕妈咪来说，冬季最需要注意的就是保暖了，如果因为爱漂亮而不顾身体，那是得不偿失的。那么来想想对策吧。

妊娠早期，白领孕妈咪一般来说都会坚持上班，但由于早期腹部隆起不明显，孕妈咪不用额外买孕妇装，只要穿着比平时稍微保暖、宽松、舒适就行了。如果是居家孕妈咪，就没有这些烦恼啦。

妊娠中期，由于孕妈咪的肚子隆起明显，考虑到形象美，这时白领孕妈咪就需要购买一些不同的服装。可以选择一些款式简单、穿脱方便的加厚保暖内衣，这些内衣不仅现在可以穿，因为它有弹性而产后身材恢复也可以穿，在外面穿件羽绒服或呢子大衣就行了，当然，总的原则是要四肢活动方便。进入办公室待在空调房里可以脱下羽绒服，换上轻便的稍薄一点的外套，外套可以提前准备，之所以要比在外面穿得少一点，是为了防止出门后会觉得更冷，不适应。

居家孕妈咪如果觉得购买孕妇专用的衣服浪费的话，可以穿准爸爸的衣服，穿着随意一点，只要舒适，便于活动就行了。

妊娠晚期，冬季基本上不需要出门，衣服大多以居家为主就行了，如果需要外出交际，孕妈咪可以准备些外出的服装。

孕妈咪的住

孕妈咪起床有道

很多人早上睡醒后一个鲤鱼打挺就起床了，这样既有利于赶走睡意，又能锻炼身体，最重要的是节省时间。大多数女性以做仰卧起坐的姿势起床，但怀孕后还保持着这样的姿势起床，既费力又不利于胎宝宝。尤其是即将进入妊娠晚期的孕妈咪如果也是这样起床，会因过度拉伸腹部肌肉增加腹压，还有可能导致胎宝宝脐带绕颈。怎样的起床姿势才安全又省力呢？

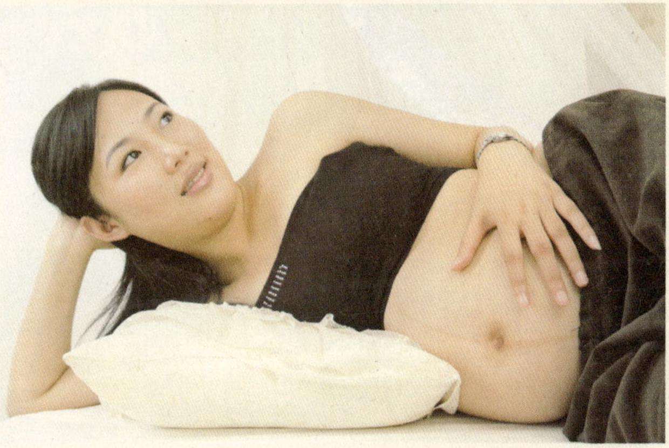

孕妈咪已经学会数胎心音了，她每隔一段时间就测量1次。

首先，睡醒睁开眼睛后不要马上起床，要静待3~4秒，在心理上做好准备，放松身体肌肉，慢慢起床。

如果仰躺睡觉，可将两腿缓缓靠在一起，屈膝，慢慢地翻到身体的一侧。

用手肘支撑上半身的力量，然后再用双手支撑坐起，伸直背部。

将脚放下，手放在身体的一侧，支撑着站起来，将双脚放在地上穿好鞋，扶着床沿站稳。

学数胎心音

胎心音即胎宝宝的心跳声音。胎心音正常与否象征着胎宝宝健康状况的好坏。妊娠大约6个月左右就可以听到胎儿的心脏跳动的声音，孕妈咪居家时可以自己学会测胎心音。

测量方法：排尿后，双腿伸直仰躺在床上，或者坐在沙发上，将腿放在旁边的凳子上，将胎心仪放到肚脐下二指左右，如果在肚脐左边听不到就换到右边，因为胎宝宝总是在动，要有耐心，一直到听到胎心音为止。

正常胎心音应为每分钟120～160次，超过160次即胎心音过快，应当警惕胎宝宝缺氧，若低于120次说明胎宝宝有危险，因为胎儿缺氧，先是心跳加快，后渐渐变慢，所以胎心监护很重要。

在妊娠7个月时，应每日听1次，每次1分钟，以便监测胎宝宝的健康状况。听胎心音要注意以下几种情况。

要识别哪些才是胎心音。因为孕妈咪的子宫内不是一个安静的世界，相反，它正如一个小型的火车站，有孕妈咪的心跳声，肠胃蠕动的声音，胎宝宝的心跳声等，总之很嘈杂。

听胎心音要注意跟妈妈的心跳声和肠鸣声等区分，妈妈的心跳比胎宝宝的慢，正常成年女性的心跳声为60~100次/分。

脐带杂音：是指胎宝宝脐带血液循环因某种原因影响受阻时，发出的一种酷似吹风样的声音。它是一种单音，速率与胎心相同，约15%的孕妈咪能听到。

子宫杂音：当血流经过胀大的子宫血管时，可出现一种低沉有力的吹风样响声，这种子宫血管杂音的速率与孕妈咪的心跳速率大致相同。

腹主动脉音：孕妇的腹主动脉搏动，亦能产生一种与子宫血管杂音相似的声音，但这种动脉血管音似敲鼓一样的“咚咚”作响，速率亦与孕妇脉搏相同。

胎动音：胎儿肢体撞击子宫壁时，发出的数种没有一定规律的杂音，而且部位多变。

另外，如果孕妈咪怀的是双胞胎或者多胞胎，则可听到多个胎心音参差不齐，因为每个胎宝宝的心跳声音不是完全一致的，因此，孕妈咪还可以通过听胎心音来分辨是否妊娠双胞胎或多胞胎。

孕妈咪出行

春季多进行户外运动

经过一个冬季的沉寂，待鸭子先知的春天来到时，万物纷纷苏醒，一片生机，孕妈咪整个冬季都“宅”在室内，都快“发霉”了，那么，出来走走吧，带上肚子里的宝宝，让她或他感受生命中的第一个春天。

冬季气温低，风雪大，不宜外出，且缺少阳光直射，日照时间短，特别是在没有阳光的日子里，一动都不想动，晒太阳少，紫外线照射少，合成的维生素D少，不利于钙、磷的代谢。因此，当春时节，建议孕妈咪多到户外走走，多多运动。

外出运动的注意事项

春天天气干燥，体内激素分泌比较旺盛，人的精神处于兴奋状态，容易激动，建议孕妈咪宜保持稳定的情绪，以免心理混乱导致自身的内分泌失衡，引起胎宝宝不适。

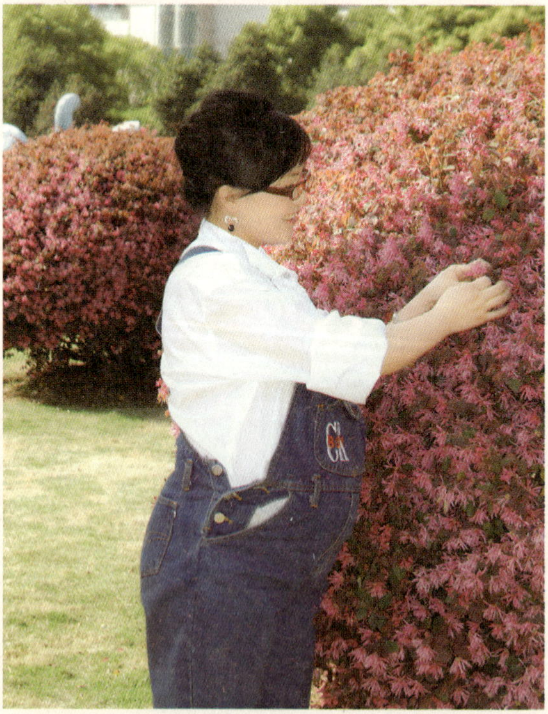

春天温暖的天气，孕妈咪“带着”宝宝在户外散步。

春季是传染病的高发季节，孕妈咪要避免去人多拥挤的地方，以免感染病毒，染上疾病。且在人多的地方，拥挤的人群不利于孕妈咪行走，一旦孕妈咪被人群挤倒，后果难以想象。

宜注意卫生。勤洗手，勤换内衣裤，注意个人的清洁。预防皮肤炎症，若孕妈咪对花粉、植物过敏最好不要接触花粉，以免引起过敏性皮炎。

在疾病高发季节，孕妈咪若感染上疾病就要及时就医，以免情况加重。

饮食卫生。外出活动时，最好不要食用路边小摊上的食物，以免病毒通过消化道传播。

孕有孕样

怀孕之后，各个方面都值得注意，特别是对孕妈咪来说，休息、睡觉、站立、坐、走、蹲跪等日常生活中的小事，在此阶段变成了大事。因为平常的睡觉、坐、走等都能影响到孕妈咪的生活、身体健康，进而影响到胎宝宝的发育，而宝宝能否健康、聪明关系到他或她以及准爸爸妈咪一生的幸福。

正确的休息姿势

孕妈咪坐在沙发上或软椅上时，可以在旁边放置一个比坐的凳子稍高的椅子，孕妈咪可以将腿轻放在上面，有利于加快腿部的血液循环，缓解水肿。

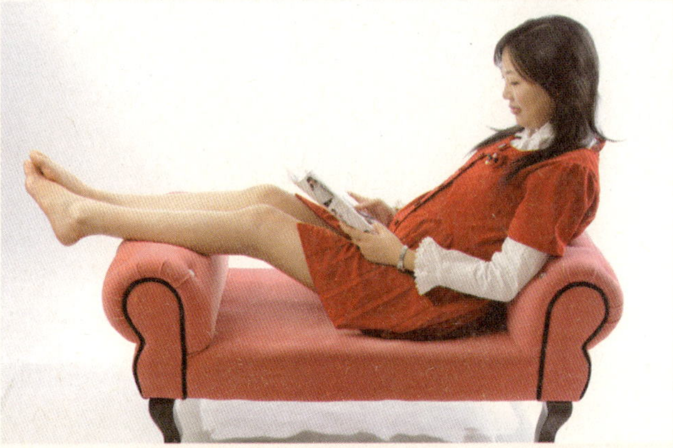

孕妈咪这样坐着腿比较舒服。

睡觉

孕妈咪睡觉宜采取左侧卧位。特别到了妊娠中晚期，孕妈咪的子宫增大，压迫下腔静脉，肠胃等，韧带将子宫拉向右侧，引起腹部疼痛，左侧卧位有利于纠正向右的子宫，缓解疼痛。

站立

孕妈咪站立的姿势也有讲究。正确的姿势是：将身体放松，两腿微微分开，将重心从脚趾转移到脚跟，如果由于工作需要长时间站立，可以两脚前后放置，隔几分钟将两脚的前后位置换一下，轮流休息，这样不容易疲劳。

坐姿

孕妈咪的腹部前凸，腰部随着腹部的凸出而向前凸，身体重心前移，为保持平衡，整个身体略向后仰。身体负担较重，为了能够省力、舒适地坐着，建议这样坐：背部尽量靠向椅背，在腰部前凸的位置放置一个柔软的坐垫最好，在腿的位置放置一个稍高一点的凳子，以供孕妈咪放置双腿，如果没有比座位稍微高一点的凳子，也可以在凳子上放置一个软垫供孕妈咪使用。如果孕妈咪需要坐着上班，有必要每隔一段时间活动一下筋骨。

走姿

孕妈咪走路不能太急，要讲究稳。散步能锻炼肌肉，促进血液循环，增加肺部对氧的吸入，对孕妈咪和胎宝宝都有益处，正确的行走姿势能节省体力，让孕妈咪更加舒适。

首先要选择一双柔软、舒适、防滑的鞋。行走时，要抬头，挺直后背，双肩自然下垂，脸部不要朝向地面，视线与地面保持平行，迈开腿向前要站稳后再迈另一条腿，动作宜慢。这样既可以防止摔跤，又可以节省力气。

蹲跪

孕妈咪想要弯腰拾点东西，大着肚子不但行动不便，稍不小心还会伤害到胎宝宝，拾取物品时不宜采取不屈膝而只弯腰的姿势，那么该采取什么姿势合适呢？

采取跪蹲的姿势。先迈开左脚或右脚，一般右脚较稳，慢慢弯曲双膝，腰部随着重心下移弯曲，直到身体不摇晃，双足踏稳地面再拾取物品，如果身边有较稳的支撑物如沙发、柱子等，可以将手支撑在稳固物上，帮助孕妈咪保持身体的稳定，如果需要跪着，可以借助稳固物单膝先跪下，保持身体的稳定后再将另外一条腿跪下，整个动作要缓慢进行，蹲跪时，主要是由大腿来支撑身体，而不是腹部用力，这样能保证腹部肌肉不被拉伸，胎宝宝不易受伤。

本月疾病早防

进入妊娠中期后进行了第二次产检，主要是进行“唐筛”、尿检，以全面了解孕妈咪和胎宝宝的健康状况。即将进入妊娠晚期，跟胎宝宝的见面时间又缩短了很多，此时要更加关注胎宝宝和孕妈咪的健康。本月，孕妈咪最需要关注的疾病有：

胎儿生长受限

胎儿生长受限，又称胎盘功能不良综合征，是指因妊娠期孕妈咪营养不良，合并有妊高征、糖尿病或感染、过去有先天畸形，子宫、胎盘血流减少，脐带过长、脐带过细引起的胎儿在子宫内生长受限，以致小于同等孕龄的胎儿。

此疾病应当尽量从早期做起，如果在此阶段检查出胎宝宝宫内生长受限征兆，要从以下几个方面着手进行预防。

营养。首先要做好营养工作。孕妈咪一日三餐要按时按量吃，不能怕长胖而节食，不要偏食。要多食用含有高维生素的食物，如水果、绿色蔬菜等，特别要注意蛋白质的摄入，合理搭配饮食，多食用一些含有优质蛋白质的食物，如鸡蛋、豆类、鱼类等。

疾病预防。积极做好疾病预防工作，避免病毒感染，避免有毒物接触、辐射、宠物接触，尽量不服药，用药也应在医生的指导下服用。

减少运动量

减少消耗大的运动，不要太累，上班时要注意休息，尽量减少营养物的消耗。

情绪

保持愉快的情绪，经常沐浴阳光，呼吸新鲜空气。

及时就医

一旦发现胎儿生长受限，应当及时就医。如果孕妈咪患有严重的妊娠并发症，不适宜妊娠的要及时终止妊娠，不宜盲目保胎，以免生出畸形儿或低体重儿。

羊水过多

羊水与胎宝宝的关系非常密切，就像鱼儿离不开水一样，当水过多时不会对鱼儿的生长造成什么消极影响，但羊水过多或者过少都对胎宝宝的生长发育至关重要。

妊娠时期，羊水量超过2000毫升者，称为羊水过多。羊水过多根据羊水增加速度的快慢分为慢性羊水过多和急性羊水过多两种情况。

羊水过多容易引发早产、合并妊高征、胎盘早剥、脐带脱垂等，严重时出现发绀，孕妈咪的腹部也会因张力过大而疼痛异常。

由于羊水过多的原因至今尚未清楚，应当以预防为主。

注意多休息，减少消耗，低盐饮食，每日食盐的摄入量为2~5克。

注意预防胎盘早剥。

羊水过多的处理，主要取决于胎儿有无畸形和孕妇症状的严重程度。

羊水过多合并胎儿畸形，处理原则为及时终止妊娠。

羊水过多合并正常胎儿，应根据羊水过多的程度与胎龄决定处理方法，主要是刺放羊水。

无论选用何种方式放羊水，均应从腹部固定胎儿为纵产式，严密观察宫缩，注意胎盘早剥症状与脐带脱垂的发生，并预防产后出血。

羊水过少

羊水少于300毫升的称为羊水过少。其原因大致有以下几个：

胎儿畸形，即胎宝宝发育不良，泌尿系统畸形，致使胎宝宝尿少或无尿，从而减少羊水的来源。

孕妈咪患有妊娠并发症，如妊高征、糖尿病使胎盘发生变形，功能减退，影响胎宝宝发育，导致羊水过少。

过期妊娠使胎宝宝的肾小管对抗利尿激素敏感性提高，使尿液减少，从而导致羊水过少。

羊水过少常对胎宝宝有以下几种危害：

如果发生在妊娠早期，胎膜可与胎儿粘连在一起，造成胎儿严重畸形。

发生在妊娠中晚期，羊水的缓冲、保护作用消失，腹压、子宫内的压力使胎宝宝不能自如活动，引起斜颈、曲背、巨颌、手足畸形等。当胎儿胸壁受到压迫，影响肺部膨胀，导致肺发育不全，出生后呼吸窘迫综合征的发病率明显增加。

发生在分娩期，可导致宫缩时胎儿脐带受压，氧气输入受阻，导致胎儿宫内窘迫或新生儿窒息。若同时合并羊水混浊，还有可能造成胎儿吸入性肺炎或因吸入胎粪呼吸道阻塞，使围生期的死亡率增高。

对孕妈咪的影响

妊娠期羊水过少会使胎宝宝紧贴子宫壁，胎动时孕妈咪常感觉腹部异常疼痛。

分娩期，羊水过少会使宫缩疼痛剧烈，宫口扩张缓慢，导致产程延长。增加孕妈咪的分娩痛苦，也会使剖宫产机会增多。

总之，无论是羊水过多还是过少，对胎宝宝和孕妈咪都会有很大的危害，一旦孕妈咪发现自己的腹部异常增长或者不明显以及胎动异常，应及时到医院检查，在医生的指导下进行必要的治疗。

妊娠期高血压综合征

妊娠期高血压综合征，简称妊高征，即以往所说的妊娠中毒症、先兆子痫等，是孕妇特有的病症，多数发生在妊娠20周与产前两周，约占5%的比例。临床主要表现为高血压（即收缩压大于130毫米汞柱，或舒张压大于90毫米汞柱）、水肿、蛋白尿、抽搐、昏迷、心肾衰竭，甚至发生母子死亡。

那么孕妈咪该如何预防呢？

早预防。做好定期体检，主要是测血压、查尿蛋白和测体重。及早发现，做好准备。

发现异常情况不要忽视，如孕妈咪头晕，疲乏等要考虑是否贫血，一旦贫血，要及时补铁。

注意休息，不宜做强度大和量大的运动，工作中感到疲劳时一定要休息好，注意预防下肢水肿，一旦出现水肿，要卧床休息，将脚抬高，促进血液流动，改善肾脏供血条件。

情绪稳定。要注意保持愉快的心情，调节情绪，放松精神，切忌不要喜怒无常，一旦血压升高，要在医生的指导下服用降压药。

注意营养均衡，饮食坚持少盐清淡，保证蛋白质和维生素的摄入。

也可以选用食疗的方法，下面几款防妊高征的食谱供参考。

【党参炖乳鸽】

素材

党参15克，乳鸽1只，料酒6克，胡椒粉3克，盐3克，姜3克，葱6克。

具体操作

1. 将党参用水润透，切成段；乳鸽宰杀后洗净，去内脏及爪，切块，放入沸水中去血水，葱、姜洗净，切片。

2. 将以上材料全部放入炖锅，加入清水600克，置武火上烧沸，再改用文火炖80分钟，调味即可。

小贴士：

此款药膳用于补气除湿，降低血压，适于气虚湿阻型高血压病人食用，尤其是伏天、梅雨季节最佳。

【大蒜鱼头汤】

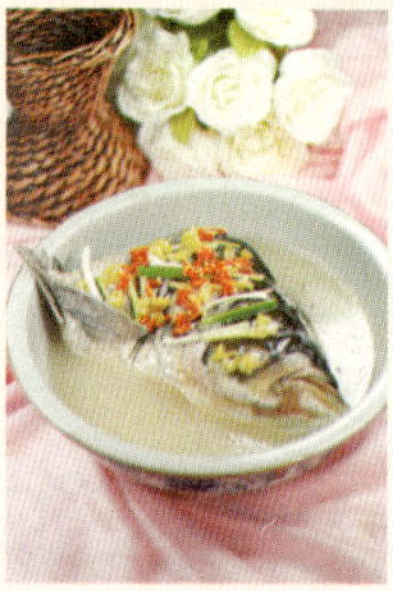

素材

鲜鱼头一个（约600克），豆腐100克，生姜10克，大蒜苗20克，枸杞3克，花生油15克，盐8克，料酒3克，胡椒粉少许，清汤适量。

具体操作

1. 将鱼头去鳞，去鳃，豆腐切成块，姜去皮切成丝，大蒜苗洗净切成段，枸杞泡透。

2. 锅内烧油，下入鱼头，用小火煎香，加入姜丝、料酒，注入适量清汤，用大火煮至汤白时再加入豆腐、枸杞、蒜苗，调入盐、胡椒粉，续煮3分钟即可。

小贴士：

此菜清热泻火，健脾祛湿，补脑益髓，醒神益智，需要注意的是鱼胆有毒，不宜入菜。

【花生仁炒芹菜】

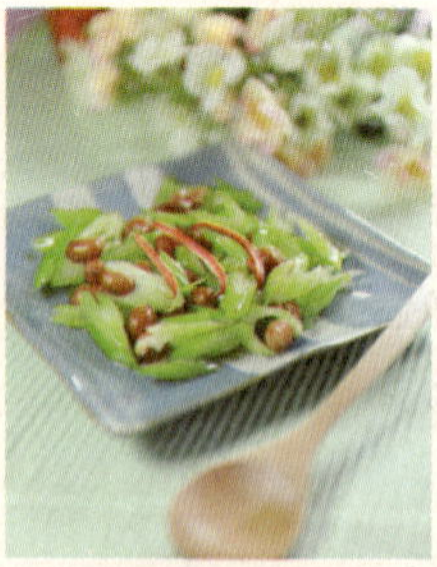

素材

花生仁50克，嫩芹菜150克，大蒜10克，红辣椒1只，花生油10克，盐5克，白糖1克，湿生粉少许。

具体操作

1. 将花生仁用油炸熟至脆，芹菜去叶，根洗净，切成小段，大蒜切片，红辣椒切成小段。

2. 锅内烧油，下入蒜片、芹菜、红辣椒段，用中火炒至八成熟时，调入盐、白糖。

3. 加入炸花生仁炒透，用湿生粉勾芡，炒匀，出锅入碟即可。

小贴士：

此菜中含有丰富的维生素B_1、铁、锌等营养素，对孕妈咪有很好的保健作用。但脾胃虚弱的孕妈咪不宜多食用芹菜。

【家常焖带鱼】

素材

带鱼400克，黄瓜30克，生姜10克，冬菇30克，红辣椒1只，花生油20克，盐5克，料酒3克，胡椒粉少许，酱油1克，花椒油少许，清汤适量。

具体操作

1. 将带鱼宰杀清洗干净，切成块，黄瓜切成片，生姜去皮切粒，冬菇、红辣椒切片。

2. 锅内烧油，投入带鱼，用小火煎至稍黄，投入姜粒，加入料酒、冬菇以及适量清汤，用中火焖约8分钟。

3. 加入黄瓜片，红辣椒片，调入盐、胡椒粉、酱油、花椒油焖透入味，入碟即可。

小贴士：

此菜具有暖胃、补虚、泽肤、黑发等功能，是孕妈咪的理想食品。但有疥疮、湿疹等皮肤病或皮肤过敏的病人应谨慎食用。

妊娠知识答疑

饭后马上吃水果会影响健康吗

答：不利于身体健康。

很多人在吃水果上存在一个误区，那就是将水果当成饭后的甜品，其实不然。

水果中含有膳食纤维、酵素、消化酶、果胶等能刺激唾液、胃酸的分泌，提高消化酶的功能，促进肠胃蠕动，增强消化能力，特别是对怀孕的女性来说有很好的帮助消化的作用。

但水果中含有的果胶能吸收大量的水分，使胃液相对减少，不利于消化。其次，饭后食用的水果在胃的最上方，换句话说，水果是最后被消化的，餐间的食物在胃中的停留时间约为2小时，水果在

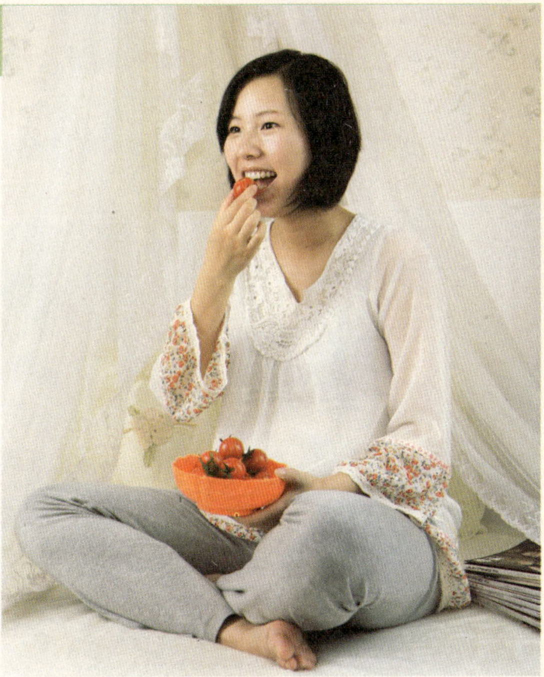
在两餐之间吃水果有益于身体健康。

这两小时中因未能及时进入肠道，加之体内的温度而腐败发酵，产生酒精及其他有害物质，引起胃灼热、消化不良、胃胀气等。

在饭后食用水果容易导致热量不均。本来吃饭时摄入了足够的热量，但饭后再食用水果会使人体摄入的总热量增加，糖分的摄入增多，血糖升高，也不利于孕妈咪合理控制体重。且若是晚饭后再食用水果，食物和水果塞满在胃中，容易引起腹胀、嗳气、影响睡眠。

为什么孕妈咪妊娠中期会出现腿脚抽筋

答：进入中期妊娠，尤其是即将进入晚期妊娠，腿脚抽筋是正常的。由于孕妇在妊娠期中体重逐渐增加，双腿要支撑整个身体，腿部的肌肉经常处于超负荷工作的疲劳状态，使孕妈咪在平常走路时、晚上睡觉时小腿肚和大腿以及大腿根部有一种拉伸似的疼痛、抽筋。出现这种情况时，可从以下几个方面改善：

由于腿脚抽筋属于生理性疼痛，在妊娠期间是不可能完全消除的，建议孕妈咪适当休息，不宜久站，工作不宜过度疲劳，不要穿高跟鞋，宜选择柔软、轻便的鞋子以减少抽筋的发生。

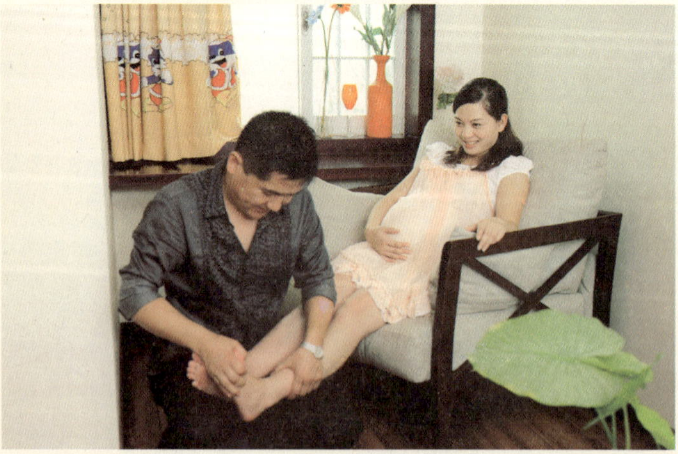

腿部抽筋可通过按摩缓解。

晚上睡觉前可以让准爸爸帮忙，进行足部按摩，能有效地缓解疲劳，减小抽筋的程度，睡觉时可将腿部抬高一些，促进血液循环。

腿脚抽筋有可能是缺钙所致，此阶段，胎宝宝的牙齿、骨骼钙化，需要大量的钙质，因此，孕妈咪缺钙是正常的，建议孕妈咪适量增加钙质和维生素D的摄入，多食用含有钙质的食物，如大豆、豆腐、牛奶和奶制品，鱼、蛋、排骨等，也可以补充钙片。

当腿脚抽筋时，将足趾用力向内钩紧或用力将足跟下蹬，使踝关节过度屈曲，腓肠肌拉紧，症状可得到缓解。

妊娠期气喘要紧吗

答：要视情况而定。

一般来说，妊娠晚期气喘是正常的，原因主要有：

随着胎宝宝月份的增加，子宫增大，宫底上升，压迫胸部横膈膜，使孕妈咪的呼吸受阻，当大声说话或者做事时感觉呼吸不过来，甚至有时候稍微吃饱一点也会发生气喘。

如果妊娠期间孕妈咪滥用药物也会导致气喘。

孕妈咪如果患有鼻炎、支气管炎会加重妊娠期气喘。

孕妇贫血时，体内输送氧气的血红细胞减少，导致吸入的氧气减少，引起气喘。

气喘的应对情况

因子宫增大压迫横膈膜的气喘在分娩前1个月时易发生，当胎宝宝的头部进入骨盆，横膈膜压迫消失，呼吸受阻解除，气喘可缓解。

孕妈咪要注意及时补血，多食用含有铁的食物，如海带、紫菜、黄豆、菠菜、芹菜、鱼、豆腐等，同时还要注意补充维生素C，以促进铁的吸收，含维生素C的食物很多，如苹果、木瓜、葡萄、柑橘、柚、菠菜、油菜等。

如在妊娠前就患有鼻炎、支气管炎最好治愈后再妊娠，或者妊娠期间在医生的指导下治疗。

如果发生气喘，可停止手中的工作休息片刻，或者停止说话，吃饭时不要吃得太饱，饮食坚持少量多餐的原则。

总之，晚期妊娠气喘是正常现象，孕妈咪不必过度担心胎宝宝的健康，只要平时注意，应该没有多大的问题。

孕妇的饮食越淡越好吗

答：一般来说，孕妈咪的饮食总科学原则是清淡、少盐。辣椒、胡椒等刺激性佐料仍然要少放，但也不能一点盐都不放。

由于孕妈咪的新陈代谢旺盛，汗腺发达，生活中容易出大量的汗，体内的钠盐会随着汗液一起排出体外，如果长期食用不放盐的菜肴，孕妈咪体内的钠就会大量缺乏，会导致身体缺水和缺盐。当孕妈咪体内缺钠盐时，会出现四肢无力、呕吐、肌肉痉挛、虚脱，长期无盐饮食会破坏肾功能，引起蛋白尿，胎宝宝的发育也会受到影响。尤其是临近分娩时，如果体内缺钠，会使分娩时无力，延长产程，容易引起新生儿窒息。因此，妊娠后期，孕妈咪要注意适量补充钠盐。

做噩梦了怎么办

答：妊娠期间，孕妈咪有时担心胎宝宝的健康，有时担心自己的工作，有时因为丈夫的冷落而内心忧郁，有时担心胎宝宝的身体健康，身体不适时担心是否生病了，会不会对胎宝宝有什么影响，会不会生出畸形宝宝，分娩时会难产吗？总之一切与宝宝的有关因素都会被孕妈咪考虑到。

所谓“日有所思，夜有所梦”， 由于孕妈咪整日过度紧张、忧虑，对周围的事物都觉得草木皆兵，有些孕妈咪还有可能做些恐怖、惊险的梦。由于噩梦连续不断，导致失眠严重，长久的睡眠不足，容易使内分泌失衡，给胎宝宝的健康发育埋下了隐患。

要怎样才能对付这些让人厌恶的噩梦呢？

孕妈咪首先要做的就是放松心情，消除心中的忧郁。睡醒后如果还记得梦的话，不妨把梦讲给家人或好朋友听听， 让他们来谈谈看法，说不定能给你很大的启发，就算不能找到解决的办法，也会有人分享你的忧愁，有这样一种说法：如果你把开心分享给他人，那么你的开心就放大了很多倍，如果你跟别人分享你的忧愁，那么你的忧愁少了很多。

其次，在睡前不要看恐怖小说、电影，以免想入非非，晚间的时候做噩梦。可以在睡前想一些美好的事物，听一首优美的乐曲，念一首抒情的小诗，让自己心情舒畅，还有就是睡觉时不要将手放在胸口上。

做疾病诊断。如果是患上了某些心脑血管疾病也会做噩梦，若孕妈咪长期做噩梦，建议及早到医院进行检查，排除患病的可能，安全度过妊娠期。

孕妈咪怎么护理头发

答：妊娠期间孕妈咪的头发会发生很大的变化，如原本稀疏、暗淡的头发在这时会变得很密，有光泽，而有的孕妈咪的头发却变得稀疏，这样的变化会一直持续到孕妈咪分娩后。

头发状况

进入妊娠中晚期，孕妈咪的激素分泌会增多，油脂会让孕妈咪的头发变得多油，而头发从妊娠初期就开始掉落，持续时间达10个月之久，但孕妈咪不必担心头发会掉光，待宝宝出生后会恢复到原来的数量。

洗发

大多数人洗头发是弯腰的，但这对怀孕七八个月的孕妈咪来说是十分困难的。孕妈咪可以在淋浴的时候站着洗头发，也可以到附近的理发店去洗，还可以让准爸爸帮忙。至于洗头发的次数，可以根据自己的实际情况来决定，但要用合适的洗发水以适应头发的新情况。

干发

洗完头发后，湿漉漉的头发既不方便睡觉，也不方便外出，这时，孕妈咪可以让准爸爸多准备几条干毛巾或者购买专门用来干发的干发帽来将水吸干，擦干头发上的水之后，再用手将头发抓得稍微蓬松，这样头发会干得快一点。如果要使用吹风机，最好调到凉风挡，不要正对着脸部和头皮。

护发

可以在洗头发之后涂上护发素使头发更加柔顺，更加易于打理，或者待头发半干时涂上免洗护发素也可以。

什么时候停止工作合适

答：孕妈咪怀孕后身体变得笨拙，负担加重，即将进入妊娠晚期，孕妈咪更加容易疲劳，体力因人而异，有些孕妈咪可以坚持工作到预产期的前一天，而有的孕妈咪则需要提前几个月就在家里养胎、休息，上班的孕妈咪何时休息变成一个多解的问题。

根据工作的不同

休假的时间因孕妈咪做什么性质的工作有异。如果孕妈咪是办公室内的白领，每天的活动量不大，危险比较低，可以不用太劳累，且妊娠的所处环境清洁、安静，如果孕妈咪的身体状况很好，可以考虑一直工作到预产期。

如果是在飞机、手术室或者有强大辐射的环境中工作可以提早休产假，也可以申请妊娠期间调动工作，如果环境允许，孕妈咪也可以坚持到预产期。

若是处于噪声较大，或者有毒物的环境中，或是工作要求一天站立近4个半小时以上建议孕妈咪最好能提前休产假。

根据医生的建议

由于人体各异，孕妈咪的身体情况不同，如有的孕妈咪身体状况良好，妊娠期的并发症少，医生会建议你稍晚一点休产假。

若孕妈咪的身体状况不好，并发症多，产前检查发现异常或者是孕妈咪怀双胞胎或者多胞胎，或者出现先兆流产、早产，医生建议住院监护或提早休产假时，孕妈咪应听从医生的嘱咐，不宜盲目行动。

怎样预防肾结石

答：随着人们饮食结构的优化，大量优质的蛋白质、脂肪被人体摄入，进入人体后脂肪饱和沉淀，形成结石的可能性大大增加。在我国的男性公民中，10个人中有1个患有肾结石，而女性中，大概每20个人中有1个人患有肾结石。特别是对怀孕的女性来说，肾结石的概率更高。

由于妊娠期间，女性内分泌变化，新陈代谢加快，使肾脏等排泄器官的负担加重，由于激素的作用以及子宫的压迫肾脏、肾小管，使得器官蠕动减弱，导致尿流变缓，孕妈咪容易发生尿频、少尿就是这个原因。当压迫到肾小管时，会使肾小管发生一定程度的扩张、积水，也容易诱发结石。妊娠期肾结石原理与沙石沉积相同。一般来说，在河流稍微宽阔的地方，水流速度较慢，水的力量相对来说较弱，负载沙石的力量也较小，沙石因此不容易被水流冲走而沉淀下来，沉淀下来的沙石就如同肾结石，一旦不及时清淤，河流就会被堵塞，长期下去就会有干涸的危险。同样，当肾结石塞满肾脏时，就会引发尿路阻塞，会导致少尿，最终会影响肾功能导致终末期肾衰竭，肾脏功能丧失。

在妊娠期间，若孕妈咪患上肾结石宜尽量采用保守治疗，输液消炎。若不是很严重，宜等到分娩后再进行排石治疗。

妊娠期肾结石以预防为主,孕妈咪要注意以下几点。

合理饮食。要注意酸碱平衡，营养均衡，不偏食、挑食。饮食的酸碱平衡对于肾病的治疗及并发症的防治是非常重要的一个环节。多食用碱性的食品，特别要注意多食用蔬菜。蔬菜中富含有机活性碱，能保护肾脏。少食用含有草酸等容易诱发沉淀的食物，如笋子、菠菜等。

保持良好的心情，压力过重会导致酸性物质的沉积，影响代谢的正常进行。

良好的生活习惯。生活要规律，按时作息，保持内分泌平衡，预防肾病的发生。

适量的有氧运动。适当锻炼身体，出汗能促进体内有毒物从汗腺的排出，减少肾脏的负担。

多饮水。水能稀释尿液，防止高浓度的盐类及矿物质聚积成结石。

妊娠中、晚期能过性生活吗

答：理论上，在妊娠4~9个月期间，夫妻是可以过性生活的，但要依据孕妈咪的个人情况而定，而且还有很多问题是需要注意的。

在此阶段，胎宝宝比较稳定，而且各个组织、器官的发育大体上完成，适当的性生活不会引起流产，且孕妈咪会比较适应妊娠期性生活。每周可以同房一次，需要注意的事项有：

性生活不宜太频繁，否则会加重孕妈咪身体的酸痛等不适，且每次性交时间不宜过长。

要注意采用合适的姿势，不宜压迫孕妈咪的腹部。

性交动作不宜太激烈，宜尽量轻柔，避免刺激到孕妈咪的乳头，引起子宫收缩，不宜直接刺激孕妈咪的性器官。

每次同房后孕妈咪要注意充分休息，恢复体能。

孕妈咪变懒了是怎么回事

答：怀孕后变懒是正常的。

怀孕后，由于体内雌激素分泌增加，使孕妈咪出现嗜睡、全身乏力等症状，是孕妈咪“变懒”的一大原因。

其次，随着妊娠月份的增加，孕妈咪的身体逐渐加重，行动变得笨拙，不方便，腰酸背痛，运动或者家务会在一定程度上加重疼痛，而躺着或者静坐能缓解部分身体不适。

第三，孕妈咪的血容量增大，会出现缺铁性贫血，孕妈咪会感觉全身乏力、缺氧、头晕、嗜睡，因此懒动。

第四，在国家实行计划生育后，独生子女增多，随之独生孕妈咪也增多，现代家庭进入4+1，6+1模式，即丈夫、婆婆、公公、母亲、父亲五个人照顾一个孕妇，爸爸、妈妈、爷爷、奶奶、外公、外婆六个人照顾一个宝宝，孕妇和胎宝宝变得“金贵”。普遍认为孕妇就是要好好休息，能少做事尽量不动，使孕妈咪只要安心养胎就行，慢慢地孕妈咪形成惰性心理。

准爸爸课堂

为妻子助眠

作为孕妇的妻子每天要保持8个小时以上的睡眠，胎宝宝才能更好地发育。进入妊娠中晚期，孕妇的睡眠显得尤其重要，因水肿、胎动、抽筋、尿频、腰酸背痛等一系列不适困扰着妻子，如果患有妊娠并发症，孕妈咪的睡眠无法得到保证。一旦缺乏足够的睡眠，孕妈咪体内的生物钟紊乱，内分泌失调对胎宝宝有着直接的影响，作为丈夫和准爸爸，该怎样来帮助妻子进入睡眠呢?

环境

居室环境要讲究安静，空气新鲜，卧室整洁，

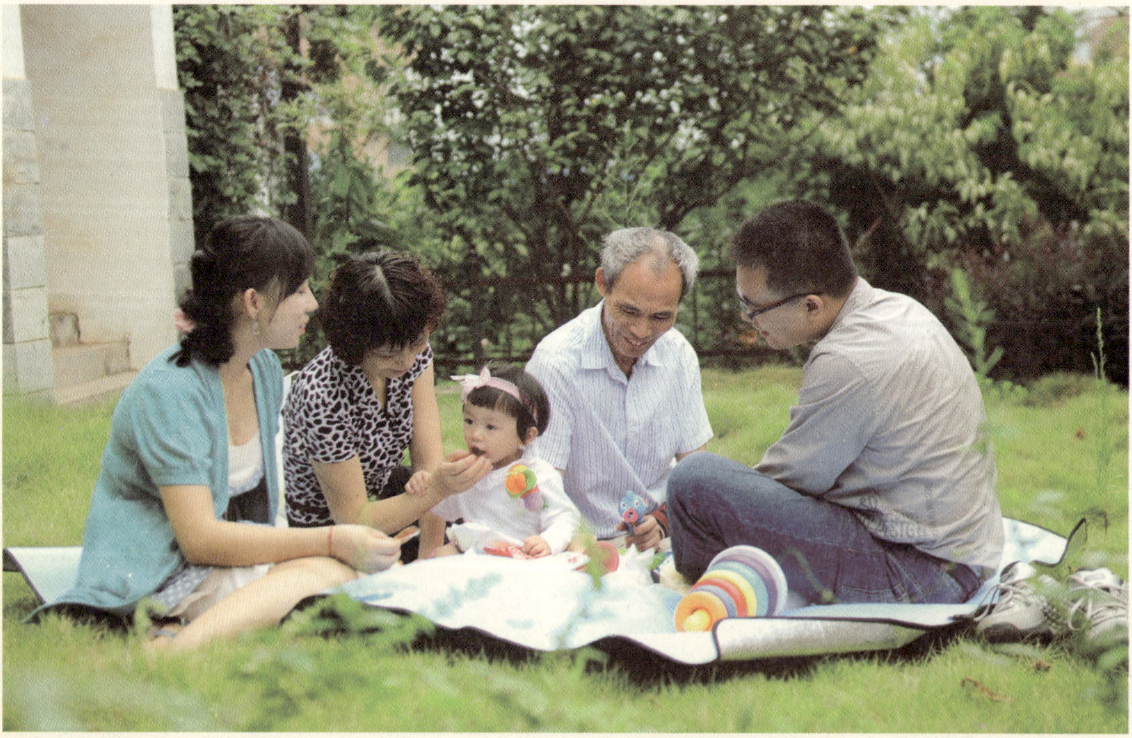

4个大人，1个小孩的“4+1”家庭模式。

舒适，没有怪味，床要柔软，但是又不能用席梦思，枕头不宜太低，也不能过高，太低或过高都会影响血液循环，还有可能导致呼吸不畅而打鼾，影响妻子进入深度睡眠。

为妻子准备一床柔软、轻便的被子，使她可以睡得暖和，翻身方便，睡眠加深，胎宝宝也会更加健康。

饮食

饮食仍然要坚持清淡少盐的原则，晚餐不宜吃得太饱，饭后不宜食用水果，不宜马上上床睡觉，因为食物还在胃中，没有进入肠道，若此时马上睡觉，整个胃都被塞得满满的，容易胃胀、“烧心”、气喘等，影响睡眠。

将给身体补充足够水分的工作尽量安排在上午，下午以及睡前减少喝水，既能减少晚间尿频，又能缓解水肿。不宜饮用含有酒精、高糖分的饮料，如可乐、瓶装果汁等，晚间不宜饮用利尿饮料，如豆浆、浓茶等。

日常习惯

在妻子入睡前最好能给她按按摩，缓解浑身的酸痛，让她全身肌肉放松，很快就进入睡眠中。

最好能给她打盆热水泡泡脚，进行脚底按摩。脚底被称为“人的第二心脏”，热水按摩对孕妈咪来说是非常好的。

睡觉前不要使妻子进入兴奋状态，避免做剧烈运动，快要进入妊娠晚期了，节制性生活是有必要的。

心理安慰

如果妻子陷入忧郁或者过度担心胎宝宝的健康都有可能会影响内分泌，跟妻子平静地谈谈心，交换一下彼此近期的感受，谈论一些关于宝宝养育的方案问题，都有利于缓解妻子的心理压力。

最好不要在妻子失眠的夜晚，你却鼾声大作，这样妻子的心理会觉得很寂寞的。

鼓励妻子睡前上个厕所，养成睡前上厕所的好习惯，以免刚刚入睡又被尿意打扰而频繁跑厕所。

让妻子笑口常开

笑，是人们心情愉悦的表现 。生活中总有些压力，当感到痛苦时，即使是勉强的微一微笑，也能让痛苦得到暂时缓解，笑口常开，一向被人们视为养生保健的妙药。

笑能增加肺的呼吸功能，排除废气，清洁呼吸道，能使肌肉放松，缓解紧张的神经，驱散心中的阴霾，笑能让人乐观地面对生活。

俗话说：怒伤肝，忧伤肺，怒是百病之源，当人处于发怒、忧愁的状态时，消化能力降低，胃肠

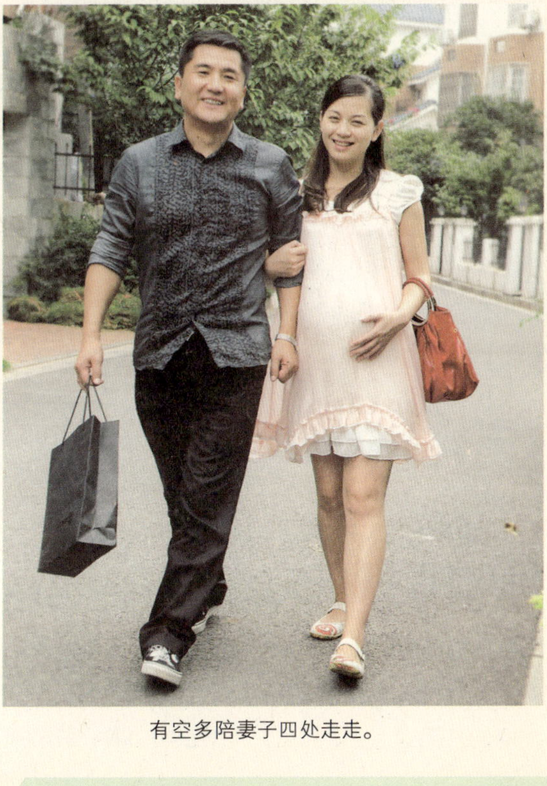

有空多陪妻子四处走走。

痉挛，心跳加快，血压上升，呼吸急促，内分泌失调，孕妈咪与胎宝宝之间因胎盘而有直接联系，孕妈咪的一举一动都会对胎宝宝产生直接的影响，有些影响甚至超过了自身，比如说经常发怒的孕妈咪所生的胎宝宝的性格会偏向急躁。

准爸爸宜多多创造条件哄妻子开心，经常说些赞美妻子的甜言蜜语。宽容妻子的小脾气，多多抽时间陪妻子参加社交活动，逛逛街，买点小吃，购买几件漂亮的衣服，拍些幸福的照片。

给她期待的答案

怀孕中的妻子时而敏感时而成熟，但总的来说，她非常在乎你的看法，来看看妻子想要听到什么样的回答呢？

哎呀，怎么又长胖了？

亲爱的，是咱们的宝宝长胖了。

这水桶腰，以后怎么恢复啊？　生完宝宝就恢复了，带点贵夫人的气质会更好看的。

糟糕，脸上这么多斑，我难看吗？

不难看，我老婆是最美的。

我以后变成黄脸婆了，你还会喜欢我吗？

会的，你在我心里永远是最美的。

我会不如以前性感的，你还会对我心动吗？

你让我觉得心醉。

你介意跟宝宝一起分享我吗？

你是我跟宝宝的。

帮妻子一些小忙

即将进入妊娠晚期，细心的准爸爸们，你们有没有发现疲劳的妻子动作变得笨拙，比以前更爱撒娇呢？她需要你的帮助，需要你关心她，需要你关注你们共同的宝宝，那么，何不做些小事，既能抚慰妻子的心，又能了解胎宝宝的变化呢？帮妻子些小忙吧。

数胎动

胎动一般在妊娠5个月后，7~8月时最为明显，胎动是胎宝宝健康状况的反应，可让妻子端坐或者左侧卧位，将手掌轻轻地放在妻子的肚皮上，就可以感觉到胎宝宝伸手、踢腿、转圈等活动，这就是胎动。正常胎动至少每小时达到3 次或以上，有时会有一连串的胎动，这些算作一次。

数胎心音

胎心音也是反应胎宝宝健康与否的标准，准爸爸可以让妻子仰卧，两腿伸直，将胎心仪贴在妻子的肚皮上听胎心音，正常的胎儿胎心率在120~160次/分，过快或过慢都显示胎宝宝异常，应引起重视。

看体重计

由于妻子的肚子太大，连看到自己的脚趾都比较困难，更不用说看体重计上的数字了，这时候，准爸爸可以帮妻子称体重，估计妻子的健康状况。从本周末开始，可以每周称一次，每周的体重增加为500克左右，妻子体重增加过多或者不增反减都要及时询问医生是什么原因，或者到医院进行检查。

量宫底

子宫底的高度显示出胎宝宝的发育状况和羊水多少，准爸爸可以待妻子排尿之后，让妻子端坐，将腿搁置在小矮凳上保持弯曲，准爸爸半跪着用卷尺测量自妻子的耻骨到子宫底的距离，就是宫高。从妊娠5个月后，每周可测量一次，每次宫高增高约1厘米。到第9个月时，胎头入盆，宫高增加减慢，也有可能下降。当妻子的宫高增加过快或过慢都应当请医生诊断。

帮妻子翻身

即将进入妊娠晚期，妻子的肚子已经很大，子宫韧带由于拉伸使肚子有撕拉式疼痛，腰部由于长期前凸而疲劳，经常全身不适，更兼胎宝宝的胎动频繁，睡觉对孕妈咪来说可真是件痛苦的事情。

长期保持一个姿势睡觉就算是普通人也难以做到，更不用说孕妇了。但睡觉翻身对孕妈咪来说是件痛苦的事情，比如说会出现肚皮拉扯疼痛，腰部扭痛，骨骼因摩擦时压力太大而发出“咔嚓”的响声，耻骨也会疼痛厉害，这些都让孕妈咪翻来覆去睡不着觉，有些孕妈咪因为睡觉翻身困难以及一系列的疼痛而一整晚都无法入眠。这时候，细心的准爸爸伸出手轻轻地帮妻子翻个身，再给她稍微按摩，或者说一两句贴心的话，既能减轻妻子的焦躁，平复她焦急的内心，也能感觉到妻子的身体多么沉重，她是多么辛苦，你会更加体贴妻子，虽然只是一些小小的动作，但夫妻之间的感情会更稳固。

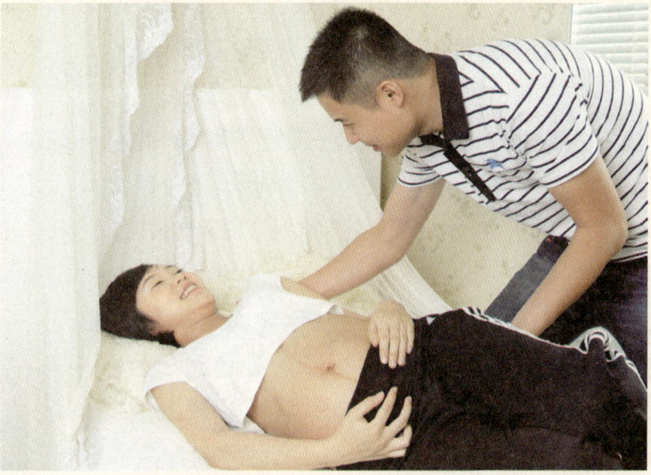

因为身体沉重，准爸爸经常帮助妻子翻身。

胎教进行时

教宝宝“做功课”

胎教除了理论外还要进行实际操作，在过去的几个月时间里，准爸爸对胎宝宝进行了语言胎教、音乐胎教等，对胎宝宝的反应能力等训练得比较少，从现在开始，准爸爸可以从各个方面给胎宝宝安排“功课”。

做做操

从怀孕第5个月后出现第1次胎动，并且在以后的时间中一直都处于运动中，偶尔还会“淘气”一下，那么，先看看他的表现吧。

当胎宝宝踢孕妈咪的肚子时，准爸爸可以把手放在孕妈咪被踢的部位，看看胎宝宝的反应，如果胎儿再踢，准爸爸可以再轻轻抚摸孕妈咪的肚子，还可以换一下位置，引导胎宝宝改变在子宫内的位置，看看胎宝宝是什么样的反应。一般来说，换位置时，时间间隔要稍微长一点，要给胎宝宝时间反应，胎宝宝高兴时的反应会比较轻柔，如果胎宝宝反应激烈，有可能是“生气”了，这个时候要停止抚摸，注意每次抚摸的时间不宜过长，否则会使胎宝宝产生厌恶的感觉。

经研究发现，长期接受抚摸训练的胎宝宝出生后更加遵守纪律，生活自理能力比较强，听从父母的安排。

躲猫猫

准爸爸可准备一个手电筒，每日定时在胎宝宝睡醒后（一般来说，孕妈咪的作息时间如果有规律的话，胎宝宝会和妈咪一同“起床”）用手电筒作为光源，照射孕妈咪肚子的胎头方向，每次先固定在一个位置，当胎宝宝有了反应之后，关闭手电筒，转向另一个地方，注意不要离刚才的地方太远，进行第二次照射，跟胎宝宝玩“躲猫猫”游戏，每次5分钟左右，在结束前反复关闭、开启数次。

进行此项训练能开发胎宝宝的智力，锻炼胎宝宝的反应能力。需要注意的是，进行训练时要按照胎宝宝的生物钟来，不能想什么时候进行就什么时候进行，或者是来兴趣就进行，否则会打乱胎宝宝的生物钟，引起胎宝宝“生气”。还有就是不宜用强光进行照射，且照射时间不宜过长。因为强光照射使胎宝宝的大脑对明暗光线的刺激反应过慢，会使胎宝宝受到强烈的刺激，从而出现胎心音加快，宝宝烦躁不安。

花些时间与其他父母、孩子交流

毕竟初为人父，准爸爸有很多事情无法适应，还有很多是需要学习的，但书面经验很少，妻子也是新手，缺乏经验，这时候，准爸爸需要花些时间与其他有孩子的父母进行交流，既可以促进人际关系的和谐，还可以学习经验，又能避免尴尬，是个很不错的选择。

比如说跟妻子一起上育儿学习班时，可以听指导员讲解相关知识，在空闲时间和其他爸爸一起闲聊，看看他们是怎样给宝宝换尿布，跟宝宝交流的，可以询问一下平时生活中会遇到的问题，比如说怎样哄妻子开心，怎样对胎宝宝进行胎教，日常生活中的常见问题，谈谈遇到问题时其他爸爸是怎样解决的，哪种方法更加好，等等。

准爸爸可以跟其他的孩子交流，问问孩子们平常的喜好，孩子们对爸爸妈妈的想法，有利于准爸爸对宝宝进行更加深入的了解，以后遇到相类似的问题再也不会束手无策了。

通过与其他父亲的交流，有利于准爸爸跟妻子一起努力养育宝宝。

保持好心情

保持好心情，时常笑口常开，好的心情对胎宝宝的影响是无法想象的。

据相关专家研究发现，妊娠期间，孕妈咪对待胎教的态度以及实行胎教的情绪对胎教效果的影响是极为显著的。斯芬蒂克夫妇在实行胎教时就非常注意情绪对胎教的作用。

因为孕妇情绪的变化会影响体内内分泌的变化，直接通过胎盘影响胎儿的生长发育。当人情绪恶劣时，肾上腺皮质激素分泌增加，这种激素随着血液通过胎盘进入胎儿体内，特别是在妊娠早期3个月内，胚胎某些组织处于发育的关键时期，一旦肾上腺皮质激素进入胎宝宝的身体，有可能阻碍胎儿上颌骨发育，引起胎宝宝唇腭裂等畸形。肾上腺素还会引起血管收缩、血压上升，使子宫、胎盘血液循环发生暂时性障碍，造成胎宝宝缺氧。如果经常发怒，容易诱发胎儿发育迟缓或胎死宫内。

那么，孕妈咪保持好的心情吧，学会调控自己的情绪，喜时，可以开怀一笑，怒时问问自己因为什么发怒，同时告诫自己，发怒就会对胎宝宝不好，忧郁时，找个闺中密友去散散步，谈谈心，或者找准爸爸谈谈，或者吃一些自己喜爱的零食，慢慢地就平静下来。

第4章 紧张且满心期待的晚期妊娠

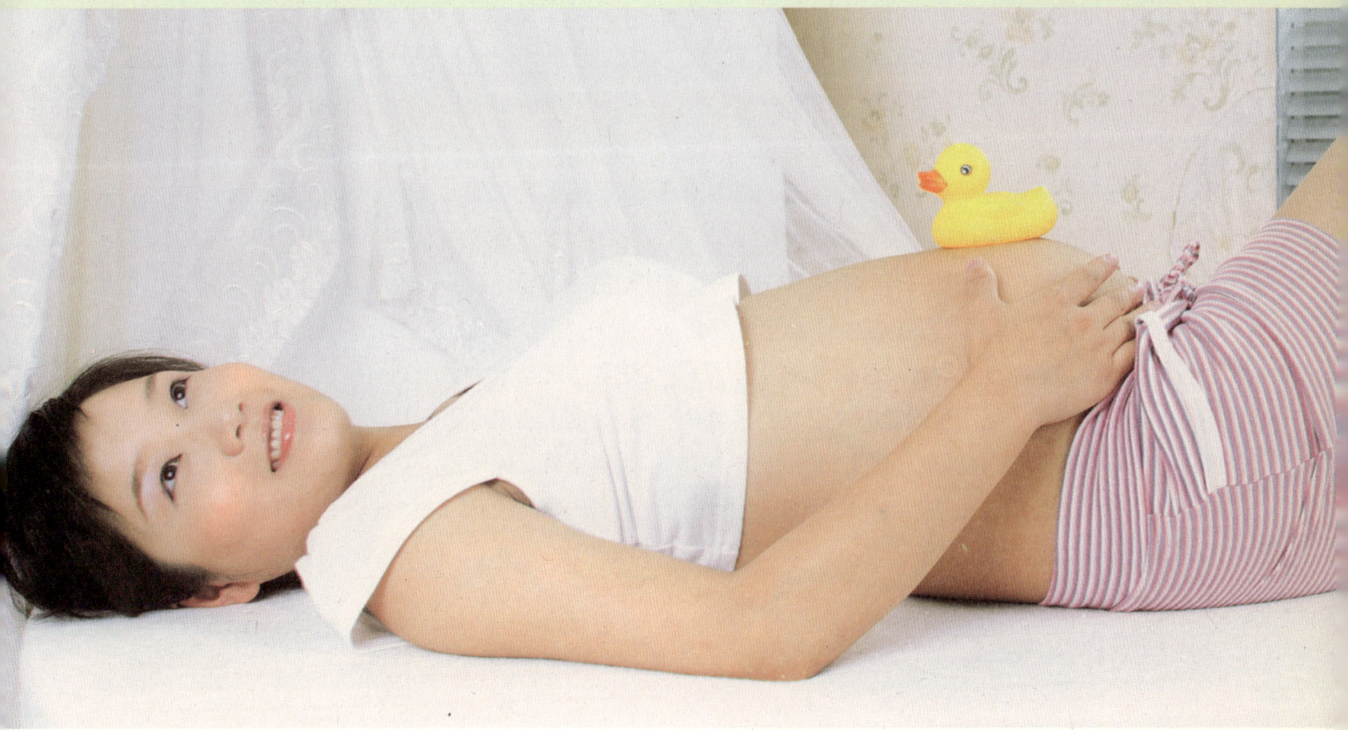

不知不觉间，妊娠期已经过了一大半，随着宝宝发育完善，预产期越来越近，你的心情也紧张而充满期待吧！

第8个月

胎儿状况

进入怀孕第29周了，此时胎宝宝的身体长35~36厘米，体重约1100克。胎宝宝在这个阶段会很活跃，小家伙的视觉系统已经发育完善，在准爸爸妈妈的“训练”下，对光照差不多习惯了。他或她的皮下脂肪已经初步形成，渐渐饱满起来，看上去再也不像个“小老头”了，接下来一直到分娩前，小家伙的皮下脂肪一直都处于增厚的状态中，出生后，准爸爸妈妈看到的宝宝才会肉嘟嘟的。

怀孕第30周了，胎宝宝的身体长约37厘米，体重约1300克。在本周，小家伙的皮下脂肪继续增厚，小脑袋还在继续长大，神经系统的发育有了一定程度的完善，由于胎宝宝的增长，他或她在孕妈咪的子宫中的活动空间越来越小，胎动会减弱，但有可能小家伙的作息时间刚好与孕妈咪的相反，当孕妈咪想要正常睡觉比较困难。

怀孕第31周，胎宝宝的身长37~38厘米，体重1500~1600克。由于皮下脂肪的增长，胎宝宝逐渐变得丰满起来。他或她的四肢和各个器官的发育接近成熟，可以在羊水内呼吸、排泄，眼睛时开时闭，渐渐能看清子宫内的景象，当有光照时，胎宝宝还能准确地用小手触摸到光源哩。

怀孕第32周，这是第8个月的最后1周，胎宝宝的身长大约为40厘米，体重为1600~1700克。胎宝宝的身体和四肢继续发育，身上的皱纹也逐渐消失，胃肠功能已经接近成熟，能分泌消化液，喝进肚子的羊水会经过消化排泄出来，如果是个小男孩，他的睾丸这时正从肾脏附近的腹腔，沿腹沟向阴囊下降。如果是个女孩，她的阴蒂已突现出来，要到出生的前几周才能被小阴唇覆盖。

孕妈咪体征

终于进入妊娠晚期了，在这个阶段，孕妈咪要做好准备打一场艰难的“持久战”。随着腹部的隆起，宫底升高到25~27厘米，肚脐突出，腹部的妊娠纹更为明显。肚皮也一阵阵发紧。由于子宫上升到横膈膜的位置，孕妈咪会感到呼吸困难，喘不过气来。子宫压迫到胃肠，饭后孕妈咪会有胃胀的感觉，但等到第9个月胎宝宝下降后，孕妈咪吃饭会感觉好很多。总之，这段时间，孕妈咪的身体沉重，比上个月增加约

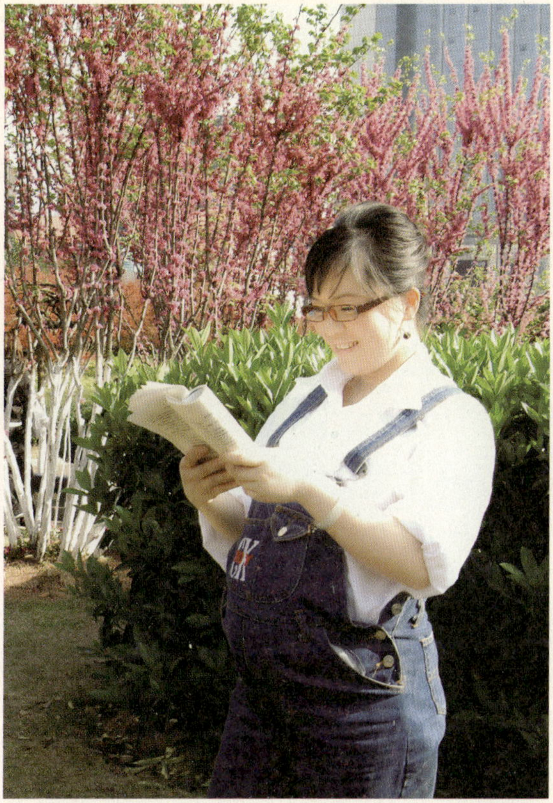

虽然身体越来越笨重，但孕妈咪对宝宝的到来充满期待。

1~2千克，动作变得笨拙，会觉得胎动减少，但孕妈咪不必担心，这是由于胎宝宝在子宫中占的空间增大，胎动相对减少所致。水肿、便秘，小腿肚抽筋，钙质不足等都还会一如以前，孕妈咪宜适量运动，减少水肿，预防血流不畅。

孕妈咪的吃

本月的必需营养素

维生素B_1、维生素E、维生素C、蛋白质、铁、钙、磷、脂肪、叶酸、碳水化合物、锌、碘等。

进入妊娠晚期了，在本月，孕妈咪要注意增加蛋白质的摄入。此阶段，每日的蛋白质的摄入量为80~90克，可以多食用豆腐、豆浆、牛奶等奶制品之类的食物。要增加铁的摄入，以防止分娩失血和为胎宝宝储备足够量的铁。含铁的食物有黑木耳、动物内脏、油菜、海带、菠菜等。

另外，维生素的作用也不可小觑。研究发现，在妊娠晚期，维生素供应不足可引发早产或流产，尤其是已经进入了妊娠晚期，发生早产的可能性更大。此外，孕妈咪还要注意盐分和水分的控制，以防止水肿和妊娠中毒，特别是患有严重水肿的孕妈咪更要注意少摄入盐。

宜少吃的食物

蜂蜜

进入妊娠晚期，孕妈咪的营养均衡很重要，不少孕妈咪都有起床后喝温水泡的蜂蜜的习惯。蜂蜜水能排毒养颜，还能有效地缓解便秘。但对需要控制体重的孕妈咪来说妊娠晚期不宜多食用蜂蜜。

《神农本草经》把蜜列为有益于人的上品，古希腊人认为蜂蜜是“天赐的礼物”，我国梁代名医陶弘景说过：“道家之丸，多用蜂蜜，修仙之人，单食蜂蜜，谓能长生。”

蜂蜜中的主要成分是糖类，果糖和葡萄糖的总和占蜂蜜糖分的85%~95%。这些糖类可以不经过消化而直接被人体吸收，而糖类属于能量类食品，因此，过多食用容易引起肥胖，也会使血糖升高，使孕妈咪患上糖尿病，因此，孕妈咪不宜食用过多蜂蜜。

孕妈咪的住

养成好的生活习惯

进入妊娠晚期了，有不少孕妈咪已经回家安心养胎了。居家生活中，对孕妈咪来说，最重要的莫过于养成良好的生活习惯了，良好的生活习惯不仅有利于孕妈咪的身心健康，还有利于胎宝宝的健康发育。

房间卫生，注意角落的清洁

房间包括厨房、餐厅、客厅、卧室。对于孕妈咪来说，静养是很好的安胎方法，但适量活动也未尝不可，所以，在身体舒适而又闲暇的时候，不妨做些家务吧。

房间中每周清扫1~2次就可以，平常维护好就行了，但在打扫卫生时 ，还要注意小角落的清洁，如果不将角落清洁干净，就会滋生蜘蛛网，虫卵甚至发霉等，霉变的味道对孕妈咪来说是不好的，且真菌对孕妈咪的身体健康和胎宝宝的正常发育有很大的影响。

个人卫生，小部位的清洁

首先要注意乳房的清洁，特别是乳头的清洁。沐浴时，要用温水清洁乳房，在妊娠晚期，建议孕妈咪用香皂清洁乳头，可以防护在哺乳时发生乳头皲裂。清洁乳房后可以在乳头上擦点润肤霜或橄榄油，轻轻按摩乳房。

其次需要注意的是嘴唇的清洁。很多孕妈咪从外面回家后立即洗手，大多数人吃东西前也是先洗手，很少有人注意到嘴唇的卫生，专家建议，无论是在家玩电脑或者做家务活，哪怕是看电视，还是从外面回家，除了洗手之外，莫要忘记嘴唇的卫生。

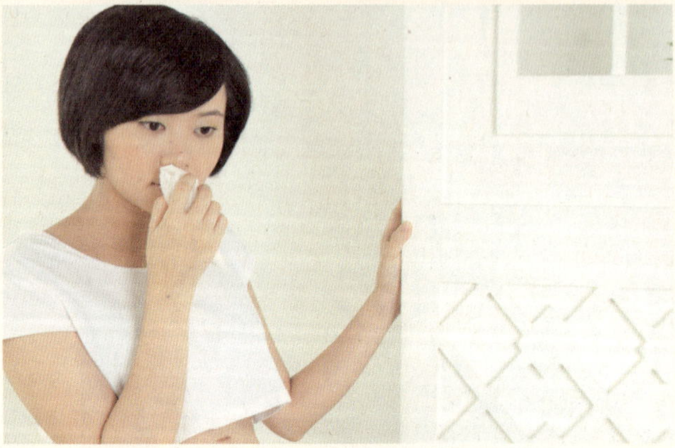

外出回家不要忘记清洁嘴唇。

空气的尘埃中含有大量有毒物质，在家中看电视、玩电脑时，电视电脑的辐射粒子停留在脸上，嘴唇上，如果喝水、吃东西前不注意，这些停留在嘴唇上的辐射粒子、灰尘就会随着水，食物一起进入人体内，辐射粒子并不能被消化，相反它与人体的距离更近，危害更大。

外出逛街、购物时，交通工具排出来的废气进入空气中，与空气中的粉尘形成固体悬浮微粒，其中含有一氧化碳、碳氢化合物、氮氧化合物、铅及硫氧化合物等。如果长期吸入，使肺功能下降引起呼吸道感染和哮喘。

这些固体粉尘沾在嘴唇，经舌头舔、水、食物等一起进入人体。拿粉尘中的铅来说，铅进入孕妈咪的体内，通过胎盘进入胎宝宝的体内，长期积聚，使铅的含量大增，铅可引起胎宝宝脑水肿、畸形、早产。经研究表明，年龄越小，对铅的敏感性也就越强，危害就越大。

因此，孕妈咪尤其要注意嘴唇的清洁。冬季外出时，可以戴上口罩，夏季戴口罩不方便可以用丝巾代替，也可以在嘴唇上涂上护唇膏。从外面回家后要先清洗嘴唇，吃东西前也不要忘记嘴唇的清洁。

居家自我监护

对于居家养胎的孕妈咪来说，最重要的是做好自我监护。

妊娠已经32周了，胎宝宝还在孕妈咪的子宫内继续长着，她或他要长成一个系统功能完备的小精灵才能在出生后健康地成长发育，因此，孕妈咪需要学习做好胎宝宝和自身健康的监护。

注意饮食

一次饮食不宜吃得太多，否则容易引起胃胀、反酸、“烧心”等不适。宜少吃多餐，注意营养搭配，可以多食用一些体积小但营养价值高的食物，如鸡蛋、薯类等。

睡眠充足

进入妊娠晚期，由于子宫压迫以及胎宝宝的胎动和身体的一系列不适使得孕妈咪易睡眠不足、失眠，因此，妊娠晚期的睡眠对孕妈咪来说尤其重要。要有规律的作息时间，不宜熬夜、打麻将、酗酒等。

预防疾病

要注意妊娠期的疾病，如妊高征、糖尿病等，不宜无节制地食用糖分高的食物，以预防糖尿病及其并发症。要注意预防流感，按时定期做好产前检查，闲时可以看看书，欣赏音乐，画画等，宜少运动，注意保持愉快的情绪。要注意会阴部的卫生，预防泌尿系统感染。

节制性生活

妊娠晚期，性欲会有所减退，子宫的敏感性增加，哪怕是小小的刺激都有可能引发胎膜早破，引起早产。

因此，专家建议，晚期妊娠要减少性生活的频率。性交姿势宜采取从后面进入位，防止腹部受压，动作要柔缓。

在怀孕36周后，要禁止性生活，专家建议宜采取亲吻、抚摸等边缘性接触来增进夫妻感情。

出现以下情况时，要立即就医：

子宫有规则地收缩达到5分钟一次，腰痛、下腹坠胀，肚子痛以及有血流出，这表示宝宝要出生了。

下肢明显肿胀，血压升高，呼吸不畅。

阴道有水样液体流出。

胎动过快或者过慢，超过预产期10天。

给宝宝准备衣物

还有不到2个月，期待了10个月的胎宝宝就要来到这个世界上了，趁现在活动还比较方便的时候，慢慢地给胎宝宝准备衣物用品吧。

夏季出生的宝宝需要准备的衣物：夏季天气炎热，气温较高，需要给胎宝宝准备几套单衣、袜

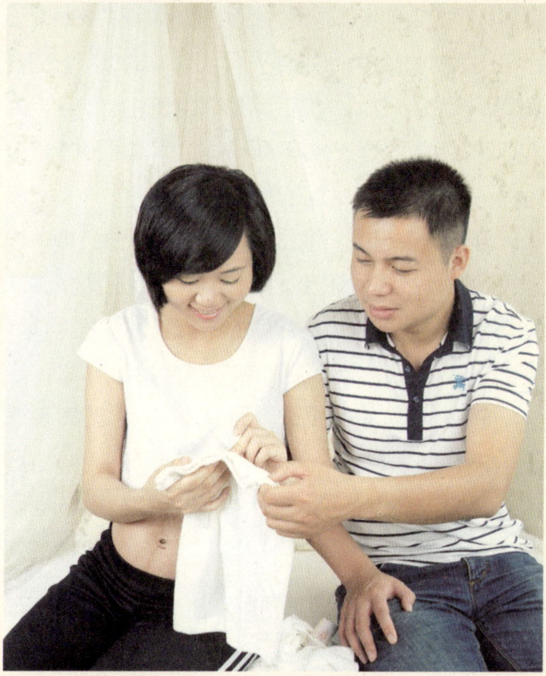

孕妈咪和准爸爸一起准备宝宝出生要用的衣物。

子。衣服的材质最好是纯棉的，因为新生儿的皮肤柔嫩、敏感，化纤、羊毛等贴身穿刺激性比较大，容易引起宝宝的皮肤过敏、发红、瘙痒等。之所以要准备袜子是因为胎宝宝还不太适应子宫外面的环境，虽然对一般人来说气温炎热，但胎宝宝还是会觉得冷，给宝宝的小脚穿上袜子使宝宝的脚不会裸露在外，有助于保暖。

此外，还需要准备的物品有：奶瓶2个，用于交换使用；奶瓶刷1个，用于清洗奶瓶；奶瓶夹1个，用于热奶时或者喂奶时的固定；奶嘴2个，食品箱1个，用于存放所有的食品，防止污染、霉变。奶瓶专用清洁剂1瓶，消毒锅1个，尿片、尿裤、纸尿裤等若干，热水袋1个，婴儿用的洗发水、沐浴露、爽身粉、毛巾、澡盆、按摩油、帽子各1件。

冬季出生的宝宝需要准备的衣物：冬季气温低，天气寒冷。除了需要给胎宝宝准备几套贴身穿的衣物以外，还需要准备棉袄等保暖的厚衣服，袜子需要厚厚的棉袜。其余的用品与夏季的用品一样即可。

孕妈咪出行

不宜再远行

进入妊娠晚期，孕妈咪的子宫增大，肚皮紧缩，身体对环境的适应能力下降，抵抗力降低，腰酸背痛，不如中期身体舒适，胎宝宝发育基本成熟，出行中的拥挤、碰撞、惊吓使早产和感染的概率增加，稍有不慎甚至会危及胎宝宝和孕妈咪的生命安全。因此，妊娠晚期不建议孕妈咪再做远行。如果不能避免远行，需要从以下几个方面做好准备。

要记得自己的怀孕日期，以便推算预产期，如果不记得什么时候怀孕，那么，请记得在医生确认你怀孕的时候要医生告知你的预产期，然后将预产期记下，好将远行安排在分娩前或分娩后。

外出时尽量不要选择坐飞机、轮船或者汽车。汽车旅途颠簸、跳跃是引起流产的第一位因素。飞机上的气压变化容易导致胎膜早破，使胎宝宝提前到来。尽管轮船平稳，但晕船导致的恶心、呕吐容易引起子宫收缩，引起早产。妊娠晚期的长途旅行宜选择火车，最好是带卧铺的火车，使孕妈咪可以躺着充分休息，减少消耗，且火车上活动比较方便。

带上晕车药，并在医生的指导下服用，以防因晕车严重造成旅途中恶心、呕吐。

带上临产的必需物品，如止血药、酒精、纱布等，如果身边有个医生或者护士朋友陪同则最好不过。

要根据旅游地的天气预报带上换洗衣物，以防中暑或着凉感冒。

总之，进入妊娠晚期，孕妈咪和胎宝宝的情况都变得不像妊娠中期那么稳定，最好不做怀孕晚期旅行或外出的计划。

本月疾病早防

预防糖尿病

妊娠期的孕妈咪好不容易熬过了妊娠早期的呕吐、厌食等折磨，准备等早孕反应过去好好为自己和胎宝宝补充营养，于是放开胃口了吃东西，但由于饮食结构优化，食用的大量优质的蛋白质、高脂肪、高糖的食物。特别是由于有些孕妈咪对甜食尤为偏爱，加上孕激素的作用，使代谢系统发生变化，肾脏等对糖的代谢变缓，使糖分从尿道排出，患上糖尿病。由于糖尿病容易并发妊高征，酸中毒等一些疾病，使胎宝宝畸形，还会伴有高胰岛素血症，使胎宝宝出生后容易发生低血糖反应，且孕妈咪体内的糖分通过胎盘进入胎宝宝体内，导致胎宝宝体重过重，生出巨大儿，引发滞产、难产、产后出血等。因此，孕妈咪需要及早预防妊娠糖尿病。以下推荐预防糖尿病食谱供参考。

【煮豆腐】

素材

嫩豆腐1小块，胡萝卜1根，苋菜50克，葱花少许，高汤适量，盐少许。

具体操作

1. 将嫩豆腐切成小方块，胡萝卜切成细丝。

2. 将材料放入锅中与高汤一起煮，开锅后加盐调味，起锅后加入葱花即可。

小贴士：

此菜中的主料都是家常菜，便宜且营养丰富，容易烹饪，适合居家孕妈咪。豆腐用煮而不用煎可以避免用大量的油，减少胆固醇的摄入。蔬菜中含有的热量很低，能增强饱腹感。

【玉竹炒藕片】

素材

玉竹200克，莲藕200克，胡萝卜50克，精盐、味精、姜汁、胡椒粉适量，植物油10克。

具体操作

1. 玉竹洗净，去根须，切段，焯熟，沥干。

2. 莲藕洗净，切片，焯水；胡萝卜去掉皮，切片。

3. 锅上火放油烧热，倒入藕片、玉竹段、胡萝卜片炒至断生。

4. 加精盐、姜汁、胡椒粉翻炒均匀，加味精即可装盘。

小贴士：

莲藕健脾开胃、益血生肌、止泻，玉竹养阴润燥、生津止渴，两者同烹，适用于各型糖尿病孕妈咪常食。

【里脊肉炒芦笋】

素材

嫩里脊肉150克，青芦笋3根，大蒜4瓣，黑木耳适量，盐少许，胡椒粉半小匙，水淀粉少许。

具体操作

1. 将黑木耳清洗干净，捞起后沥干，切成丝备用。

2. 将嫩里脊肉切成细条状，粗细和芦笋相当。

3. 把里脊肉和芦笋都切成小段，每小段约3厘米长。

4. 将锅预热，加入少许油，先把蒜片爆香，再放入里脊肉、芦笋和黑木耳拌炒均匀。

5. 加入盐和胡椒粉炒熟后盛盘，将淀粉加水勾芡好淋上即可。

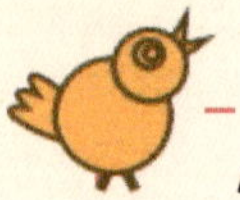

小贴士：

青芦笋含有丰富的维生素E、维生素C和纤维素，有清血和平衡血糖的功能。此外，孕妈咪也可以根据自己的喜好，搭配一些玉米笋、草菇等时令蔬菜。

妊娠晚期腹痛

妊娠晚期腹痛的原因很多，如随着胎儿月份的增大，子宫增大，韧带拉伸引起的疼痛。增大的子宫刺激肋骨下缘使孕妈咪肋骨钝痛。进入妊娠晚期后，由于假性宫缩引起下腹疼痛，胎动厉害引起的腹部疼痛，这些症状会随着胎宝宝的出生而消失，不需要治疗。

妊娠晚期腹部疼痛可能的原因有：

早产

早产时的腹部疼痛，像来月经一样的腹部绞痛，或者1小时内有4次以上宫缩，即使宫缩并无痛感。

胎盘早剥

出现胎盘早剥可能会出现子宫触痛，背部疼痛，盆腔痛频繁的宫缩并变硬，严重时腹痛难忍，胎动消失，甚至出现休克。

尿路感染

当感染已经扩散到肾时会出现高热，通常伴有寒战或出汗；背下部或体侧肋骨下方疼痛，单侧肋骨或双侧（腹痛也可能会出现疼痛）肋骨疼痛，恶心呕吐，尿液中可能带脓或带血。

先兆子痫

先兆子痫是妊娠期出现的一种复杂病症，如果比较严重，可能会出现上腹部剧痛或触痛等症状。

当孕妈咪出现以上的任何一种症状时都应当引起重视，要及时就医治疗。

脐带扭转

脐带是指连接胎宝宝和胎盘的管状结构。它主要用于代谢废物和为胎宝宝提供氧气和营养物质。是胎宝宝赖以生存、生长、发育的保证。一旦脐带受到损伤或者血流发生阻碍，轻则发生短暂缺氧，重则会使胎宝宝窒息，可危害到胎宝宝的生命与健康。脐带扭转是脐带异常的一种，较少见。

胎宝宝在子宫中的活动可以使正常的脐带呈螺旋状，即脐带顺其纵轴扭转，生理性扭转可达6~11周。但如果脐带过分扭转，就会在近胎儿脐轮部变细呈索状坏死，引起血管闭塞或伴血栓存在，胎宝宝可因血液运输中断而死亡。

由于脐带扭转属于突发状况，具体原因难以说清，以目前的医学技术还无法预测脐带扭转的发生前兆，即便如此，我们也应该按时进行产前检查，及时检测胎宝宝的胎动、胎心音等，及时发现异常，及早预防。

脐带绕颈

脐带绕颈是分娩时常见的情况，一般认为这与脐带过长和胎动过频有关。在平时，脐带卷曲呈螺旋状，由胶质包绕，有一定的弹性，绕颈周数与胎儿的存活程度无直接关系。当脐带绕到影响血液输送，缠绕太紧使胎宝宝无法呼吸时，会因缺氧或者营养物质供应不足而胎死腹中。产检时通过B超检查可看到胎儿是否有脐带绕颈。

如果是轻微的脐带绕颈，孕妈咪不需要担心。当胎宝宝感到不适时，他会寻找舒适的位置，左转转、右转转，转回来时，脐带缠绕自然就解除了。当然，如果脐带绕颈圈数较多，胎宝宝自己运动出来的机会就会少一些。

发现脐带绕颈后，不一定都需要剖宫产，只有胎头不下降或胎心有明显异常（胎儿窘迫）时，才考虑是否需要手术。

总之，脐带是胎宝宝和孕妈咪联系的唯一桥梁，脐带发育良好与否、有无异常对胎宝宝的健康发育起着无比重要的作用。

胎膜早破

胎膜早破又称破水，是指胎膜在临产前破裂。临床上的发生率占分娩总数的6%～12%。主要症状为：孕妈咪突然感觉有较多液体从阴道流出，开始时量大，继而间断少量排出，无腹痛等征兆。腹压增加，或负重时羊水流出较多。有时可见到流出液中有胎脂或浑浊物，呈黄绿色。

引起胎膜早破的原因有：羊膜腔压力增高。由于双胎妊娠、羊水过多等使羊膜腔内压力增高引起胎膜早破。

胎膜受力不均。胎位不正、头盆不称等可使胎儿先露部不能与骨盆入口衔接，盆腔空虚致使前羊水囊所受压力不均，引起胎膜早破。

营养素缺乏。如母体内维生素C浓度降低使胎膜容易早破。

胎膜发育不良或有炎症致胎膜脆弱易破，妊娠晚期性交亦能促使破裂。

总之导致胎膜早破的原因很多，单因素影响很少见，一般来说是多因素互相作用的结果。

胎膜早破的危害

可引发宫内感染。宫内感染对围生儿特别是早产儿的危险很大，其败血症、肺炎等发生率很高，是围生儿死亡的重要原因。

由于胎位异常可造成胎膜早破，易使产程延长，产程延长容易引起宫内感染等一系列连锁反应。

宫内感染可以累及蜕膜和子宫肌层，影响子宫收缩而使出血增加，严重者需切除子宫。

胎盘早剥。早破的胎膜易使胎盘在胎儿娩出前，部分或全部从子宫壁剥离。

胎膜早破的应对

若孕妈咪妊娠已经满37周，一旦破膜就表示胎宝宝要提前出世了。

安排孕妈咪住院待产，一般破膜后常于24小时内临产，不论孕龄大小，均不宜阻止产程进展。

一旦发现破膜，应立即平躺休息，并抬高床脚，使头低臀高，以防脐带脱垂，尤其是臀位和双胎产妇。

保持外阴清洁，破膜超过12小时者，应给予抗生素以预防感染。

如果妊娠不足月但又在怀孕30周以上，应根据胎位来决定生产方式。若胎宝宝成臀位，则宜考虑剖宫产。若胎宝宝不足怀孕30周，宜尽量选择自然产。

早产后，应给予抗生素预防感染。

胎膜早破的危害太大，因此要及早预防。

注意营养素的均衡，特别是要注意补充铜元素和维生素C。

妊娠期尽早治疗下生殖道感染，及时治疗各种阴道炎症。

避免腹压突然增加。尤其对于双胎妊娠，羊水过多者，妊娠晚期要禁止性生活，以免腹部受压，腹压增加。

可于妊娠14~16周进行宫颈环扎术，以治疗宫颈内口松弛。

妊娠知识答疑

怎样应对妊娠晚期的便秘

答：妊娠晚期，胎宝宝增大，占据了子宫的大部分空间，对孕妈咪的下腔，直肠等的压迫也增大，发现便秘是正常的，它会在宝宝出生后逐渐缓解。由于便秘会给孕妈咪带来很大痛苦，因此预防便秘，对妊娠晚期的孕妈咪来说不可忽视。

首先，宜注意怀孕期的保健。定期到医院进行产前检查，及时发现并纠正胎位不正，因为胎位不正不仅对孕妈咪分娩不利，而且极易压迫下腔静脉，直肠下段及肛管静脉丛造成孕妈咪便秘或者加重便秘。

增加对水分的摄入，水能软化大便，防止大便干结。

增加膳食纤维的摄入，适量多食用粗粮和水果，比如玉米、糙米，水果中的菠萝、苹果、香蕉等。

如果已经患有痔疮，孕妈咪可以采用中药熏蒸的方法来缓解痔疮、便秘。

孕妈咪宜每日进行温水坐浴，以促进肛门周围的血液循环，放松肛门周围的肌肉和神经，保持肛门部清洁，预防感染。

红薯对孕妈咪有什么益处

答： 红薯又称甘薯或者地瓜，属旋花科一年生植物。蔓生草本，长2米以上，平卧地面。其果实为地下块根，块根呈纺锤形，外皮土黄色或紫红色。在以前，只有地主等富贵人家有白米饭吃，而吃红薯被看成是贫穷的表现，但其实，红薯含有的丰富营养连大米和白面都无法与之相比。

红薯中含有大量淀粉，丰富的氨基酸、维生素A、维生素B、维生素C及纤维素。它还富含人体必需的铁、钙等矿物质，是营养全面的保健食品。被日本列为抗癌蔬菜之一（其余的是芦笋、花椰菜、卷心菜、西兰花、芹菜、倭瓜、甜椒、胡萝卜、金花菜、苋菜、荠菜、苤蓝、芥菜、西红柿 、大葱、大蒜、青瓜、大白菜等）。

据美国和日本两国的科学家联合研究表明，红薯中含有类似雌激素的物质，具有美容的作用，孕妇食用后能使皮肤白嫩细腻。

红薯中含有大量膳食纤维，能增加饱腹感，且热量比一般米饭低得多，孕妈咪可以通过食用红薯来达到控制体重的目的。由于含有的膳食纤维在肠道内无法被消化吸收，能刺激肠道，增强蠕动，因此，红薯还具有缓解便秘的作用。

此外，红薯中含有黏蛋白，能促进胆固醇的排泄，防止心血管的脂肪沉淀，维护动脉血管的弹性，能有效地保护心脏，预防心血管疾病。所以，红薯是孕妇的营养保健食品。

食用红薯的注意事项

食用红薯不宜过量。其中含一种氧化酶，容易在人的胃肠道里产生大量二氧化碳气体，如红薯吃得过多，会使人腹胀、打嗝、放屁。

红薯里含糖量高，吃多了可产生大量胃酸，使人感到“烧心”，“反酸”。

不要食用存放期过长的红薯，特别是已经长出芽的红薯，因为其中含有大量的生物碱会使胎宝宝畸形。

食用红薯的最佳时间是午餐的时候。红薯中所含有的钙需要4~5个小时才能被完全吸收，这可以保证在晚餐前吸收完毕而不会影响晚餐中含钙食物的吸收。再者，红薯中所含有钙质可以在午饭后有充足的阳光下得到更好地吸收。

不宜长期大量单独食用红薯。红薯缺少蛋白质和脂质，长期单独食用红薯容易使人体缺乏脂肪和蛋白质，引起孕妈咪和胎宝宝营养不均衡。因此，孕妈咪在食用红薯时要搭配蔬菜、水果及蛋白质食物一起吃，以保证营养的均衡摄入。

肥胖孕妈咪怎样进行饮食安排

答：肥胖的孕妈咪不仅容易患妊娠高血压，糖尿病等一系列妊娠期并发症，还容易使胎宝宝肥胖，造成难产，产后出血情况增多，增加产后身材恢复的难度，因此，肥胖的孕妈咪合理安排饮食需要注意以下一点：

要养成良好的饮食习惯。爱食用高脂肪、高糖类、高蛋白质的孕妈咪宜调整好饮食结构，注意营养的均衡搭配，摄入营养注重质的提高。饮食宜清淡，少吃辛辣刺激食物，不要饮酒，要多食用水果、蔬菜、粗粮等，不宜只食用精米面等，不要贪食、偏食、暴食。要注意控制饮食量，肥胖孕妈咪不妨采用饮食笔记法来督促自己合理饮食，控制食量，可以将每日食用的食物记录在笔记本上，每日的食物量不宜超过标准供给量。在想要无节制地吃东西时对自己说：我今天已经吃得够多了，不能再吃了，要控制，不然对胎宝宝不好。

饮食要有规律，按时就餐，不宜在睡觉前吃东西。

不宜过多食用动物油脂，可选择含动物油脂少的肉类，如鱼、鸡肉等，尽量选用含脂肪低的食物，如蛋类、奶类、豆类等，不宜食用含有丰富糖类的食物，因为糖类食物经过消化后会转化成脂肪。

多吃水果和蔬菜。选择水果时要注意选择糖分较少的如青瓜、橙子、柚子、柠檬、桃子、李子、杏等（蔬菜中西红柿、黄瓜等含有的糖分少）。像芒果、香蕉、荔枝、石榴中含有的糖分比较高，要少吃。

孕妈咪可以常吃咸鱼吗

答：孕妈咪不能常吃咸鱼。

首先，咸鱼中含有大量的盐。如果经常食用咸鱼会使人体摄入的钠盐过多，容易使体内的水分潴留，即加重肾脏的负担，引起严重的水肿。

其次，咸鱼，是将新鲜的鱼肉用盐腌制而成，盐中含有大量的氯化钠，也含有少量的硝酸钠和亚硝酸钠。在长期的腌制过程中，盐中的亚硝酸钠和鱼体中胺接触，经长期的缓慢反应，生成大量的二甲基亚硝酸盐。二甲基亚硝酸盐人体经过代谢转化成致癌性很强的二甲基硝胺。这种物质能通过孕妈咪的血液进入胎盘到达胎宝宝的体内，使宝宝成年后发生鼻咽癌的概率增加。

因此，孕妈咪不宜长期食用咸鱼，且在烹饪前可以先将咸鱼浸泡1~2小时，以尽量将咸鱼中的盐分冲淡。

野菜与优生有什么直接联系

答：生活水平提高后，人们的饮食结构优化，大鱼大肉成了餐桌上的常菜，野菜反而珍贵起来，当然，与现在的生活条件相比，野菜也是“贵”得有理由的。

首先，物以稀为贵。所谓野菜，就是非栽

种的菜，白菜、韭菜、莴笋、油菜等这些不是野菜，而卢蒿、豆角、金莲花、金针菇、竹笋、香椿、苋菜、鱼腥草、蕨菜等这些就是野菜了。这些野菜生长于山林之中，未受到现代工业和农药化肥的污染，食用时不用担心其中会有残留的农药，尤为珍贵。

野菜的营养十分丰富，其中不仅含人体所必需的蛋白质、脂肪、碳水化合物、维生素、矿物质等营养成分，而且含有的植物纤维是家生菜是无法比的。有的野菜中的维生素、矿物质含量比栽种的蔬菜高几倍甚至几十倍。一碟野菜，就能为孕妈咪妊娠期所需的营养提供保障，有利于孕妈咪和胎宝宝的健康。

食用野菜时有以下几个方面需要注意。

并不是所有的野菜都适合孕妈咪食用，比如说马齿苋，在妊娠早期食用可导致流产。山药菜、山蒜等一些野菜有微毒，需要经过处理才能食用。

食用野菜有正确的处理方法。如刺嫩芽、榆树钱等，这类野菜宜蒸吃或做酱吃。若是炒着吃，即黏又涩，难以下咽。香椿在炒之前要先用开水焯一下才能炒食等。

孕妈咪不宜过量食用野菜。如刺嫩芽虽然味美，但它对人体有兴奋作用。

孕妇能喝柠檬汁吗

答：是可以喝的。

柠檬汁酸酸的味道有助于开胃健脾，缓解呕吐、恶心等早孕反应，还具有安胎助孕的效果，它当中的酸味是没有任何化学物质的，因此不会对人体有害。

其次，柠檬汁中含有丰富的维生素C，能促进钙质的吸收，预防骨质疏松。柠檬汁能促进身体的血液循环，有助于减轻水肿。

但如果孕妈咪患有糖尿病、胃溃疡和胃酸过多则不宜饮用柠檬汁。还有，柠檬汁最好不要是瓶装的现成的柠檬汁，宜新鲜柠檬榨取，这样比较天然。

孕妇多吃点西瓜也会有坏处吗

答：有。俗话说物极必反。贪食西瓜怎么会没有坏处呢。

在炎炎盛夏，西瓜是很好的消暑佳品，在寒冷的冬日，西瓜更是不错的待客果品。以前民间有“西瓜会滑胎”的说法，使得那些想吃西瓜的孕妈咪们只能“望瓜兴叹”了。其实，妊娠期间吃些西瓜对母子都有好处。

西瓜富含维生素A、维生素B_1、维生素B_2、维生素C，葡萄糖、蔗糖、果糖、苹果酸、谷氨酸和精氨酸等，在妊娠早期食用西瓜既能缓解呕吐，又能补充营养。在妊娠晚期食用西瓜可以利尿，减轻水肿和高血压。产前吃些西瓜，可以摄取少量的铁，作为分娩和胎宝宝的铁的储备。分娩时吃些西瓜，可以补充水分、能量、维生素。对于剖宫产的孕妈咪来说，吃西瓜有利于手术切口的愈合。对产妇来说，西瓜有催乳的功效。

西瓜的多汁与香甜总是让人忍不住多吃，但因西瓜中的糖分较多，食用过多西瓜会出现妊娠糖尿病、肥胖、羊水过少等不好的情况。

还有，孕妈咪如果患有胃炎、胃溃疡等最好少吃或者不吃西瓜，如果是感冒刚好也不宜吃西瓜，因为西瓜会推迟感冒的痊愈。

孕妇可以吃荔枝吗

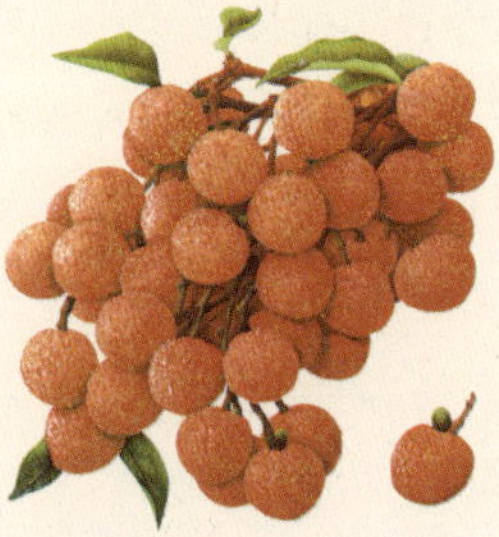

答：可以，但要注意不宜过多食用。

荔枝产于我国，是我国南方具有代表性的水果，其肉质脆嫩，清甜可口，更因"一骑红尘妃子笑"的故事而驰名中外。

在我国古代，有"一颗荔枝三把火"之说。中医学认为荔枝味甘、酸、性温，入心、脾、肝经。荔枝有补脾益肝、理气补血、温中止痛、补心安神的功效。现代医学研究证明，荔枝含有丰富的营养，其肉含葡萄糖、蔗糖、蛋白质、脂肪、胡萝卜素、维生素B_1、维生素B_2、维生素C、叶酸、柠檬酸、苹果酸、钙、磷、铁、精氨酸、色氨酸等成分，能为人体提供丰富的营养，还有助于增强记忆力，减轻大脑紧张疲劳。

适量食用荔枝有开胃益脾，促进食欲的功效。但荔枝中含丰富果糖，食后使人体血中果糖含量显著升高，以致血中葡萄糖的含量相对降低，若食用过多容易引发突发性低血糖症，出现头晕、口渴、恶心、出汗、肚子疼、心慌等现象，严重者会发生昏迷、抽搐、呼吸不规则、心律不齐等。果糖还能引起高血糖，体内血糖浓度过高，可导致糖代谢紊乱，使糖从肾脏排出而出现糖尿。果糖容易被人体直接吸收，在体内转化成脂肪，使胎宝宝肥胖，容易使产程延长，并发难产、滞产、死产、产后出血及感染等。此外，孕妈咪处于阴虚内热的状态，食用荔枝容易使内火加重。综上所述，孕妈咪不宜贪食荔枝。

建议孕妈咪一次食用荔枝100~200克，因新鲜荔枝不易保存，因此荔枝不宜放置过久，在冰箱中不宜超过两天，已经变色、腐烂的荔枝不要食用。

为什么霉变的食物不能吃

答：在我国古代，人们就非常注重食物的保存，发明了地窖保存，防腐剂保存等十分先进的方法以防食物等发生霉变，但对于很多食物，人们却特意让其发生霉变，使食物具有独特的风味。如霉豆腐、臭豆腐、腊八豆，"肉笋"（肉中长出的蛆虫）等等，而这些食物经过霉变加工后，味道鲜美，深受人们喜爱。

有些孕妈咪由于怀孕后口味发生改变，喜欢吃这些食物，但食物虽然可口，但孕妇却不宜食用。拿霉豆腐举例，霉豆腐又称"腐乳"、"白豆腐乳"，其做法是等豆腐块上长满绒状白，微黄或者微黑菌，俗称真菌之后加上调料密封放置几天后即可食用。

经研究发现，霉变的食物中含有大量的真菌及真菌毒素，对人体有致癌作用，优生学会研究发现，真菌及真菌毒素对孕妇的危害在于能诱发食物中毒，造成胎儿流产、畸形等。

研究表明，食物的霉变大都与黄曲霉菌有关，黄曲霉菌产生的黄曲霉菌毒素共有10多种衍生物，其中致癌作用最强的是黄曲霉毒素B_1，它是一种前致癌物，通过混合功能氧化酶的环氧化作用，变成环氧化黄曲霉毒素B_1形成近致癌物，再经过化学变化成为带正电荷的亲电子分子，成为终致癌物。终致癌物和脱氧核糖核酸或核糖核酸的组成成分——鸟嘌呤碱基结合，使遗传密码排列错误，引起细胞突变而致癌。

若孕妈咪在妊娠早期食用霉变食物，容易使胚胎的细胞染色体断裂和发生畸变，使胎宝宝的脏器畸形，不利于优生，还会增加围生期的胎儿死亡率。

因此，孕妈咪在日常生活中要注意饮食卫生，不要食用发生霉变的食物，如霉豆腐，臭豆腐，已经发生霉变的花生、玉米、薯类等，以防真菌危害自身和胎宝宝的健康。

孕妈咪能生吃红糖补血吗

答：最好不要。

红糖又称砂糖、赤砂糖、紫砂糖、片黄糖。中医认为，红糖性温、味甘、入脾，性温的红糖通过“温而补之，温而通之，温而散之”来发挥补血作用。现代医学认为选用红糖补血是因为其中含有的叶酸、微量物质等可加速血液循环、增加血容量的成分，刺激机体的造血功能。红糖是未经精炼的粗糖，保留了较多的维生素和矿物质，对孕妇来说是很好的补充营养的食物。

但孕妈咪不宜生吃红糖。有些孕妈咪为了省事直接将红糖生吃或者泡水喝，其实这样对身体是很不好的。由于红糖是甘蔗经榨汁，通过简易处理，经浓缩形成的带蜜糖。未经高度精练，其营养成分丰富，也含有较多的杂质，是螨类寄生虫的孳生地。螨虫进入胃肠道会引起腹泻形成溃疡，进入肺部，会引起咯血与哮喘。进入尿道，则易产生尿路感染。此外，螨虫还可经过血液通过胎盘进入胎宝宝的身体。因此，孕妈咪不宜生吃红糖，建议将红糖加水煮沸后饮用。

大家都说怀孕不要戴戒指、手镯，对吗

答：怀孕最好不要戴戒指，手镯等。

正常人早晨醒来后可能会出现轻度浮肿，这是因为晚间，人体细胞处于休息状态，水分容易潴留在人体引起水肿，但其会在起床后20分钟内消失。

对于孕妈咪来说，由于孕激素的作用，人体的新陈代谢旺盛，黄体素使孕妈咪水肿，再加上增大的子宫压迫腹部静脉，孕妈咪的四肢水肿比一般人要严重，如果此时戴上戒指，会阻碍局部的血液循环，加重水肿，若戒指过紧，阻断血液流通，极易导致手指坏死。

如果孕妈咪有戴戒指、手镯等的习惯，建议妊娠期间换型号较大的，并在睡前取下来，或者不戴，以避免不必要的麻烦。

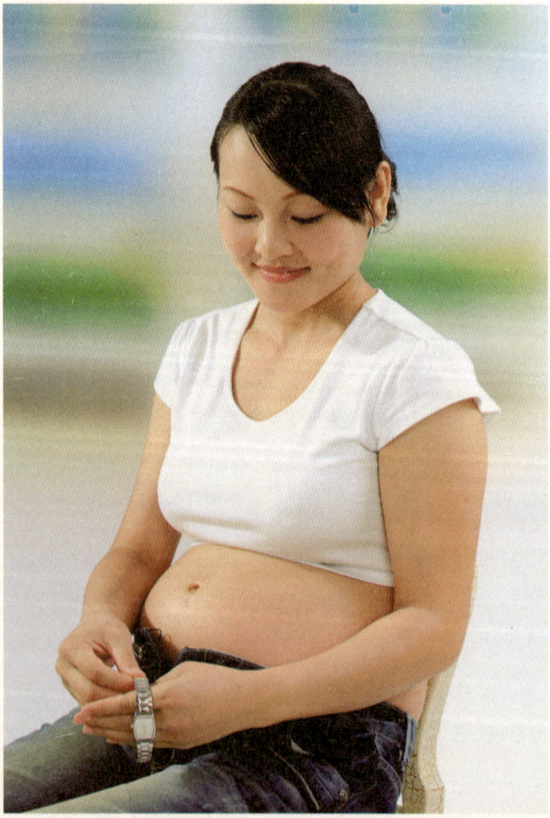

怀孕后容易发生水肿，戒指、手镯、手表等最好不要戴，以免加重水肿。

为什么要坚持睡午觉

答：首先，怀孕的妇女应该比平常人的睡眠时间要多一些，这是因为体内的激素使孕妈咪嗜睡，全身乏力所致。

其次，孕妈咪在睡觉的时候有利于胎宝宝的发育。

第三，进入妊娠晚期，包括妊娠中期，由于胎宝宝的增长，子宫增大，孕妈咪浑身酸痛，加上胎动，尿频、抽筋等一系列不适使孕妈咪的睡眠质量和睡眠时间大打折扣，如果孕妈咪的睡眠得不到保证，也就意味着胎宝宝的发育会比较缓慢。

第四，将补充睡眠的时间安排在午饭后比较合理。午饭后，人体处于放松的状态，容易入眠，且在炎热的夏天，午睡可以降低体温，睡眠的质量也更高。因此，孕妈咪不论是在春夏秋冬的哪个季节，都可以在午饭后舒舒服服地睡一觉，补充前天晚上受影响的睡眠。

至于睡眠时间，可长可短。总之，要以休息好为原则。孕妈咪睡觉时最好脱下鞋子，将双脚略微抬高，然后全身放松地进入睡眠。

孕妇得了鼻炎该怎样应对

答：有些孕妈咪怀孕前从来都没有患过鼻炎之类的疾病，怀孕后却经常感到鼻子堵塞，鼻涕增多，有时不得不用嘴呼吸，以致口干舌燥，影响睡眠，一旦分娩，疾病不治而愈。我们把这种现象叫做“妊娠期鼻炎”。

容易患鼻炎的原因

妊娠期鼻炎，是由妊娠引起的。当妇女怀孕后，体内性激素起了变化，雌激素水平增高，引起鼻黏膜的超敏反应，导致小血管扩张，组织水肿，腺体分泌旺盛，出现鼻塞、打喷嚏、流涕等症状。在分娩后又能缓解甚至痊愈，因此称为“妊娠期鼻炎”。

除了妊娠之外，还有青春期、月经期、长期口服激素避孕药物、甲状腺功能低下等有可能使雌激素水平增高的，均能诱发鼻炎。因此，妊娠期鼻炎又称“血管舒缩性鼻炎”。

鼻炎的应对

由于妊娠是个特殊时期，目前还没有特别有效的预防方法。因此，主要是采取对症治疗。孕妈咪一旦出现鼻炎症状，宜及时就诊，在医生的指导下安全用药。当发生鼻塞、流涕等情况，局部可适当应用血管收缩剂，如1%麻黄碱、苯丙醇胺等滴鼻，但不宜长期使用，一般不超过3~5日，以免形成药物性鼻炎。如出现脓性鼻涕，可酌情使用某些抗菌药物，但禁止使用有毒性的抗生素，如链霉素、庆大霉素、卡那霉素等。妊娠期鼻炎如一般治疗无效时，在清除鼻腔分泌物后，可用鼻腔喷雾剂，如丙酸培氯松气雾剂，必可酮气雾剂等，它们既能减轻局部水肿及充血，而且全身性不良反应又较小，症状严重时还可采用下鼻甲黏膜下注射给药，如长效曲安奈德（康宁克通－A）一次注射，症状改善可持续3~6周。有时还可用20%硝酸银溶液涂于双侧下鼻甲中部与相对的鼻中隔部位，面积约1平方厘米，每周1次，共4次，也有一定疗效。

感染水痘会流产吗

答：不一定。

水痘是由水痘带状疱疹病毒初次感染引起的急性传染病，传染率很高，但一次发病可终身免疫。水痘虽然主要发生在婴幼儿身上，但孕妈咪如果从来没有感染过水痘，那么她随时都有可能感染，且妊娠期间患水痘可感染胎儿。

一般说来，患有水痘的人具有终身免疫抗体，但如果孕妈咪的体质太差，有可能会有第2次、第3次感染。如果孕妈咪是妊娠开始20周初次感染水痘的，其胚胎及胎宝宝病变的危险性为2.2%，相对较低，但如果是第2次或第3次感染的，那么胎儿病变的概率将提高。且据国外专家的研究发现，水痘病毒对妊娠13~20周的孕妈咪和胎宝宝来说最为危险，因为成人一旦感染水痘，症状会比婴幼儿要严重得多，且在妊娠13~20周时胎宝宝的器官发育开始进入高峰期，因此比较容易致畸。但由于概率很小，孕妈咪不用担心。

水痘对孕妇来说目前无特效治疗，主要是对症处理至预防皮肤继发感染，保持清洁避免瘙痒。因此，孕妈咪在妊娠期间要注意保持皮肤清洁，皮肤瘙痒不要忽视。另外，水痘病毒还可以通过唾沫传染，因此，孕妈咪最好不要去人多拥挤的公共场所，注意不要与患水痘的病人接触。

定期产检很重要吗

答：答案是肯定的。

进入妊娠晚期，胎宝宝的发育已经基本完成，身高体重仍然在继续增长，孕妈咪在此阶段时常会有腰酸背痛，腿抽筋等诸多不适，虽然离分娩只有2个月不到，但仍然需要谨慎对待，定期去医院进行产检。

一般来说，标准的产检时间和产检次数是这样安排的：第8个月，每2周一次，进入第9个月以后每周1次。除了在第34周要进行胎宝宝验血、进行超声波检测之外，其余都为例行检查。体检项目为：血压、体重、尿检、宫底高度、胎心音、水肿，还有胎宝宝的胎位、胎动等。必要时还会对孕妈咪进行肝炎、梅毒、风疹等病毒检查。

定期产检能及时了解胎宝宝的发育状况，有无畸形，孕妈咪的健康状况等，既能使孕妈咪减少担忧，又能及时发现疾病，及早治疗，有利于优生优育。

为什么老是觉得提早入院比较保险

答：这是孕妈咪的心理忧郁。是正常的。

有些孕妈咪在本月产检的彩超中会有羊水靠近边缘、腹痛、假性子宫收缩等症状，老是担心胎宝宝脐带绕颈、早产、急产时自己无法应付，觉得住院待产比较保险，其实，这是不必要的担心，在这个月，虽然胎宝宝随时都有可能出生，但还不需提早入院待产。

孕妈咪如果是由于假性宫缩，或者是由于胎宝宝增长韧带拉伸造成肚皮发紧、腹痛，是正常的，孕妈咪无需担心，这是胎宝宝带给你的，只要注意休息好，不要太劳累就能自行缓解。当然，如果出现腹部钝痛、绞痛的话则需要及时就诊。

住院待产有专门的医护人员，能定期产检，发现病症能及时治疗，但提前入院除非很有必要，否则要考虑到经济问题，这是一方面。其次，医院的空气中充满了药味，病人多，可供孕妈咪自由活动的空间小，且在医院来往人多，容易感染病毒，患上其他疾病。第三，医院的条件不允许孕妈咪或者家人为自己准备营养充分的食物，家人在医院和上班的地方之间来回奔波比较劳累，如果在家中，家人烹饪的食物可以及时食用非常方便。

因此，孕妈咪要克服住院就一定比家中待产好的想法，保持愉快的情绪，快乐地教育胎宝宝，促进顺产，健康分娩。

夏季有哪些需要注意的

答：如果妊娠晚期处于夏季，则孕妈咪需要注意以下几点。

孕妈咪的腹部隆起，体态臃肿，行动不便，夏季高温，天气炎热，要注意预防中暑。

不宜外出，天气炎热，交通拥挤，孕妈咪如果在此时外出容易中暑。

勤清洁。清洁包括洗澡，洗衣服等。要保持身体的清洁。

不宜贪吃冷饮、西瓜。冷饮容易使孕妈咪牙龈疼，也容易引起宫缩，西瓜中的糖分容易引起尿糖。

注意饮食。炎热的夏季很容易让人没有食欲，故孕妈咪不宜不吃或者少吃饭，要坚持少吃多餐的原则，可以多食用一些绿色蔬菜和水果。夏季食物容易馊，孕妈咪不宜食用发馊的食物，宜现做现吃。

巨大儿是怎么来的

答：在医学上，把体重过重的足月新生儿称为“巨大儿”。根据我国产科学的定义，新生儿的出生体重等于或大于4000克就可以称为巨大儿。

巨大儿的产生与孕妈咪的营养过剩有关。孕妈咪在妊娠期间摄入过多的高蛋白质、高脂肪、高热量的食物，营养通过胎盘输送给胎宝宝，所有的营养物质最终在胎宝宝体内转化成脂肪，当营养过多时导致胎宝宝肥胖。

孕妈咪患有妊娠期糖尿病。偏高的血糖进入胎宝宝体内转化成脂肪和蛋白质，造成胎宝宝肥胖。

巨大儿使孕妈咪腹部沉重、腹痛、呼吸困难、体重增长迅速，分娩时可使产程延长，造成难产，增加剖宫产的概率，产后出血和感染的概率也增大。

为避免生出巨大儿，孕妈咪宜预防为主。适度参加活动，不要整天待在家里坐着或躺着。适当补充营养，减少高热量、高脂肪、高糖分食品的摄入，保持自身体重和胎宝宝体重的匀速增长。当发现体重增长过快时，应该及早去医院做一次糖耐量的检测和营养咨询，合理调整饮食，避免隐性糖尿病的发生。

准爸爸课堂

做胎教“催化剂”

催化剂是指一种能改变化学反应速率而本身不发生改变的一种触媒。准爸爸在妻子对胎宝宝的胎教中就起着加快胎教效果的“催化剂”作用。

准爸爸可以这样做：

对妻子的情绪进行适度的调节。准爸爸和孕妈咪一起孕育你们的爱情结晶，在孕育的过程中，起着重要的作用。孕妈咪的喜怒哀乐对胎宝宝有直接影响，特别是妊娠晚期的最后3个月，孕妈咪的生活习惯、饮食习惯、脾气等对胎宝宝的影响比较大。经专家们的统计表明，绝大多数的宝宝出生后的饮食习惯，睡觉的作息时间，脾气与孕妈咪几乎是同步的，换句话说，小宝贝的日常行为模式与妻子的无异。因此，适度调节妻子的情绪，对母子的健康有益。

作为丈夫，准爸爸可以跟妻子开开小玩笑，可以偶尔陪妻子去散散步，看一场你们恋爱时看过的电影，偶尔浪漫一下，使妻子的感情丰富起来。还可以陪大腹便便的妻子去参加社交活动，走走很久没有见面的亲戚等，偶尔刺激妻子的情绪，使其出现短暂的，适度的小变化。

对胎宝宝进行小小的刺激。准爸爸可以偶尔放一些节奏轻快的自己喜爱的歌，放歌时对胎宝宝说：宝宝，这是爸爸喜欢的歌，以后咱们一起听，你要乖乖的哦。准爸爸还可以偶尔给胎宝宝听听自己喜欢玩的游戏的声音，给胎宝宝提供多种多样的精神刺激，偶尔给胎宝宝单调的“宫内”生活调换颜色。

帮助妻子克服惰性心理

临近分娩时期，由于生理、心理以及外在环境的变化使得妻子产生惰性心理是难免的。但如果妻子长期生活懒散，对胎宝宝也不如以前那么热心，这时候，细心的准爸爸就需要出马帮助妻子克服这种惰性心理，让妻子再坚持3个月的时间。

当妻子又只想躺在床上吃零食而不顾已经超过标准的体重时，准爸爸可以轻轻地走到妻子床边，告诉她，你比较喜欢她吃东西时的淑女样子，告诉她你们有多久没有出去散步了，告诉她你好想牵着她和宝宝一起去散散步。然后帮她梳理好头发，换上她喜欢的衣服一起出去漫步。

你也可以陪妻子看看电影，画展，陪她去逛逛她喜欢的护肤品店，服装店，还可以跟她一起学习画画、摄影、鉴赏文学作品、听听音乐会等，既能打发时间，又能提高艺术修养。

还可以陪妻子一起准备宝宝的衣物，跟妻子一起进行胎教等，总之最好能将惰性心理转化，培养妻子良好的习惯，促进妊娠晚期的优生优育。

给心爱的妻子洗脚剪趾甲

妊娠晚期，妻子能自己洗脚已属不易，她的身体沉重，动作笨拙，手脚水肿，很久没有打理趾甲了，但又不能用太大的力气自己弯腰剪趾甲，否则会使腹部受压，造成不好的后果。因此，爱妻的爸爸，拿起小剪刀，给妻子剪脚趾甲吧。

妻子长长的脚趾甲有将近几个月没有剪了，里面有很多灰尘和身体代谢物，准爸爸记得不要嘲笑妻子，只需拿起小剪刀，轻轻地为妻子把过长的，经常刮破自己袜子的脚趾甲清理干净，等她看到一双干干净净的小脚出现在眼前，内心充满了感动。

送妻子一件小礼物吧

她即将从女儿、妻子的角色迈入母亲的角色了，在她人生的第一个母亲节时，送给她一件礼物吧。这份礼物是她人生角色的转折点，会陪伴她的一生，那么送什么好呢？送一枚胸针怎么样？胸针是成熟女性的标志，它能让妻子更添一份魅力与韵味，而且胸针不会因为时间的流逝而消失，相反，它是你们爱情的证明，等你们都白发苍苍的时候，看到那份你送的人生中的第一个母亲节礼物，沉浸在往昔的甜蜜回忆中。或者送一幅画，一张卡片，一张躺椅，你想象着她累了在躺椅上休息，在躺椅上给宝宝喂奶，哄宝宝睡觉，是再实在不过的礼物了。当然，你也可以征求妻子的意见，看看她喜欢什么，这样你就不用在浩如烟海的礼物中寻找了。

节制性生活

进入妊娠晚期，妻子的腹部隆起，动作不如以前灵活，子宫的敏感性增加，尿道增长、变直，容易引发泌尿系统感染，且稍有不慎都有可能造成早产，这个时期，妻子的性欲也有所减退，因此，准爸爸要体谅妻子，节制性生活。特别是怀孕36周以后，由于胎头入盆，性交容易使胎膜早破，羊水流出，引起宫内感染和早产，因此，要绝对禁止性生活。

胎教进行时

让胎宝宝成为双语天才

汉语是世界上使用人数最多的语言，英语则是世界上分布最广的语言。在现代，让孩子学好英语成为广大父母的心愿，既然如此，何不让宝宝在肚子里的时候就对胎宝宝进行英语启蒙呢。

俗话说，有好的语言环境学习语言就快，因此，准爸爸可以加入进来跟孕妈咪一起进行英语胎教。

英语胎教是如何实施的。

经研究发现，在妊娠4个半月时，胎儿的听力系统开始发育且其内耳和鼓膜已经发育成熟。这时胎宝宝已经能够听到外界的声音，且好奇的胎宝宝非常注意外界的声音。

在妊娠第7个月的时候，胎宝宝的听力系统基本发育完善。此时是进行英语胎教的黄金时间，可以用英语歌曲和英语语句进行胎教。

英语歌曲胎教

选用英语儿歌中简单、舒缓的歌曲，如迪士尼的儿歌就比较经典。选好胎教音乐后观察胎宝宝的胎动是什么时候，因为不确定胎宝宝什么时候是醒着的，胎动就能反映胎宝宝的睡、醒的情况，待胎动的时候，打开收音机或者播放机，可以放在腹部的耳机是最好的，打开耳机时，音量要适宜。

英语语句胎教

孕妈咪可以学习生活中的几句常用英语，比如打招呼、问候、赞美、描述的语句，只要是胎动的时候，随时随地都可以进行胎教。如孕妈咪早上起床，可以说：good morning，baby。然后跟宝宝解释这是在跟他或她打招呼，下午时可以对胎宝宝说：good afternoon，baby。等，如果动员全家一起用英语打招呼、问候就可以形成一个良好的氛围，使胎教的效果更加明显。

孕妈咪可以这样说英语：

早上：

Good morning,baby. Let’s have breskfast .

mum will drink some milk and bread.

下午：

Good afternoon, baby. Let’s have supper.

mum want to eat meat ,fish,and two eggs.

晚间：

Good evening,baby. Let’s have lunch.

Let’s have some vegetables/greens.

睡前：Good night.

打招呼：Hello,this is mum/dad.

Nice to meet you.

How are you?

描述：This is apple/bannana/meat/fish/egg.

赞美：Oh,the park /flower is beautiful！

感谢：thank you(very much)！

孕妈咪还可以根据自己的兴趣说更多喜欢的，但要记得英语语句要多重复，一次不宜太多，1~2句话就行，每次进行的时间不宜超过45分钟，以免胎宝宝反感。

为了让胎宝宝成为先天的语言天才，对胎宝宝进行英语胎教吧，从现在开始，让你的宝宝做个语言领先者。

培养胎宝宝的好性格

性格是陪伴人一生的心理素质的综合，是一个人的综合素质的整体表现，好的性格是人际关系和谐的润滑剂，是职场成功的必备条件，是家庭幸福的保证。俗话说“三岁看大，七岁看老”，说的就是一个人的性格与他一生的关系，婴幼儿时期的性格很大程度上与环境有直接重要的关系。作为胎宝宝的启蒙老师，准爸爸妈咪有责任也有义务对胎宝宝的性格进行培养。

孕妈咪的子宫是胎宝宝的第一个环境，胎宝宝在这个环境中接受着各种因素的影响，如母亲的心情，爸爸妈妈的关系，准妈妈所处的环境等。而这些环境都可以由准爸爸妈咪来改变甚至决定，俗话说：近朱者赤，近墨者黑。因此，作为准爸爸妈咪为了培养胎宝宝的好的性格需要做到：为胎宝宝营造一个温暖、温馨、充满爱的环境。准爸爸妈咪之间要和睦相处，准爸爸妈咪之间的甜蜜话语，胎宝宝都能够感觉到幸福，孕妈咪要保持愉快的情绪，调整情绪，使自己的妊娠期生活充实而幸福，给胎宝宝良好的精神刺激，促进其性格向好的方面发展。

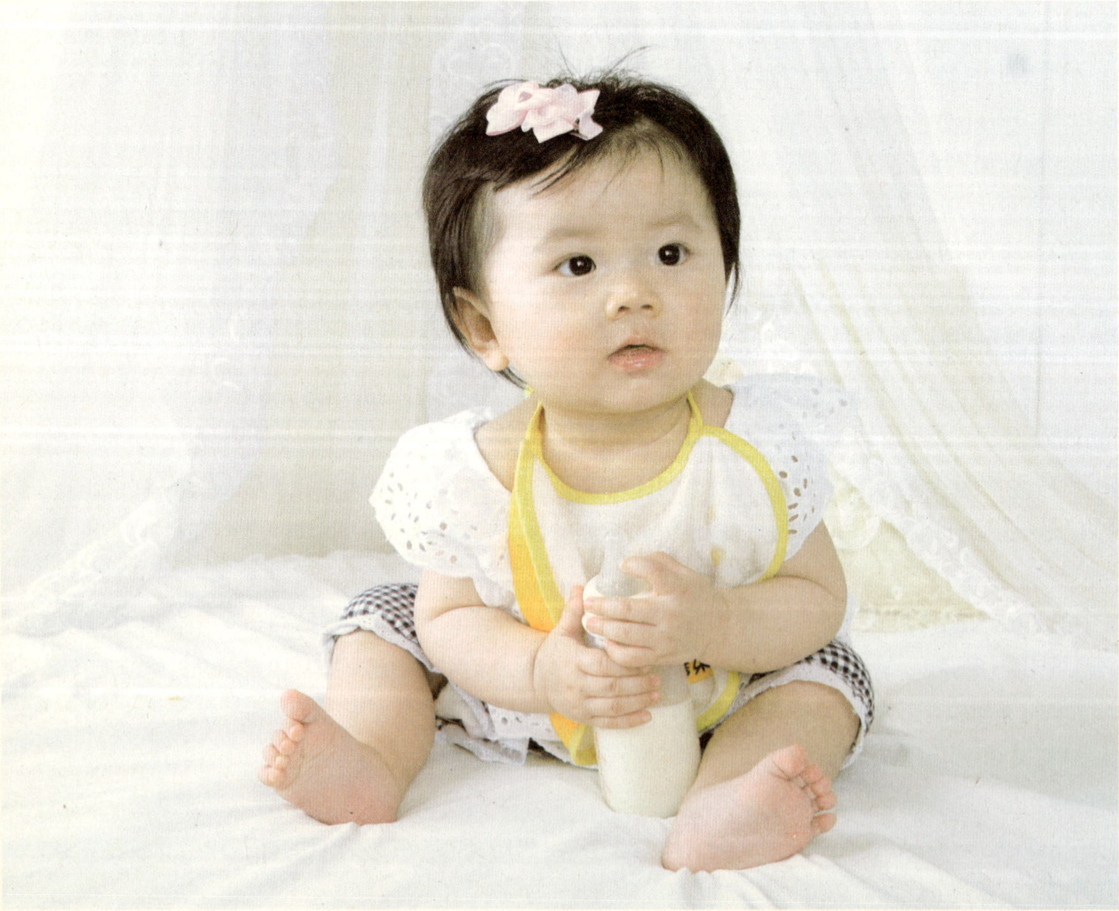

第9个月

胎儿状况

怀孕第33周，胎宝宝身长约42厘米，体重1700~1800克。胎宝宝仍旧在妈咪的子宫中成长着，使得子宫中显得拥挤、狭窄，胎宝宝的活动空间也减少了，转身之间，余地狭小。在这段时间，胎宝宝最显著的变化就是"变胖"了，他或她皮下脂肪增厚，皱纹减少，已经从以前的"小老头""还童"了，小家伙的消化系统已经接近成熟，有的胎宝宝的头部重量大于身体，已经开始下沉进入孕妈咪的盆骨。

进入怀孕第34周，小宝宝又长高了1厘米，体重增加了300克左右。他或她已经长出了一头胎发，如果是个女孩，她的大阴唇已经更明显隆起，左右紧贴包围着阴蒂，如果是个男孩，他的睾丸已经从腹腔进入阴囊。此时，胎宝宝已经做好了随时来到这个世界的准备。对孕妈咪来说，产检时需要注意的是胎位，如果胎位不正，要及时采取措施纠正胎位，以便能够顺产。

这是怀孕第35周了，胎宝宝已经有44厘米左右了，体重大约有2400克，他或她现在就像个气球一样，圆乎乎的。

怀孕第36周，离足月分娩只有4周了，这时候，胎宝宝体重大约为2500克，身高约46厘米。随着子宫的成熟，胎膜变得越来越薄，胎宝宝的手脚、头部等身体各个部分只要动一动，孕妈咪就可以分辨出来哪是手，哪是脚，胎宝宝也有了自己的作息时间，当然，如果孕妈咪的作息时间够科学的话，宝宝的作息会与你的同步哦。

孕妈咪体征

如果说上个月肚子增大得已经让你步履维艰的话，那么，在这个月的时间中，你的体重还会比以前更重，比妊娠前增加10~13千克。腹部更加突出，行动更加吃力。孕妈咪的下腹受压更加严重，水肿也加重，不仅手脚四肢增大，偶尔还会有麻木的情况发生，尤其是在夜晚，水肿会加重，同时，孕妈咪需要警惕妊高征和子痫的发生。

对于有些孕妈咪来说，会出现呼吸短促，心脏备受压迫。由于子宫增大压迫横膈膜和胃肠等脏器，孕妈咪饭后会有胃痛的感觉，偶尔还会觉得食物上涌。而有些孕妈咪因为胎头开始下降，子宫对横膈膜和胃肠等的压迫减小，会觉得呼吸顺畅很多，胃胀等情况也有所缓解，尿频的次数也会相对减少。

孕妈咪的吃

本月的必需营养素

蛋白质、矿物质、脂肪、铁、锌、钙、维生素K以及其他水溶性维生素、硫胺素。

妊娠7~9个月时，胎宝宝生长最快，孕妈咪应多吃含蛋白质、矿物质、维生素丰富的食物。虽然胎宝宝还在继续增长，但身体的各个脏器的发育已经接近成熟，只是在逐步完善而已。因此，在这个阶段，孕妈咪不需要摄入高脂肪、高蛋白质和高碳水化合物的食物。

补充维生素K

专家建议在此阶段适量补充维生素K是有益的。人体需要量少、新生儿极易缺乏的维生素 K是促进血液正常凝固及骨骼生长的重要维生素。孕妈咪摄入适量的维生素K能预防新生宝宝因缺乏维生素K而引起消化道出血，出现凝血障碍，发生出血症。

维生素K是1929年丹麦化学家达姆从动物肝和麻子油中发现并提取的黄色晶体。其熔点52℃～54℃，不溶于水，能溶于醚等有机溶剂。维生素K化学性质较稳定，能耐热耐酸，但易被碱和紫外线分解。

维生素K的作用：能促使血液凝固，防止内出血和痔疮，治疗月经过量，促进血液正常凝固。

缺乏的危害：

孕妈咪如果在妊娠早期缺乏维生素K 会使流产的概率增加，当胎宝宝缺乏维生素K 时，可出现先天性智力低下、失明，严重缺乏会导致死胎。宝宝出生后维生素K 摄入不足会引起颅内、消化道出血，还会伴有黑粪症、小儿慢性肠炎、严重时会出现新生儿死亡。

食物来源：

酸奶酪、紫花苜蓿、蛋黄、红花油、大豆油、鱼肝油、海藻类、胡萝卜、西红柿、南瓜、西兰花、椰菜花、奶油、黄油、干酪、肉类、奶、水果、坚果、谷物等。

据专家跟踪统计，维生素K最好的食物来源是绿色蔬菜，尤其在此阶段，可以适量增加蔬菜等富含维生素K 的食物的供给。如果需要，孕妈咪还可以在医生的指导下口服维生素K。

小贴士：

由于人类对维生素K的需要处于一种微量但无标准状态，因此维生素K的摄入量要谨慎把握。因为维生素K摄入过量会产生溶血性贫血。

选用维生素K口服剂时，要注意不要选择500微克以上的合成维生素K，X射线、紫外线、阿司匹林、矿物质油等不要跟维生素K直接接触，否则会使维生素K失效。

当维生素K与维生素C、维生素B、维生素D、钙质等一起服用时可促进血液循环。

以下推荐几款补充维生素K 的食物，供孕妈咪参考。

【海藻杂烩】

素材

海带、紫菜各100克，豆腐1块，蘑菇、姜、葱适量，盐、味精、料酒适量。

具体操作

1. 将紫菜、海带洗净切好，豆腐切块，蘑菇切片，姜切片，葱切花。

2. 水烧开，放入姜片，海带烧煮片刻，捞起。

3. 油锅烧热，下入姜片，蘑菇片，加料酒，清水，放入海带、紫菜、豆腐同煮10分钟。

4. 加入盐、味精、撒入葱花即可。

小贴士：

海带、紫菜、豆腐等，主料是家常用料，便宜且营养丰富，易于烹饪。这些菜肴中含有的胎宝宝发育需要的碘、锌、蛋白质、脂肪等，热量不高，孕妈咪不用担心高脂肪、高热量的问题。

【香葱鸡粥】

素材

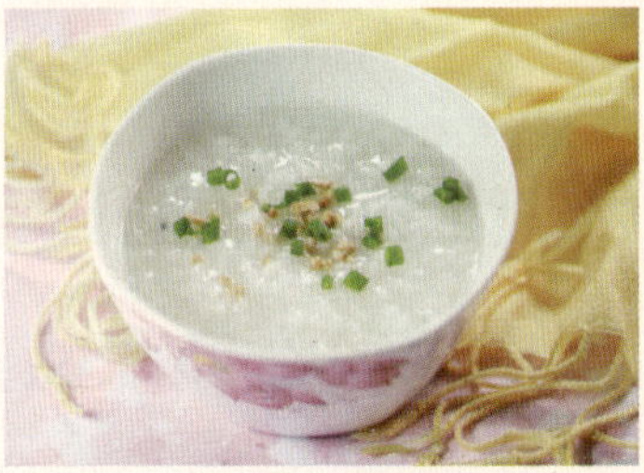

鸡肉300克，葱3根，大米50克，白糖、橄榄油、盐各一小匙，料酒适量。

具体操作

1. 将葱洗净，去根及老茎，取葱白部分，切长段。

2. 鸡肉洗净，切方丁，放入碗中，加入调料腌制20分钟。

3. 大米洗净，放入锅中，加水中火煮开，加小火煮至烂熟成稀饭。

4. 将腌好的鸡肉放入稀饭中，中小火煮开，加入葱段，转小火加盖焖熟即可。

小贴士：

鸡肉营养丰富，高蛋白，低脂肪、低热量。稀饭容易消化，营养容易被吸收。此粥除了补充体力和营养之外还能增加皮肤弹性，促进血液循环，起到美容护肤的效果。

妊娠晚期可适量吃点肝脏

适当吃点动物肝脏会更加有利于身体健康。在动物肝脏中，含有丰富的铁、锌等元素，可以满足人体对各种营养素的需求，且有些动物肝脏，比如鸡、鸭的内脏不但味道鲜美，营养丰富，而且脂肪的含量比较少，适合孕妈咪此阶段的饮食特点与需求。

但食用动物肝脏不能无顾忌地大吃，因为动物肝脏本身是解毒的场所，其中会含有没有清除的残毒，大量食用使毒素在人体中累积，进入胎宝宝的身体后在肝脏中储存下来，使宝宝出生后肝脏的解毒功能受到影响，且肝脏中含有大量的维生素A、维生素D容易使人摄入过量。

补锌的美味佳肴

【烧香菇鹌鹑蛋】

素材

鹌鹑蛋10个，香菇50克，青菜100克，植物油8克，湿淀粉、酱油、葱、姜、精盐、味精、植物油、香油各适量。

具体操作

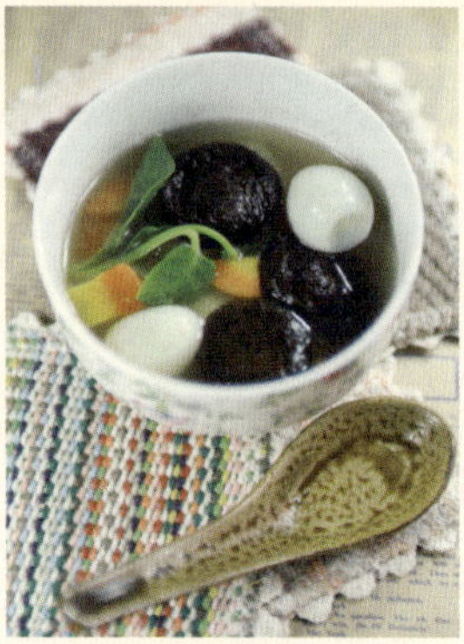

1．将鹌鹑蛋煮熟，去壳；青菜洗净切条，沥干；香菇用温水泡软，去蒂，切片。

2．锅烧热放油，下香菇、葱、姜、青菜，放料酒、酱油、精盐、味精后装盘。

3．鹌鹑蛋挂上湿淀粉，入油锅炸一下，将油倒出，放精盐、味精，用湿淀粉勾芡，淋入香油，轻炒几下出锅倒在香菇、青菜上即可。

小贴士：

鹌鹑蛋中含有丰富蛋白质是鸡蛋、鸭蛋的十几倍。此菜中的鹌鹑蛋外焦内软，色泽金黄，菇味香浓，热量低，脂肪少，是理想的补锌食物。

本月推荐零嘴儿

本月推荐的零食都是胎宝宝比较爱吃的食物，如杏仁，果粒酸奶等。

由于妊娠有很多食物需要忌口，如薯片、油条、山楂、油炸食品等，虽然这些都是垃圾食品，但其味道香脆、鲜美，让人爱不释手。现在有了宝宝，这些垃圾食品不但对自己身体有害，而且有可能引起胎宝宝畸形，初为人母，我们当然不希望发生这样的事情，因此，暂时忍忍吧，看看胎宝宝都喜欢吃哪些食物呢，说不定会跟孕妈咪的想法而不谋而合呢。

杏仁：含有丰富的蛋白质，维生素A，香脆可口又美容。

全麦饼干：这是营养丰富的好食物，能打发无聊的时光，补充全天的能量，还不用担心体重暴涨。

香蕉：虽然也含有不少的糖分，但一次不吃太多就是了，它号称“第一美腿”水果，分娩后瘦身不要忘记它。

果粒酸奶：经过发酵的酸奶非常好吸收，有利于钙质的补充。尤其是摩羯座的孕妈咪特别要注意骨骼、牙齿、关节这些部位，多多补充钙质会让你产后更加健康。

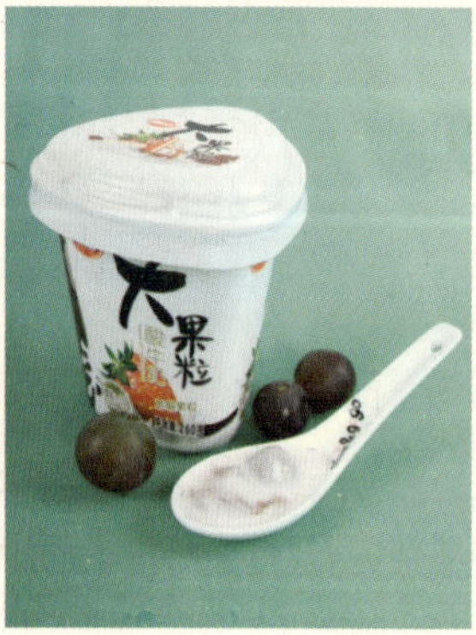

看完之后，我们知道，原来胎宝宝也喜欢吃甜食、饼干和酸酸的食物，这下不用再忍了吧，既健康又营养还能解馋打发无聊的时光的零食是你们的首选哦。

孕妈咪的住

本月居家自我监护

由于子宫增大上升，压迫横隔膜、心脏、肺等内部脏器，孕妈咪在本月会自我感觉呼吸短促，心脏备受压迫。随着分娩的临近，孕妈咪可能会出现心里紧张，抑郁等。因此，宜做好产前的自我监护。

心悸

孕妈咪居家测胎宝宝的胎心音时也要注意自己的心跳次数。一般来说，正常人的心跳次数是60~100次/分，如果孕妈咪自测心跳次数超过100次/分，达到120次/分时，需要到医院检查。如伴有

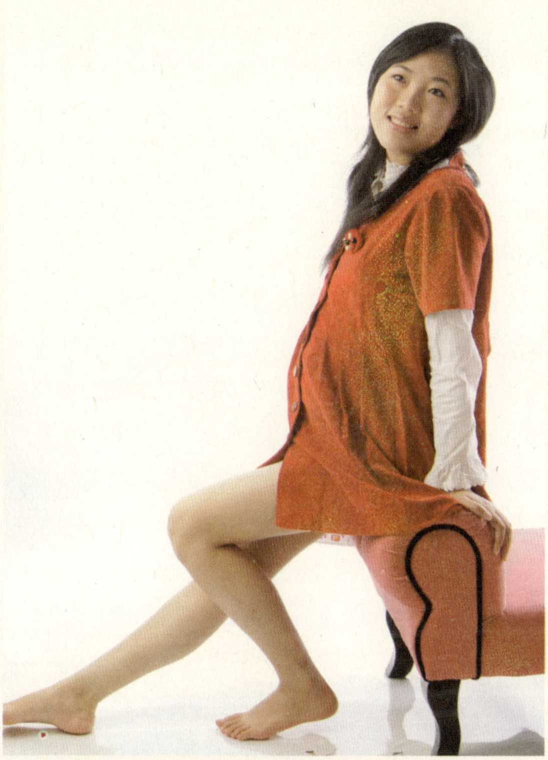

孕妈咪的居家自我监护很重要。

手指颤抖，消瘦及出汗，就需要考虑是否有甲状腺功能亢进症了。

如属于心脏本身的疾病，如心肌炎等产生的心慌，应该加以重视，及时到医院检查和治疗，不可疏忽大意。

如果贫血、缺氧，也会引起心悸。要进食补血的食物，如当归、红枣等养血汤。缺氧时，要及时吸入氧气或者询问医生是什么原因引起缺氧并积极治疗。

哪些情况需要终止妊娠

妊娠晚期，如果孕妈咪出现下列情况时要立即终止妊娠，以保证母婴安全。

出现妊高征并发的子痫，如果经过治疗没有好转，引起胎盘早剥，继而引起子宫大出血，有可能导致胎宝宝窒息甚至死胎时，需要立即进行手术，终止妊娠，以保证胎宝宝能脱离危险。

当孕妈咪出现羊水过多时，子宫迅速增大、体重急剧上升、心悸、呼吸困难，影响睡眠和饮食，甚至有可能引起胎宝宝畸形。发生这种情况时，要立即终止妊娠，让胎宝宝及早娩出。

若孕妈咪自测胎动消失，经医生检查确认胎宝宝死亡，要立即终止妊娠，实行引产手术，以免危害到母体的生命安全。

孕妈咪本身患有糖尿病、心脏病等其他因妊娠会危及生命或者严重危害健康的疾病，出现一系列不适如身体虚弱，体力不支，如继续妊娠会使疾病严重时，要考虑终止妊娠。

孕妈咪进行产前检查，超声波显示胎宝宝畸形时，也要考虑终止妊娠。

需要注意的是，是否终止妊娠需要由医生确认并执行。

孕妈咪出行

怀双胎的孕妈咪怎样运动

怀双胞胎的孕妈咪肚子会比单胎孕妈咪的肚子要大得多，活动的量和范围也要有所限制。因此，怀有双胞胎的孕妈咪运动时需要格外小心。

运动量。不宜做运动幅度大的运动，如打羽毛球、打网球、跑步等。每次的运动量不宜过大，否则孕妈咪会感到很劳累。

运动范围。双胎孕妈咪不宜到远的户外进行运动，建议就在家中的大厅，或者花园内走动就可以，不宜独自到公园走动，因为子宫较大，走动太远会使子宫承受不住宝宝而出现破水、早产。

另外，双胎、多胎的并发症多发于妊娠的最后3个月，因此，孕妈咪要做好宝宝提前到来的准备。

本月疾病早防

早产

早产是指在怀孕28周~37周（196～258天）的分娩。在此期间出生的体重1000～2499克、身体各器官未成熟的新生儿，称为早产儿。据文献报道早产占分娩数的5%～15%。由于胎龄越小、体重越低，早产儿的死亡率就越高。由于早产使胎宝宝的死亡率高，对孕妈咪及家人的心理打击较重，且再次妊娠，发生早产的概率也比较高，且早产儿养育的费用很高，因此，孕妈咪要积极预防早产。

预防早产的关键是及早诊断，及时治疗。因此，预防早产首先要做好产前检查。当出现以下3种情况之一时必须去医院检查。下腹部变硬，阴道出血，破水。

妊娠期要加强营养，注意营养搭配。多食用蔬菜、水果，不要过多摄入高脂肪、高蛋白、高糖分的食物，养成良好的饮食习惯。

避免精神刺激，不吸烟，不饮酒，避免被动吸烟。

妊娠晚期绝对禁止性生活。因为精液中的前列腺素经阴道吸收后会促进子宫收缩。

一旦出现早产迹象应马上卧床休息并且取左侧位以增加子宫胎盘供血量，有条件应住院保胎。

还有就是积极治疗急、慢性疾病。

妊娠晚期不要进行长途旅行，避免过度劳累，不负重，保证充足的睡眠。

胎盘早剥

胎盘早剥是指孕妈咪妊娠20周到分娩的这段时间以内，胎盘从子宫壁上脱落下来。

胎盘早剥是妊娠晚期的一种严重并发症，可引起胎宝宝和孕妈咪死亡。在国内，这种情况的发生率为1%~3%，如果孕妈咪注意定期产前检查就可以避免这种情况发生。

胎盘早剥的原因大致有：第一，孕妈咪患有妊娠晚期并发症使胎盘的血管发生病变。第二，曾经有摔伤或跌倒时腹部先着地。第三，睡姿长期不正确，如仰躺时子宫压迫下腔静脉，导致静脉破裂。

胎盘早剥分为轻微早剥和严重早剥两种情况。当阴道出血少，胎心率正常，对孕妈咪和胎宝宝的危害不大。当出现较大的胎盘后血肿，且孕妈咪伴有恶心、呕吐、出冷汗、脉搏弱等严重胎盘早剥时，可根据妊娠的月份来决定是否终止妊娠。

预防胎盘早剥。加强定期产前检查，积极预防与治疗妊高征。对并发高血压病、慢性肾炎等高危妊娠孕妈咪应加强管理。妊娠晚期要特别注意睡姿，尤其要避免仰卧位，起床时也要用正确的方法，避免腹部用力。妊娠晚期要绝对禁止性生活，以防腹部受压，出门时要注意安全，不要被拥挤的人群挤压到腹部，避免摔倒时腹部受伤。胎位异常行外倒转术纠正胎位时，操作必须轻柔，处理羊水过多或双胎分娩时，应避免宫腔内压骤然降低。

妊娠知识答疑

含锌食物有助于自然分娩吗

答：是的。

当孕妈咪缺乏锌元素时，子宫的收缩力减弱，无法用力自行娩出胎宝宝，而锌元素能增强子宫中有关分娩的酶的活性，促进子宫收缩，将胎宝宝娩出子宫。因此产前补充锌元素有利于自然分娩。

含锌的食物有：肉类、动物肝脏、鱼类、豆类、奶制品、花生、核桃、芝麻等。

喝酸奶时有哪些是需要注意的

答： 酸奶是以新鲜的牛奶为原料，经过巴氏杀菌后再向牛奶中添加有益菌（发酵剂），经发酵后，再冷却灌装的一种牛奶制品。

酸奶有促进胃液分泌、提高食欲、加强消化的功效，有防癌、排毒，降低胆固醇的作用。

酸奶虽好，如果饮用不当，也会引发身体的不适。孕妈咪尤其需要注意。

酸奶最好冷藏。因为在保存的过程中酸奶中的酸度会不断提高而变得更酸。

不要喝刚从冰箱里拿出来的酸奶。夏天从冰箱里取出的酸奶，最好在室温放20～30分钟后再喝。以免刺激胃肠道，引起胃绞痛。

酸奶不能加热喝。酸奶一经加热，所含的大量活性乳酸菌便会被杀死，就丧失了它的营养价值和保健功能。

不要空腹喝酸奶。因为空腹时胃内的酸度大（pH值2），乳酸菌易被胃酸杀死，保健作用减弱。

喝完酸奶后，不要马上喝热水。可以喝点凉开水，漱漱口，以保护牙齿。

可以喝点甜酒冲蛋吗

答：最好不要。

在很久以前，我国有很多地方就有了给孕妇喝甜酒冲蛋的习俗了，它还是农家妇女“坐月”（即分娩后休养期）时的必饮酒浆，可以补充营养，还具有催乳的作用。人们认为甜酒中加入鸡蛋不但营养丰富，还香甜可口，特别适合胃口不好而又需要营养的孕妇。人们也习惯以甜酒冲蛋作为早餐，其浓郁的酒香能唤醒人们早晨还在睡梦中的神经。

其实，孕妇喝甜酒冲蛋能补胎儿，壮母体的这种观念是错误的。

甜酒，也是酒的一种，它里面也含有酒精，只是不如普通的白酒的酒精浓度高。但这些低浓度的酒精一样可以到达孕妈咪的血液中，通过胎盘进入胎宝宝的身体，就如同酒精进入胎宝宝的身体的作用一样。酒精会使胎宝宝的大脑细胞发育障碍，导致大脑发育不全。近年研究指出，酒精除可造成胎宝宝面部丑陋外，还可导致其心脏缺陷、手足畸形和智力低下等。

因此，孕妈咪如果有长期饮用甜酒冲蛋当早餐或者将甜酒冲蛋作为补品的话，需要进行胎宝宝畸形检测，没有饮用甜酒冲蛋习惯的孕妈咪最好在这段时间不要饮用。

妊娠晚期双胎孕妈咪怎样进行饮食调养

答：遵循科学饮食原则。

进入妊娠晚期，怀有双胞胎的孕妈咪需要更多的营养。此阶段，要注意多补充铁和钙，因孕妈咪的血容量要比单胎孕妈咪的大，贫血的可能性也更大，加上有双胞胎随时都有早产的可能，孕妈咪更要为分娩做好充分的铁元素的储备，以防止生产时大出血，同时也为胎宝宝出生以后储备铁。

含铁丰富的食物有很多，如海带、菠菜、木耳、银耳、油菜、鸡蛋、牛肉等，以下介绍几款补铁的菜谱供孕妈咪参考。

【黄焖鸭肝】

素材

鸭肝200克，鲜木耳10克，料酒2克，葱5克，姜片5克，胡椒粉少许，花生油10克、盐6克、鸡精2克、湿生粉适量、麻油1克，清汤适量。

特色

鸭肝软嫩，味道鲜美。

具体操作

1. 将鸭肝切成厚片，鲜木耳洗净切片，生姜去皮切片，葱切段。

2. 锅内加水，待水开时下入鸭肝，用中火稍煮一会，倒出冲洗干净。

3. 另烧锅下油，放入姜片、葱段、爆香锅，下鸭肝、木耳。喷入料酒，注入少许清汤，用中火焖至快熟时，调入盐、鸡精、胡椒粉焖透入味，再用湿生粉勾芡，出锅前淋上麻油即可。

小贴士：

鸭肝较腥，炒时火要大。

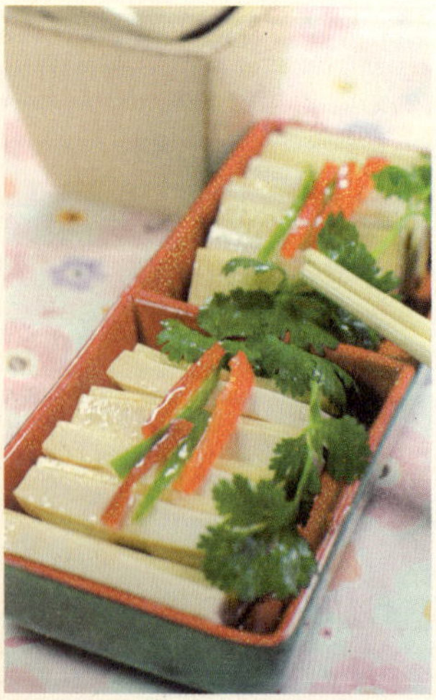

【豆腐蒸土豆】

素材

白豆腐200克，大土豆200克，青辣椒、红辣椒各一只，花生油10克，盐3克，味精1克，熟鸡油2克。

特点

色泽淡雅，口味浓厚。

具体操作

1. 将豆腐，大土豆切成“日”字形大白块，青辣椒、红辣椒切丝。

2. 锅内加水，待水开时投入土豆片，煮至八成熟，捞起冲透待用。

3. 在大碟中逐步相间摆入嫩豆腐块，土豆块，调入盐、味精，入蒸柜蒸12分钟，拿出洒上青椒丝、红椒丝，淋上热油即可食用。

小贴士：

土豆与石榴、柿子相克，不可同食。

【松仁粉丝】

素材

松仁200克，粉丝200克，姜葱各适量，豆瓣酱、盐、味精、香油各适量。

具体操作

1. 油锅烧热，松仁炒熟，粉丝泡发，沥干，姜去皮切末，葱切花。

2. 另起油锅烧热，加入豆瓣酱，姜末，葱花炒香，加粉丝炒透。

3. 再加盐、味精，翻炒数次，淋香油，撒松仁即可。

小贴士：

松仁中含有不饱和脂肪酸，钙质，蛋白质等丰富的营养素，粉丝柔软，易于消化，适合孕妈咪敏感的口腔和牙龈。

预防便秘的食品都有哪些

答：妊娠晚期便秘，除了要有好的饮食习惯之外，饮食内容也是非常重要的。

预防便秘的食物很多，孕妈咪可以选择日常生活中常见的食材，自己动手烹饪几样预防便秘的甜点或菜肴，既卫生，又能打发无聊的时间。

推荐的食物有：西红柿、菠菜、韭菜、芹菜、菜花、胡萝卜、红薯、藕、南瓜、芋头、蘑菇、黑木耳、香菇、海带、苹果、木瓜、干梅子，菠萝、无花果、梨子、香蕉、柿子、桃子、草莓、西瓜等。

甜点推荐：【青木瓜沙拉】

素材

青木瓜、洋葱、胡萝卜、花生米各适量，薄荷、意大利香草沙拉汁、白糖各适量。

具体操作

1. 将青木瓜，胡萝卜、洋葱洗净，切成丝。
2. 花生米略炒，切碎待用。
3. 将原料放在一起，拌入香草沙拉汁，白糖调味即可。

菜肴推荐：【韭菜炒虾丝】

素材

新鲜大虾300克，嫩韭菜150克，花生油60克，香油10克，酱油5克，盐3克，味精1克，料酒5克，大葱20克，姜10克，高汤30毫升。

具体操作

1. 虾仁洗净，沥干水分，从脊背切开(不要切断)，抽去虾筋，摊开切成细丝。
2. 将韭菜洗净，沥去水分，切成2厘米长的段，葱洗净，切丝。姜去皮洗净切丝。
3. 炒锅上火，放花生油烧热，下葱、姜丝炝锅，炸出香味后放入虾丝煸炒2~3下，烹料酒，加酱油、精盐、高汤稍炒。
4. 将韭菜放入炒虾丝的锅内，急火炒4~5下，淋入香油，加味精炒匀，盛入盘内即成。

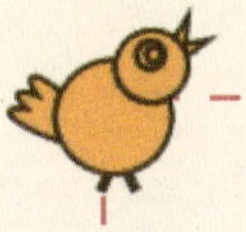

小贴士：

虾子不宜与葡萄、石榴、山楂、柿子同食，会相克。

怎样克服产前焦虑

答：初为人母，经验不足，加上还有很多未知的事情在前面等待着，随着分娩的临近，孕妈咪很容易被各种各样的问题困扰，并因此而变得焦虑异常。

一般来说，孕妈咪会有这些焦虑。

分娩时出现自己不能控制的情况怎么办？

随着医学技术的进步，人越来越注重医疗健康，尤其是我国计划生育的实行，使得宝宝变得“金贵”，人们对分娩的技术、环境等的要求越来越高，这些都在很大程度上促进了医疗卫生技术的发展和产科医生的水平的提高。在正规的大医院，产科医生接生技术良好，在分娩的过程中还会有很多经验丰富的医生护士随时监控分娩进程，以保证母亲和宝宝安全，所以，孕妈咪对医院要充满信心。现在，医院中有一条更加人文关怀的规定——可以陪产。孕妈咪可以叫上最好的朋友或者是准爸爸一起陪伴你的整个分娩过程，有他们在身边支持你、鼓励你，处理一系列问题。

宝宝到了预产期还没有出生怎么办？

一般说来，宝宝并非到了预产期就一定会出生，提前2周或者推迟2周都是正常的。十月怀胎，一朝分娩，宝宝出生是早晚的事，与10个月相比，2周时间不算长，孕妈咪要安心度过妊娠期的最后一小段日子，以保证胎宝宝不受消极情绪的影响。

宝宝会不会畸形

在分娩之前，只要孕妈咪定期做好了产前检查，确定胎宝宝是健康、无畸形的，就不用担心胎宝宝。相反，如果孕妈咪有这些根本就没有必要的担心反而对宝宝的健康有不利的影响。

丈夫会介意宝宝的性别吗?

其实，这个问题最好跟准爸爸交流。在宝宝出生之前，准爸爸多少会担心宝宝的性别，如果跟自己期待中的不一样，他也会有产前焦虑，因此，跟丈夫交流交流吧，看看他的想法。不过，相信不管是男孩还是女孩，丈夫都做好了心理准备，他要享受做爸爸的权利，他会爱你们的孩子。一家人会快乐地生活在一起。

以上的焦虑是因为孕妈咪对自己和准爸爸不自信的表现，专家建议，孕妈咪可以多看看书籍，吃点自己喜爱的零食，养养花草等，转移注意力，缓解紧张的情绪。如果实在是无法自我缓解，可以去医院咨询医生。

妊娠晚期需要注意哪些异常情况

答：妊娠晚期是关键时期，孕妈咪需要注意以下几种异常情况。

"尿床"

妊娠晚期，很多孕妈咪晚上睡觉发现自己坐在潮湿的地上或者做梦找厕所，第二天醒来时发现自己"尿床"了，而这些孕妈咪并无尿床史，这是怎么回事呢?

一旦出现这种情况，孕妈咪需要警惕了，"尿床"的并不是小便，而是胎膜早破而流出的羊水。由于胎膜破裂没有疼痛感，因此许多孕妈咪不会立刻感到问题的严重性。"尿床"后，孕妈咪观察"尿液"，如果无黏性，站立时流水增多，平卧时减少或者停止外流，则很有可能是羊水，由此可与小便区别。

由于胎膜破裂，孕妈咪易患宫腔感染并引发急性胎膜炎，危及母婴的生命。且破膜时间越长，感染概率越大，危险就越大。因此，一旦孕妈咪发现"尿床"要立即就医，以防不测。

在平常，孕妈咪要注意预防胎膜破裂，宜重视妊娠期营养，多吃蔬菜、水果，增加维生素C的摄入。重视产前检查，发现胎位不正则应及早纠正。避免重体力劳动，防止疲劳过度。妊娠晚期3个月内禁止性生活，还要防止腹部外伤和受到冲击。

胎动过多或过少

胎动情况预示着胎宝宝的健康和发育状况。胎动过多或者过少预示着胎宝宝缺氧或者胎盘功能欠佳，当胎动消失意味着胎宝宝已经死亡或者濒临死亡。

见红

妊娠晚期出现见红的情况应警惕胎盘早剥，一旦发现阴道流血应及时去医院就医。

"变胖"很快

妊娠晚期，孕妈咪如果发现面部和四肢在短时间内变得"圆滚滚"的，就要警惕妊娠高血压综合征了。水肿严重的孕妈咪以1周之内体重增加500克以上，如果孕妈咪患有妊高征，就会造成胎盘的血管痉挛，导致胎宝宝的血液和氧气供应不足，使胎宝宝的发育迟缓，出现低体重儿。

为什么会早产

答：造成早产的主要原因有：

孕妈咪严重营养不良。孕妈咪营养不良可造成胎宝宝的骨骼内脏的生长受阻，自身的身体比较差，会出现贫血、妊高征等一系列妊娠并发症，内分泌失调，雌激素分泌不足等，也有可能引起流产、胎膜早破等。特别是蛋白质不足以及维生素E、叶酸缺乏也是导致早产的原因之一。

孕妈咪年龄不满20岁或者超过35岁。经研究发现，年龄小于20岁的孕妇早产的发生率是适龄孕妇的11倍。

有习惯性早产史、反复流产、引产或流产后不足一年又再次怀孕的孕妈咪最容易发生早产。

妊娠合并急性传染病和某些内、外科疾病如妊高征、心脏病等，容易导致早产。

孕妈咪从事体力劳动、工作时间过长、过度劳累，强烈的精神刺激等可使早产率明显增高。

双胎或多胎妊娠的孕妈咪由于子宫无法承受胎宝宝的重量出现早产。

胎宝宝胎位不正，如臀位等发生早产的概率很大。

当出现胎盘前置、胎盘早剥等妊娠晚期的严重并发症时会出现早产。

羊水过多、过少等会引起早产。

当出现异常的情况时，孕妈咪以及家人要特别注意。

住院要做好哪些准备

答：患有妊高征的孕妈咪需提早入院。孕妈咪如血压升高伴有水肿，尤其是突然出现头痛、胸闷症状，需要提前住院接受治疗。

见红的孕妈咪需提早住院。临产前，有无痛性阴道出血且出血量较多者。

胎位不正时需提早住院。产前检查发现胎位不正，如臀位、横位的孕妈咪要提前住院待产。

孕妈咪患有妊娠合并内科疾病的，如心脏病、肝病、肾病等需要提前住院待产。

身高不足1.50米的或产前检查为小骨盆的孕妈咪以及曾有不良孕产史者，如早产、难产和以往有产后出血病史的孕妇需要提前住院待产。

年龄大于35岁或小于20岁的孕妈咪也需要提前住院待产。

怎样选择分娩医院

答：选择好的分娩医院既能保证孕妈咪顺利分娩，给孕妈咪及家人以心理上的保障，而且还能对宝宝和孕妈咪进行分娩的后期科学监护。那么，应该从哪些方面来选择分娩医院呢？

口碑较好的妇幼保健院

最好是选择2级以上的医院。首先，这些医院无论是在医疗设施还是医生的专业技术水平上都比一般的医院要更为雄厚。其次，妇幼保健院中医生面对的就诊群是孕产妇、婴幼儿，孕妈咪们所得到的饮食及护理照料会更加适宜胎宝宝，且胎宝宝出生后可以得到专门的育婴医生、护士的照顾。再次，医院的好与差不是一个外行一眼可以看出来的，只有通过医院的口碑来评价这个医院的优劣，除此之外，还需要对医生个人的评价进行了解。

从费用方面选择。分娩医院的选择还要从家庭经济的实际状况来考虑。分娩费用既要在自己的承受范围之内，又不需要过分攀比。只要能确保自己得到良好的生育服务就没有必要盲目攀高消费。

脐带异常怎么办

答：脐带是维系胎宝宝和孕妈咪的唯一的纽带，孕妈咪的营养物质、氧气，胎宝宝产生的排泄物等都通过胎盘进行交换，可以说没有胎盘就没有胎宝宝。

脐带异常的情况主要有：脐带过长或过短，脐带缠绕、脐带脱垂、脐带先露、脐带扭转、脐带打结、脐带帆状附着。

当出现各种脐带异常时，可以这样处理。

脐带过长或过短

正常足月胎儿的脐带平均长度为55厘米，超过70厘米称为脐带过长，不足30厘米称为脐带过短。脐带过长易导致脐带缠绕、打结、脱垂、脐血管受压等并发症，需要根据具体情况进行处理。而对于脐带过短，即使B超检查也难以确诊。如果出现脐带过短引起胎儿窘迫，可立即进行剖宫产。

脐带缠绕

脐带缠绕胎儿以脐带绕颈最为多见。此外还有脐带绕身体、四肢等情况。脐带缠绕引起胎儿窘迫，尤其在分娩过程中，胎头下降后脐带出现相对长度不足，拉紧脐带就会阻断血液循环，或使胎头下降困难、产程延长、胎盘早剥。此时，应立即进行剖宫产。

脐带脱垂

脐带脱垂是指胎膜破裂后，脐带在胎儿还没有出来时就先脱落出来，经宫颈进入阴道，甚至从阴道脱出于外阴部。脐带脱垂是一种危险的并发症，如果抢救不及时，胎儿往往在30分钟内因血流阻断而死亡。

出现脐带脱垂时，必须抬高产妇的臀部，根据宫口扩张程度及胎儿情况争分夺秒地进行抢救。如果短期内不能娩出者，应立即行剖宫产，同时还应做好抢救新生儿窒息的准备工作。

脐带先露

脐带先露实际上是一种轻度或隐性的脐带脱垂。但它与脐带脱垂的区别在于发生时胎膜还没有破裂，脐带位于胎先露的下方，一旦胎膜破裂，就随时会发生脱垂。

发现脐带先露时，孕妈咪应立即卧床休息，抬高床脚呈臀高头低位，使脐带借助于重力作用，缩回子宫。如果宫缩良好，先露入盆且胎心正常，则可待宫口开全破膜后，进行手术助产。

脐带扭转

脐带扭转是指脐带顺着纵轴旋转、扭曲，就像扭麻花一样。出现严重的脐带扭转时，胎动先是变快然后变慢，最后消失。

脐带打结

脐带打结有两种类型，一种为脐带假结，是由于脐血管与脐带长度不一致、血管在脐带中扭曲而引起，并非真正打结，假结也不能拉紧，对胎儿没有危害。另一种是脐带真结，一般发生在妊娠中期，先是出现脐带绕颈，之后因为胎宝宝的活动而形成脐带打结。如果结没有被拉紧，对胎宝宝就没有影响。一旦拉紧，就会阻断血液循环而引起宫内窒息，或者在分娩时造成死产。

出现脐带真结被拉紧的状况就要立即终止妊娠，进行剖宫产。

单脐动脉

正常的脐带中有两条脐动脉，一条脐静脉。如果胚胎发育出现异常，脐带中只有一条脐动脉就称为单脐动脉。因单脐动脉时胎宝宝获得的血流量、营养物质、氧气比正常少，所以导致胎儿早产、生长迟缓、胎儿宫内缺氧的机会增高。

现在大多通过产前B超检查就可确诊。目前对于这种异常没有治疗方法，应密切注意胎宝宝的状况，如果胎宝宝没有出现缺血、缺氧，就可以继续怀孕，直至分娩。

脐带帆状附着

正常情况下脐带附着于胎盘的中央或侧方，如果脐带附着于胎盘之外的胎膜上，则脐血管裸露于宫腔内，称为脐带帆状附着，这种情况在双胞胎中较多见，单胎的发生率几乎可以忽略不计。

如果帆状血管的位置在宫体较高处，对胎儿的影响很小，只有在分娩时牵拉脐带或者娩出胎盘时脐带附着处容易发生断裂，使产时出血的机会增高。如果帆状血管位于子宫下段或脐血管绕过子宫颈口，血管则容易受到压迫而发生血液循环阻断、血管破裂，对胎宝宝危害极大。

这种情况可通过产前B超检查确诊。如果下推胎头使血管受压而发生胎心变慢则应怀疑由脐带因素引起。产前、产时出血如果怀疑为胎儿血，可取血涂片镜检，发现有核红细胞或幼红细胞，应考虑前置血管破裂。根据怀孕的月份来确定引产、终止妊娠或者剖宫产。

胎头什么时候开始入盆

答：一般来说，胎头大概是在妊娠33周、34周的样子开始入盆。当然具体情况也要因人而异。有的要在妊娠37、38周才开始入盆，还有的在生产时也没有入盆。需要提醒的是：胎头入盆早并不意味着分娩早。

当胎头入盆的时候，由于胎宝宝脑袋压迫到膀胱、直肠等，孕妈咪会有尿频，老是想大便的感觉，还会有盆骨和耻骨联合处酸痛，大腿的内侧也会有酸痛的感觉。还有的孕妈咪会觉得肚子有下坠的感觉，总觉得两腿之间有异物，行走不是很方便。

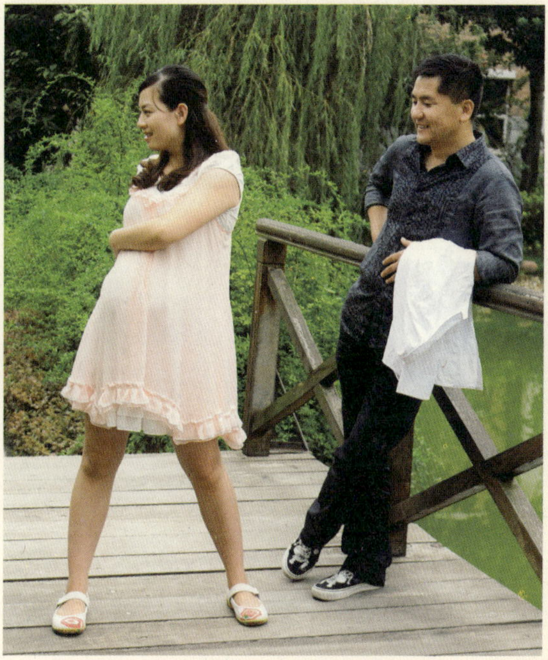

适当地运动可帮助胎头入盆。

由于胎头入盆，子宫不再压迫胃肠，心脏，孕妈咪会觉得胸闷减轻，呼吸顺畅，胃口变大。

为了减少胎头入盆的困难，建议孕妈咪不要长期静坐，要适量活动。

如果是上班族的孕妈咪，静坐的时候可以背部挺直，让腹部尽量前挺，同时注意将腹部的肌肉放松。

建议胎头没有按时入盆的孕妈咪不要着急，胎头到生产前还没有入盆的情况也是有的，这样并不说明就一定要进行剖宫产，要注意放松心情，说不定在你没有感觉到时，胎宝宝的头部已经入盆了。

妊娠期猛吃水果，宝宝皮肤就好吗

答：这种观点是片面的。

宝宝的皮肤好差与否不是由孕妈咪是否多食水果决定的，而是由遗传决定的。一般来说，水果中含有丰富的维生素C，维生素E等对皮肤很好的微量元素，但并不一定摄入微量元素越多，皮肤就越好，因为除了微量元素之外，皮肤的好坏还跟很多因素有关。

如果孕妈咪在妊娠期因狂吃水果而使主食的摄入不足的话，就会有营养失衡的可能。此外，大量食用水果使得孕妈咪摄入很多糖分，这些糖分虽然会被消耗，但只是一小部分，过多的部分会随血液进入胎宝宝的身体，还有一部分留在孕妈咪的身体内转化成脂肪，出现巨大儿。同时，长期超负荷工作时，胰岛素的负担加重，孕妈咪也有可能因此患上糖尿病、高血压等并发症。

专家建议，孕妈咪可适当增加水果的摄入量，但不能狂吃，也不宜作为主食吃。

分娩前兆有哪些

答：分娩前兆主要有：

子宫收缩（常简称宫缩）。规律的子宫收缩是临产的主要标志。发生宫缩时，孕妈咪会感觉到钝性背痛，或者刺痛，向下放射到大腿。随着时间的进展，宫缩可能发生在腹部，出现剧烈的周期性疼痛。规律的宫缩若逐渐增强，持续30秒或以上，间歇5～6分钟，则是分娩的前兆。

阴道内流出清水。这些清水就是羊水。这是因为包裹胎宝宝的胎膜破裂，羊水通过子宫颈和阴道流出来所致，这就是俗称的“破水”。

见红或者排出少量黏液。由于子宫开始扩大，宫颈管壁被拉扯出现少量出血，少量黏液则是因为宫颈口张开，排出的宫颈黏液栓，这些黏液在妊娠期间将宫颈与外面隔开，起到保护胎宝宝的作用。当出现少量黏液是子宫开始扩张开大的信号，是开始临产的可靠征象。

胃灼痛是怎么回事

答:这是进入妊娠晚期的自然现象，它会随着妊娠期的结束而消失。

妊娠晚期的胃灼痛主要表现为：吃完饭后不久，胃部有烧灼感，且随着时间的持续烧灼感逐渐加重，特别是在晚上，这种灼痛感会延伸到咽部，严重影响睡眠。

其原因主要是：身体内部激素的分泌。孕激素分泌使胃酸减少、反流、刺激食管下段引起灼热感。

由于胎宝宝增大，子宫压迫胃肠，进入妊娠晚期，子宫压迫横膈膜时胃肠的位置相对升高，胃酸水平线相对上升，刺激食管且压迫胃肠使食物下降到肠内的时间变长。食物滞留也会引起胃酸水平线上升，刺激食管。

为了缓解胃灼痛感，专家建议宜遵循下列饮食原则：

饮食清淡、少盐。少使用高脂肪、高蛋白质等难以消化的食物，以免加重胃肠的负担。不食用添加辣椒、胡椒等刺激性佐料的食物。

晚餐不宜进餐过饱，以免食物大量滞留，加重胃灼痛感。

睡前可以饮用一杯热牛奶。

禁止私自服用助消化的药物。

羊水是什么构成的

答：所谓羊水，是指妊娠时子宫羊膜腔内的液体。它是整个妊娠阶段维持胎宝宝生存、生长、发育所不可缺少的重要成分。根据妊娠进入不同的阶段，羊水的成分也发生变化。

在妊娠早期，羊水主要来自孕妈咪的血清。血清通过胎膜进入羊膜腔形成最初的羊水。这个时期的羊水成分与孕妈咪的血浆的成分大致相同，只是蛋白质的含量稍低。

进入妊娠中晚期，随着胎宝宝的呼吸系统、泌尿系统等发育，羊水的成分主要是胎宝宝的尿液，胎粪、脱落的胎儿细胞等，其中水的含量达到98%，还有少量无机盐类、有机物激素等。总之，羊水是胎宝宝打好生存、发育之战的“弹药库”，没有羊水，胎宝宝的生存、发育就无从谈起。

孕妈咪患有性病会影响胎宝宝吗

答：会的，因此专家建议孕妈咪要做好妊娠前，产前检查。

妊娠期性病主要有：生殖器疱疹、梅毒、尖锐湿疣等。

生殖器疱疹

生殖器疱疹是一种有皮肤接触传染的疾病。症状开始表现为阴部、大腿或臀部瘙痒或灼痒、疼痛。继而阴部、臀部、肛门或身体的其他部位会出现明显的溃疡。

孕妈咪如患有生殖器疱疹，对胎儿可产生严重不良影响。若妊娠早期染有这种疾病，病毒可通过胎盘侵犯胎儿，造成胎儿畸形、胎儿宫内发育迟缓或死胎以及自发性流产等。分娩时，可通过产道传染给新生宝宝，且症状严重。症状表现为泛发性水疱，散发于全身皮肤、口腔和上呼吸道黏膜，甚至侵及中枢神经系统，以致出现高热、呼吸困难和出血，造成胎宝宝死亡。即使经治疗痊愈而幸存，也会有高达85%的新生儿有后遗症。

据研究证实，因在妊娠28周内，疱疹病毒对胎儿影响最大，故发现后应中止妊娠。专家建议，有生殖器疱疹病史的孕妇，在妊娠末期应进行Ⅱ型疱疹病毒培养，呈阳性者应做剖宫产。

梅毒

梅毒是由梅毒螺旋体感染引起的一种性病。通常在受感染后10天到3个月后阴部开始出现无痛溃疡。梅毒的自然过程分为3个阶段，第一阶段，病毒侵入部位出现红斑、丘疹、破溃，这些症状经历一段时间可“自愈”。因人体没有感觉，孕妈咪往往容易忽视，当进入第二阶段时，病毒在血液中大量繁殖，身上出现类似玫瑰糠疹、银屑病、痤疮的红斑、血疹、斑丘疹等，此时如不及时处理很容易危及生命。

孕妈咪在妊娠早期如患有梅毒没有进行及时治疗可遗传给胎宝宝，使得胎宝宝出现胎传梅毒或者胎死腹中，还有的会在产后不久死亡。

若妊娠前患有梅毒，建议治愈后再怀孕，如果妊娠期间患有梅毒，需要在医生的指导下进行恰当的处理。

尖锐湿疣

尖锐湿疣是与性接触传染密切相关的疾病。生长部位为外阴、阴道、宫颈、肛周。患病初期为小的淡红色丘疹，后逐渐长大，表面呈凹凸不平的柔软乳头样病变，有的呈菜花状，根部可有蒂，严重者表面可有糜烂渗液，时有痒感而搔抓，可继发细菌性感染，表面出现脓性分泌物，有臭味和疼痛。孕妈咪患有尖锐湿疣可传染给胎宝宝，使胎宝宝喉头、气管处长出湿疣，随着症状加重，可出现宝宝呼吸困难，甚至危及生命。

如患有湿疣要积极进行治疗。对于症状轻微的，可用苦参洗液进行外阴清洗，然后再用3%酞丁胺霜外涂。症状严重者，可用激光或冷冻治疗。如果妊娠晚期患有尖锐湿疣可进行剖宫产，以免传染给宝宝。

对于这些妊娠期的性病处理，专家建议，孕

妈咪要及时做好产前检查，对血液病毒进行筛选，以减少胎宝宝和孕妈咪患性病的概率。对孕妈咪来说，妊娠期间性交时一定要注意卫生，最好采用避孕套。

水肿可以通过食疗缓解吗

答：可以。很多食物具有利尿、清热、解毒的作用。如西瓜、红豆、大蒜、冬瓜、黄瓜、玉米、鲫鱼等，都是很好的利尿食物，能促进体内的水分变成尿液排出体外。孕妈咪可以适量食用。以下介绍两款预防妊娠晚期水肿的食谱供孕妈咪参考。

【鸡肉皮蛋粥】

素材

鸡肉30克，大米200克，皮蛋1个，生姜5克，葱5克，盐3克。

具体操作

1. 将鸡肉用开水煮透，撕成丝，大米洗净，皮蛋去壳切成丁，生姜切成丝，葱切成花。

2. 取瓦煲一个，注入适量清水，用大火煲开，加入大米，改用小火煲约30分钟。

3. 加入鸡丝、姜丝、皮蛋丁，调入盐，续煲10分钟，撒入葱花，盛出即可食用。

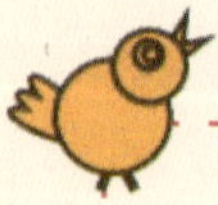

小贴士：

此粥简单，取材容易，便于操作。另外，其含有丰富的营养，适合需要大量营养素的孕妈咪食用，但如果孕妈咪患有感冒，食用此粥可出现消化不良等症状。

【红枣黑豆炖鲤鱼】

素材

鲤鱼1条（约500克），红枣10粒，黑豆20克，生姜10克，葱10克，花生油18克，盐8克，料酒3克。

具体操作

1. 将鲤鱼宰杀，去鳞、去鳃、去肠脏。红枣、黑豆分别用温水泡透，生姜切成丝，葱捆成把。

2. 锅内烧油，待锅热时，下入鲤鱼，用小火煮片刻，倒出待用。

3. 用炖盅一个，加入鲤鱼、红枣、黑豆、姜丝、葱把，调入盐、料酒，注入适量清水，加盖，炖约1.5小时后即可食用。

有无必要保存宝宝的脐带血

答：所谓脐血是指新生儿脐带在被结扎后，由胎盘脐带流出的血。近来的研究发现，宝宝的脐带血中含有丰富的造血干细胞，可以治疗白血病等恶性血液疾病。目前，主要用于对儿童造血干细胞移植治疗。有很多家长把孩子出生时的脐血保留，以备宝宝成人后患病时的不时之需。因此脐带血干细胞库，又称“生命银行”。

脐带血采集保存的相关步骤

办理手续。在大约妊娠7个月的时候孕妈咪可以与脐带血库进行联系，并签署合同书。

采集血样。脐带血的采集过程比较简单，在大多数产科医院都可以完成。

费用。保存脐带血的费用依据情况而定，如果是自体脐血储存，采集费用大约为5000元人民币，以后每年交620元储存费用。也有的是一次性收费1万多元，以后每年缴纳500元左右的保存费。相对于大部分的家庭来说，脐带血保存的费用是不低的。

脐带血的保存时间

从医学研究理论上讲脐带血造血干细胞可以不中断地在低温的液态氮中永久储存。

是否有必要保存脐带血呢?

根据医学统计，国际脐带血库则存有7万多份脐带血，国际脐血库利用率也已达到10%。随着科技的进步，相信脐带血的使用率会更高。 在独生子女越来越多的情况下，脐带血的保存可以为宝宝买一份“生命保险”。

需要注意的是，如果孕妈咪患有性病，家族遗传疾病，则没有必要保存脐带血，因为宝宝成人后使用有遗传基因的脐带血还是会患有家族遗传疾病。

在选择脐血库时要注意什么

国家卫生部法律规定：采供脐带血造血干细胞必须经过国家批准，未取得脐带血造血干细胞库执业许可证的单位和个人，一律不得开展采供脐带血造血干细胞业务。目前卫生部通过批准且通过验收的仅三家：天津、北京和上海脐血库。另外，跨地域采集在目前也是不被允许的。

胎宝宝也会发脾气吗

答：宝宝是会发脾气的。

也许说到宝宝还在妈咪的肚子里就能发脾气很多人都觉得不可思议，但事实上确实如此。胎宝宝在妈咪的子宫内发育的过程中，个人的性格、气质特点就已开始萌芽，包括爱、憎、忧、惧等不同情感。比如在5个月的时候，胎宝宝就能用蹬腿、摇头、做鬼脸等来表达自己的情绪了。孕妈咪的不良情绪直接影响胎宝宝。当孕妈咪发脾气或者惹到胎宝宝不高兴了，小家伙可是会耍点小性子的。

为什么胎宝宝会发脾气呢?这是因为孕妈咪也在发脾气的缘故。当孕妈咪发怒时体内分泌大量去甲肾上腺素，使胎盘血管收缩，导致胎宝宝缺氧。这时，胎宝宝会因惊恐或不安而发很大的脾气，在孕妈咪的子宫内做些不规则的运动，如踢腿、转身等。当胎宝宝发脾气时，孕妈咪会有心慌、烦躁不安的感觉。尤其是吵架时还伴有情绪激动等行为会使胎宝宝更加愤怒。因此，孕妈咪保持良好的情绪非常重要。来看看妊娠期妈咪情绪对胎宝宝出生后的影响，你就会在整个妊娠期间都保持着良好的情绪的。

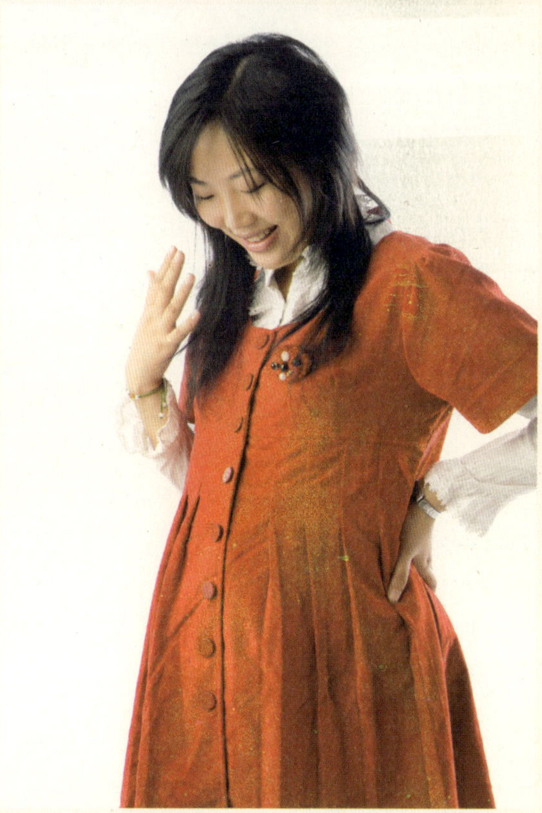

孕妈咪的情绪要一直保持着良好的状态。

理想孕妈咪

这类孕妈咪渴望有宝宝，她们非常注重自己和胎宝宝的健康、情绪，积极与丈夫、家人一起孕育胎宝宝。因此，她们在整个妊娠期间感觉良好，分娩顺利，宝宝出生后身心健康。

矛盾孕妈咪

这类孕妈咪表面上非常想要一个孩子，但潜意识里却有着矛盾的情绪和对胎宝宝的排斥，但这种情绪，在子宫内的宝宝却能敏锐地感觉到。因此，她们在整个妊娠期强装笑脸，内心抑郁，宝宝出生后大多有行为问题和肠胃问题。

冷漠孕妈咪

这类孕妈咪虽然怀着孩子，但并不期待宝宝出生，这种意识与暗示会被胎宝宝接收到。因此，在妊娠期间，她们对待各种问题持置之不理的态度，宝宝出生后待人冷漠、昏昏欲睡。

不理想孕妈咪

这类孕妈咪根本就不愿意有孩子，她们甚至讨厌腹中的胎儿，因此，在整个妊娠期，她们多病难愈，早产率极高，宝宝出生后会有体重过轻或情绪反常。

要知道，胎宝宝并不是人们想象中的那样消极、被动，他们有自己的思维，不高兴时完全由自己左右情绪，而孕妈咪的情绪直接影响宝宝的喜、怒、哀、乐。因此，孕妈咪应注意保持良好的情绪状态，使胎宝宝得以健康发展。

为什么这个月孕妈咪难以仰卧

答：这是由于进入妊娠晚期的缘故。

进入妊娠晚期，孕妈咪就会发现只要以仰卧躺在床上，就马上觉得呼吸困难、冒冷汗。这由于增大的子宫压迫到内侧的上行大静脉，使得回流到心脏的血流量变少，血压下降所致。严重时会出现暂时性的昏迷和痉挛。医学上把这称为“仰卧性低血压症候群”。孕妈咪可以从以上几个方面来调节。

注意妊娠期营养，如有贫血的情况，要积极治疗，特别是妊娠双胞胎或多胞胎的孕妈咪尤其要注意预防贫血和营养不良。

注意饮食。宜低盐清淡，以免因体内钠盐潴留引起妊高征，使症状变严重。

睡觉时，宜采用左侧卧位，使因妊娠而略向右翻的子宫得以纠正，从而减少这种情况的出现。

躺着休息时，宜用棉垫将上半身垫高，使子宫对静脉的压力减小。

浑身酸痛难忍，能贴膏药吗

答：不能。

因腹部过度负重使孕妈咪出现腰酸、背痛、腿部抽筋等症状，通过按摩休息以及妊娠期体操等可以得到缓解，但不宜用中药止痛药膏。

很多止痛药膏中含有麝香、红花等活血成分，能引起流产、小产。因此，孕妈咪不宜使用止痛膏药，一定要用应先咨询医生。

准爸爸课堂

自我舒缓产前焦虑

准爸爸在妊娠晚期也会像孕妈咪一样出现产前焦虑，如担心妻子难产，生产时妻子的裸露，担心产前并发症，胎宝宝是否健康，宝宝是否是自己所期待的性别等。针对这些负面情绪，准爸爸一定要及时控制，不让妻子受到不良情绪的感染而加重产前忧郁。

做好经济规划。从确认自己要当爸爸的那一刻起，准爸爸就可以做一个经济规划了。先对目前的开支进行罗列，将不必要的开支节省下来，对孕妈咪的产后护理开支，宝宝的教育开支，养护开支等做一个大体的规划，尽量多储备一些积蓄，让你们的宝宝有个良好的生活环境。

准爸爸可以将自己心中的焦虑写下来，自我分析，看看自己是否有充分的理由焦虑，如果找不到充分的理由，那么，就在心里将它划掉吧。如果确实是你考虑了几天一直都没有理清头绪的问题，你可以先把它放一放，做其他的事情，如果还是不行，就找几个平时玩得很"铁"的有孩子的朋友，将你的问题讲出来，听听他们的看法，相信他们一定会给你很大的帮助的。

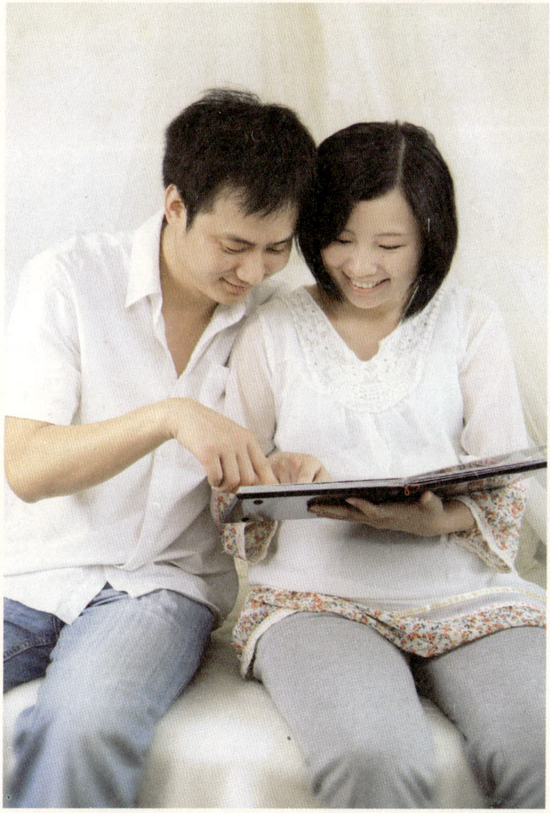

准爸爸和孕妈咪做好规划后选择了一个比较好的医院分娩。

将宝宝的到来看做是你成熟的标志，你不止要看到责任和义务，更要将它看成是三种乐趣，想象着一家三口过着或你主外，妻主内，宝宝聪明健康或夫妻双双工作，孩子自主学习或平静的生活，内心一定非常向往吧。

陪妻子参加孕产培训班，了解相关知识，或者平常有空多找其他的父亲交流。

不要因太焦虑而产生急于求成的心理，角色和责任是有一个慢慢适应的过程，准爸爸不要抱有追求完美的心理，要保持一颗平常心，享受目前的生活，增强自己的自信心。

如果担心去医院的路上发生状况，可以将要去医院的路线事先拟定，然后抽空自己走一遍。

如果担心妻子难产，你可以为妻子买份保险。

如果担心宝宝出生后的性别不是你所想的，你可以多多走访有孩子的家庭，观察家里有男孩或者女孩的家庭生活情况。如果还不确定，你可以找些家长谈谈心，慢慢地在心理给自己上上课，如男孩（女孩）的好处和担忧，形成一个男孩女孩都一样的观点，心情自然开阔。

多交一些朋友，这些朋友在孩子的性别、教育观念，家庭观念形成"两派"，两派都能很好地支持自己，在关键的时候给自己鼓励。

准爸爸们，勇敢一点，相信自己可以做个好爸爸、好丈夫，为了将来的幸福，继续努力吧。

考一考你的宝宝

胎宝宝已经有9个月了，小家伙的大脑发育很快，整个头部的重量大于身体的重量，他或她已经很聪明了，不信的话，准爸爸和孕妈咪可以一起考一考他。

把你的手覆在妻子的肚子上，轻轻压按，放开后，小宝宝会动一下，或者你压这边的时候小家伙避开到了另外一边，而当你压另外一边的时候，他跑到别的地方去了，胆子大的胎宝宝还会用他的小脚在你压按的地方踹一下，淘气的时候说不定还会用力地踹哦，这就是胎宝宝的反应能力，经过几个月的胎教，他已经渐渐的习惯了这种胎教模式，而且出生后的反应能力比没有受过胎教的宝宝要强，怎么样，你的宝宝很聪明吧。

在胎宝宝睡醒的时候，跟妻子一起抚摸你们的胎宝宝吧，他会在你们充满爱意地抚摸下健康、茁壮地成长。

帮妻子按摩

当你下班回家或者周末在家休息的时候，看到妻子挺着大肚子不顾腰酸背痛地忙着准备胎宝宝出生后的衣物，分娩时要用的住院物品，细心的你何不搀着妻子，慢慢坐下，将脚搭在稍高的凳子上，让她休息一下，顺便给她按按浮肿的腿，酸痛的肩膀，缓解一下疲劳，虽然只是一些小小的动作，但其过程却充满了爱意。

给宝宝布置“爱心小窝”

离足月分娩只有一个月的时间了，说不准你们的宝宝什么时候降生，为了避免手忙脚乱，准爸爸可以帮助妻子提前准备宝宝的衣物，对胎宝宝的房间进行布置。

宝宝房间的布置可以从性别、实用、经济、环保和美观入手，布置得朴素、整洁、安全、实用。

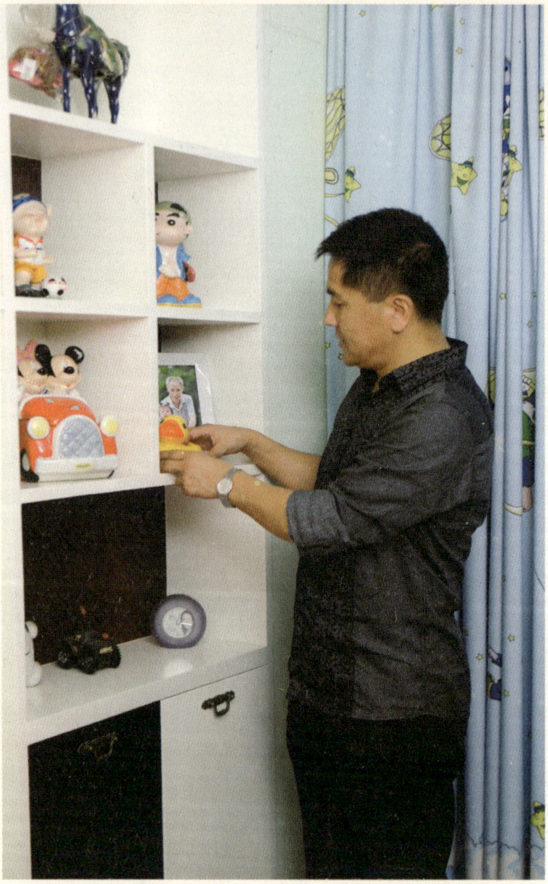

准爸爸为宝宝布置了漂亮的“小窝”。

宝宝的房间要离爸爸妈妈的房间近，方便爸爸妈咪晚上照顾，最好是将新生宝宝安置在爸爸妈妈的房间。

宝宝的房间要安静、清洁、空气清新、室温保持在15℃~20℃。宝宝床宜用木板软床，床边沿要有护栏，不宜用钢丝床和席梦思，以免限制宝宝的脊柱发育。床最好不要摆放在靠近窗台的地方，以免风对着吹会使宝宝受凉。

宝宝房间的颜色要分明，宜采用雅致的色彩为基调，在此基础上加上一些明快、活泼的颜色，使人心情愉快。

买些礼物给宝宝

虽然宝宝还没有出生，且出生后要到1岁的时候才能站立、行走，买玩具有点早，但是，准爸爸可以买些适合新生宝宝的玩具。

游泳圈。准爸爸不要认为刚刚出生的宝宝还没有学会游泳，其实，宝宝也许比你还游得好呢。专家认为，12个月内的婴儿游泳是一项特定的、阶段性的水中早期健康保健活动。母亲子宫内就是水的环境，宝宝已经在水中生活了10个月了，对水有一种特别的亲切感。而且，通过游泳，能促进宝宝的消化系统的发育，促进肠

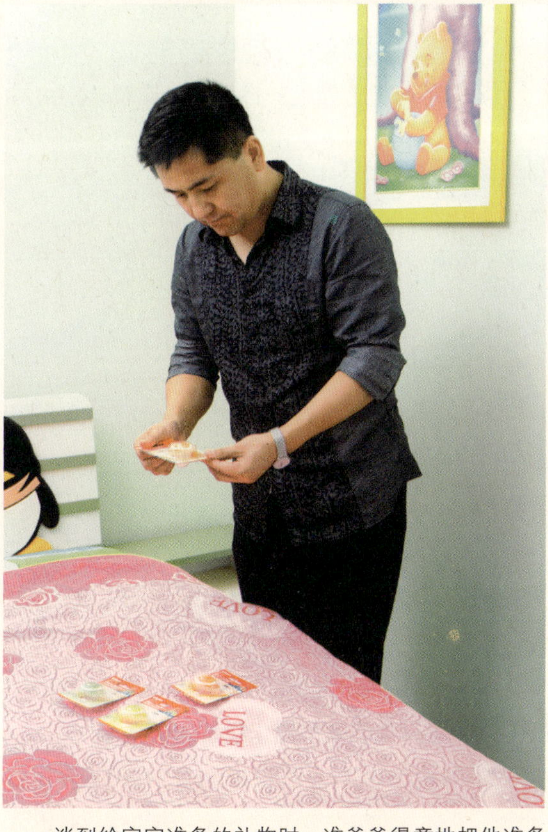

谈到给宝宝准备的礼物时，准爸爸得意地把他准备的奶嘴一个一个地摆在床上。

蠕动，加速胎便排出，促进肠吸收，缩短生理性体重恢复时间。同时，还可以促进宝宝呼吸、循环、运动系统的发育与成熟，提高宝宝的对疾病的抵抗力。

准爸爸选择游泳圈时，可以根据妻子怀孕时的体重，大概估计宝宝的体重，并购买合适的游泳圈。

安抚奶嘴。在宝宝出生的前6个月中，使用安抚奶嘴会为父母节省很多力气。它能使哭闹的宝宝安静下来，顺利入睡，促进母乳喂养，这样就能使疲惫的新手妈咪腾出时间好好休息，让妻子的身体从生产和喂奶所带来的疲惫中尽快恢复过来。食用安抚奶嘴能减少宝宝睡觉窒息的可能，这是因为口含奶嘴宝宝不会用趴着的睡姿。还有利于宝宝养成用鼻子呼吸的习惯。

选用安抚奶嘴的时候选择和妻子乳头形状相似的。当然，为了给宝宝找到合适的安抚奶嘴，准爸爸不妨多准备几个。

可以送给宝宝的礼物很多，以上提供几项供准爸爸参考，相信准爸爸一定可以给宝宝买到更好的礼物。

为妻子准备待产物品

宝宝随时可能会来到这个世界，跟准爸爸妈咪一起起床、休息、吃饭、看风景。陪着爸爸妈妈过着幸福的生活。为了避免急产或早产时手忙脚乱，准爸爸现在就为迎接你们的未来之星做好准备吧。

准爸爸还要做好妻子剖宫产的准备，因此需要准备的物品比较多，那就先列一个清单吧。

经济准备：准备足够的钱款，以备办住院手续等需要用。

衣服：妻子的衣服，准备长袖衣裤2~3套，换

洗的袜子3~4双、拖鞋1双，帽子1顶，防乳汁渗漏乳垫2对，哺乳胸罩2个，纸内裤多备几条。

宝宝的衣物：小袜子、衣物、尿布、帽子、被子、毛巾、纸尿裤等。

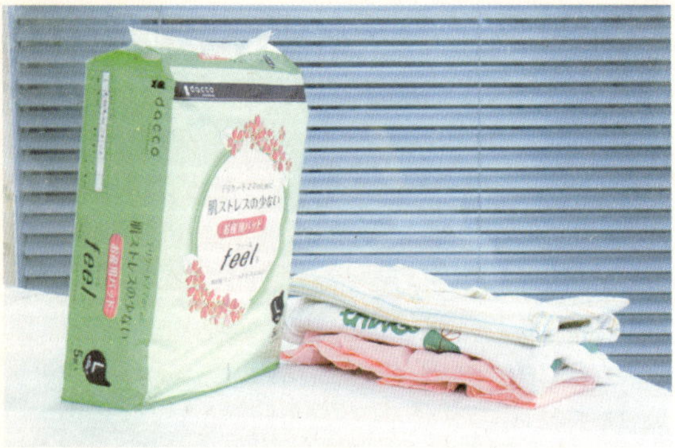

卫生巾和换洗衣服是住院待产的必备物品。

生活用品：牙膏、牙刷、毛巾、脸盆、卫生巾等。毛巾准备3条，洗脸，擦身体，洗下身等各一条，脸盆准备4个，洗脸、擦身体、洗下身、洗脚各一个。卫生巾多准备几包，由于产后恶露，需要勤更换。还有水杯，饭盒等。

宝宝用品：吸奶器，奶粉量杯。

其他：不要忘记带上户口本、母子健康手册、身份证、病历本等，还可以带上一台相机，给宝宝拍摄出生后的第一张相片。

如果是跟妻子一起去超市购买的话，为了防止弄混，可以每买一项就画一横线。

胎教进行时

胎教在孕育一个强能力、高智商的宝宝中起着重要的作用。适宜的胎教方法可以创造适合胎儿生长发育的有利环境。

运动胎教

运动胎教是指孕妈咪适时、适当地进行运动锻炼、抚摸胎宝宝，帮助胎宝宝活动，以促进胎儿大脑及肌肉、骨骼的健康发育。

抚摸胎宝宝。孕妈咪静坐在沙发或者椅子上，全身尽量放松，用手指轻按一下腹部再放开，胎儿能马上做出反应。当然，宝宝反应也是有快慢之分的，有的要用几天才能做出反应，当胎宝宝用力挣脱时，要立即停止抚摸，这是因为胎宝宝“发脾气”了。当胎宝宝“撒娇”时，孕妈咪也可以通过轻抚胎宝宝，让宝宝安静下来。

孕妈咪锻炼。进行适当的锻炼，不仅有利于孕妇的身心健康和分娩，使胎宝宝的身心健康发育。运动项目很多，孕妈咪可以根据自己的喜爱选择如游泳、做体操、练瑜伽等，都是很不错的项目。

语言胎教

孕妈咪用温柔的、充满爱的话语对子宫中的胎宝宝讲话，使胎宝宝在孕妈咪的肚子里的时候就留下语言印记，为后天的学习打下基础。

语言胎教最好由准爸爸来完成。因为准爸爸充满磁性的、沉稳的声音能给胎宝宝以安慰，使胎宝宝有安全感。

实行语言胎教的时候，主要是用一些简单的问候语、诗歌、故事等重复对胎宝宝讲至少3次。当宝宝烦躁不安的时候，听到准爸爸为他讲的充满爱的童话故事，他就会静静地听着，有时候还会进入睡梦中。

跟宝宝一起唱歌

跟胎宝宝一起唱歌是一种音乐胎教。音乐胎教能给以良性刺激，有利于宝宝的听觉系统发育。跟胎宝宝一起唱歌时，孕妈咪或者准爸爸轻轻地用柔和的、带有感情的声调吟唱歌曲时，可以产生一种谐振。当唱歌时，人的声带等发声系统会振动，这种振动是有规律的，胎宝宝在子宫中能够感觉到，并且会随着这种振动一起振动。宝宝对这种振动适应后会形成习惯，在出生后仍然能记得这种振动，且能与这种振动产生一种共鸣。这就是为什么有些宝宝出生后对音乐特别敏感的原因。

哼歌时，声音不宜太大、太尖细，宜以小声说话的标准为宜。尽量选择一些简单、明快、优美的儿歌如《摇篮曲》、《友谊圆舞曲》、《早操歌》等。

第10个月

胎儿状况

怀孕第37周了，还有不到3周宝宝就要出生了。胎宝宝身高大约47厘米，体重已经有将近3千克了。但由于孕妈咪各有的营养摄入和身体状况，宝宝的胖瘦便有了明显区别，当然，只要胎宝宝的体重达到2.5千克就不算低体重了。

进入怀孕第38周了，宝宝从现在开始到满40周出生都可以称为足月儿。身高增加不算很明显，体重比上周略重200克，大部分的胎宝宝头部已经开始下沉进入孕妈咪的骨盆中，小家伙偶尔还会在骨盆中摇摇头，稍大的空间有利于胎宝宝胳膊、四肢继续发育。由于皮下脂肪充盈，宝宝变得胖胖的，这周宝宝身上的胎脂、胎毛开始脱落，皮肤变得光滑。

怀孕第39周了，胎宝宝身高约有48厘米，体重可达到3400克。宝宝的头发长有3~4厘米了，如果准爸爸或者准妈咪中有一位是自然卷发，那么你们的宝宝肯定也是卷发公主或王子。

怀孕第40周了，在本周末，孕妈咪的“造人计划”就可以告一段落了。在这周，宝宝无论是在身高还是体重方面都已经达到标准足月儿的水平，已经可以在妈咪体外独立生活。中枢神经系统的成熟，使胎宝宝做好了出生后立即呼吸、体温调节和寻找乳头吸奶的准备。

孕妈咪体征

进入第10个月，随着胎宝宝的先露部位的下降，孕妈咪会觉得胎动减少，胸部变得柔软，呼吸通畅，食量大增。同时，随着分娩期的临近，孕妈咪经常感觉到腹部疼痛，有时甚至会认为是就要临产的阵痛，其实，这些不规则的疼痛只是生产阵痛的“热身”。

孕妈咪的子宫底高度为32~35厘米，羊水量600~800毫升。子宫变得柔软且富有弹性，由于分泌物增多，子宫内会比较潮湿，有些孕妈咪可能会出现子宫口提前张开的现象。

孕妈咪的吃

本月的必需营养素

维生素B_1、维生素B_2、维生素B_6、维生素B_{12}、维生素D、钙、铁、锌、镁、磷、蛋白质、脂肪、碳水化合物。

虽然宝宝即将出生，但需要的营养还是比较多的，而且孕妈咪也要摄入足够的营养以保证分娩的顺利进行。孕妈咪因临近分娩会有很多担心与焦虑，这些不良的情绪对食欲会有影响。建议孕妈咪食用容易消化的食物，如水煮鸡蛋、面条、稀饭等。

适量补充维生素K。维生素K有凝血，预防孕妇和胎儿出血病的功能。

分娩前多注意补充膳食纤维。膳食纤维可以吸收水分、预防便秘，特别是预防分娩后对孕妈咪排大便无力有一定的效果。

增加钙质的摄入。妊娠晚期，孕妈咪对钙质的需求量比妊娠中期还要稍多。这是因为孕妈咪自身需要补钙，还要为将来哺乳做准备。宝宝需要储存一定量的钙质为骨骼的生长发育做准备。此外，胎盘钙化也需要大量的钙质。

孕妈咪在产前适量摄入镁元素能预防妊娠中毒症。含镁丰富的食物有：大豆、菠菜、香蕉、草莺、豆芽等。

孕妈咪在本月会出现容易饿的情况，建议孕妈咪适量增加主食的摄入，少食多餐。

宝宝明亮眼睛的秘密

胎宝宝是否有一双明亮的眼睛不仅有先天的遗传因素，还有后天的饮食影响。孕妈咪的饮食健康与否跟胎宝宝的“小零件”合格与否有至关重要的关系。

医学研究证明，DHA能帮助健全视力。

中医有“以脏补脏”的原则，认为吃鱼眼睛补眼睛，这是有一定的根据的。鱼眼睛中含有丰富的DHA和EPA等不饱和脂肪酸，DHA中具有构成神经膜的功能，能帮助胎宝宝健全视力。而经研究，优质的海鱼中含有大量的DHA，如沙丁鱼和鲭鱼。建议孕妈咪每周至少食用1次鱼，鱼类罐头食品宜慎选。

维生素A具有维持人的正常视力的作用，孕妈咪可以多使用含有维生素A 的食物，如胡萝卜、白萝卜、核桃、鱼肝油、牛奶等。

孕妈咪健康的饮食，加上合理的饮食习惯，平常注意用眼卫生，你们的宝宝一定会有一双清澈、明亮的双眼。

本月疾病早防

胎儿宫内窘迫

胎儿宫内窘迫并不是一个严格的医学概念，通常是指胎儿出现缺氧，有的发生在怀孕期间，有的发生在分娩时。造成胎儿宫内窘迫的原因很多。主要有：

宫缩异常。子宫肌肉不自主地收缩可压迫脐带的血管，减少向胎盘的供血，导致胎宝宝的氧气供应中断。

孕妈咪贫血使红细胞过少，输送给胎宝宝的氧气就相应减少，出现胎宝宝供氧不足。

孕妈咪发生难产，使产程延长，导致胎宝宝的氧气输入不足。

发生脐带脱垂、胎盘早剥、宫内感染等。

孕妈咪患有妊高征、糖尿病或多胎妊娠、羊水过多或过少、先兆子痫或子痫等妊娠并发症。

胎宝宝心血管系统功能障碍如严重的先天性心血管疾病的颅内出血等，胎宝宝畸形等。

临床上将宫内窘迫分为两种情况，即慢性胎儿窘迫和畸形胎儿窘迫。

慢性胎儿窘迫多发生在妊娠晚期，往往延续到分娩时加重。主要原因是孕妈咪患有妊娠前疾病或妊娠期并发症，引起胎盘功能不全或胎宝宝本身因素导致母体存在引起胎盘供血不足的疾病，随着胎儿慢性缺氧时间延长而发生胎儿宫内发育迟缓。

出现慢性胎儿窘迫，建议孕妈咪定期做产前检查，平常密切关注胎宝宝的胎动、胎心音，正常的胎心率为120~160次/分，一旦发现异常情况，应及时去医院就诊。

急性胎儿窘迫主要发生于分娩期，因脐带脱垂、脐带绕颈、脐带打结、胎盘早剥、宫缩过强且持续时间过长等因素，引起孕妈咪处于低血压甚至休克等情况引起。临床症状有：胎心音异常，胎粪污染羊水、胎动异常、酸中毒等。

对急性胎儿窘迫，建议先观察治疗，如无效立即进行剖宫产以终止妊娠。

急产

急产是指孕妈咪的子宫收缩规律正常，但收缩力过强，使宫颈扩张极为快速，有的甚至在几分钟内完成。这种从临产到分娩结束在3小时内完成的情况称为急产。

急产的临床表现为：由于宫缩过强，孕妈咪感到疼痛难忍，呼吸急促，辗转不安。子宫坚硬，宫缩频繁，间隔时间短，常只有1～2分钟。宫口开大迅速，胎儿先露部下降快。胎心初期可能发生短暂心动过速，进而宫缩后心动过缓，羊水变为胎粪性。

急产的应对方法

一般情况下，在短时间内分娩本身很少对胎儿产生影响。但在少数情况下，由于子宫收缩过强可造成胎宝宝子宫内缺氧，发生新生儿窒息甚至死亡，或因分娩过快，产道（包括会阴、阴道及子宫颈）来不及充分扩张，来不及准备接生，可导致会阴、阴道及子宫颈裂伤或因新生儿坠地而造成新生儿颅内出血、骨折或外伤，或因缺乏有效消毒过程而造成产妇和新生儿感染。

为预防急产，可做以下处理：有急产史的孕妈咪在入院待产后要密切注意观察产程。

凡是产程进展快，出血较多，心烦气躁的孕妈咪应给以氧气吸入。观察宫缩情况，一旦确认宫缩过频，应给以子宫弛缓剂。

对胎宝宝进行不间断的胎心监护，注意羊水性状。

产后给以宫缩剂，预防产后大出血。仔细检查产道是否有撕裂，并进行修补。未消毒分娩者，分娩后进行外阴冲洗消毒，然后进行产道修补，并对母婴给以抗生素预防治疗。

妊娠知识答疑

为什么孕妈咪饮食不宜太精细

答：过于精细的饮食会造成营养缺乏。

很多孕妈咪觉得不可思议，但事实确实如此。

精米是指经过精细加工的米。在反复碾磨中，米皮米胚被大量去除。因此，这种米口感好、易消化。由于谷粒所含的维生素，特别是B族维生素，纤维素、微量元素等都集中在谷粒周围的糊粉层和胚芽，在打磨的过程中有80%的营养素丢失，如果孕妈咪长期饮食过精过细容易引起维生素B_1缺乏。缺乏维生素B_1会出现疲倦、烦躁、食欲不振、便秘等，严重时会患上脚气病，严重危害身体健康，且精细食物中缺乏膳食纤维很容易使孕妈咪出现糖尿病，高脂血症等。

除此之外，还会导致胎宝宝含有维生素B族缺乏症。宝宝出生后会有浑身无力、发软、呕吐、腹胀、心跳快等症状，严重影响宝宝的健康和发育。

B族维生素参与人体内酶系统的辅助成分和广泛的生化反应，调节人体代谢功能，B族维生素有助于调节人体电磁场紊乱状态，增强机体抵抗电磁辐射污染的能力等。

因B族维生素在人体内含量有限，且为水溶性维生素，容易随尿液、汗液排出体外，需要不断补充才能满足身体需要。所以，孕妈妈饮食不宜太精细。

含维生素B的食物主要有：大米、面粉、小米、黄豆、花生、猪肉及内脏、鸡蛋、蜂蜜等。红薯与B族维生素同食对治疗脚气病有更好的疗效。

怎样均衡营养

答：合理搭配，饮食多样化以及良好的饮食习惯可以让营养更均衡。

虽然胎宝宝即将与孕妈咪的子宫分开，但在这1个月内，宝宝还在做适应个体独自生存的准备，如呼吸，调节体温等。因此，还需要大量的营养素给予宝宝支持。由于营养素需求全面，孕妈咪尤其要注意营养的均衡。

钙质。妊娠晚期钙的需求量比妊娠中期多增加500毫克。用作胎盘钙化、乳汁储备、宝宝的骨骼发育储备。

蛋白质。世界卫生组织建议，孕妈咪在妊娠晚期每日摄入的蛋白质比妊娠中期增加约10克。可选择肉类、鸡蛋、鱼类、牛奶以及奶制品、豆类等。牛奶的摄入量可达到每日500毫升。由于对营养的需求与孕妈咪胃容量的减小有冲突，建议孕妈咪选择体积小、营养丰富的食物。

铁。注意铁的补充，预防孕妈咪及胎宝宝贫血，对胎宝宝的发育有益。孕妈咪可以从鸡蛋、木耳、瘦肉、动物肝脏、牛肉中摄入铁。

锌。孕妈咪在妊娠早期、中期储存的锌大部分被胎宝宝利用，为了保证孕妈咪对锌的需求，促进胎宝宝的大脑发育，可以从牡蛎、瘦牛肉、豆类、奶制品中补充锌。

碘。当孕妈咪缺碘时会导致胎宝宝发育迟缓，造成新生儿智力低下甚至痴呆，诱发先天性克汀病。因此，孕妈咪要注意从海带、紫菜、海鱼、虾米等食物中补充碘。

维生素。维生素在人体内含量很少，但却是人体生长、发育所必需的。如维生素C对胎宝宝的骨骼、牙齿的正常发育、造血系统的健全和增强身体抵抗力方面有积极的作用。维生素D有利于磷钙的代谢，促进磷钙的吸收，防治佝偻病。B族维生素能调节人体代谢，维护人体健康。维生素A 能帮助胎宝宝正常生长发育，发育宝宝角膜软化症。建议孕妈咪维生素在医生的指导下服用，以免摄入过量。

分娩前怎样安排饮食

答：对于孕妈咪来说，越临近分娩越要注意

饮食。

在此阶段，孕妈咪的饮食可以是真正的“少食多餐”了。由于子宫收缩带来的阵痛严重影响了孕妈咪的食欲，使得孕妈咪只能在宫缩间隔阵痛稍微减轻的时候进食，一天的进食次数可以达到5次以上。

饮食要注意增加热量的供给，还要注意蛋白质的摄入，以及铁、钙、维生素的补充，最好是体积小、易消化的食物。可以是蛋糕、稀饭、牛奶、苹果，还可以吃点含铁的蔬菜，如菠菜、紫菜、芹菜、黑木耳、海带等。

孕妈咪分娩前的一日食谱安排：

早餐	午餐	晚餐	加餐
小米粥 牛奶	米饭 海带排骨汤	花卷 红烧带鱼	水煮鸡蛋 苹果
馒头 豆浆	面条 虾米烧白菜	米饭 黑木耳炒肉	南瓜粥 香蕉
蛋糕 牛奶	米饭 紫菜蛋汤	蔬菜粥 芹菜炒肉	鱼片粥 水果沙拉

吃巧克力能助产吗

答：巧克力是有助产的作用。

巧克力被产科专家和医生誉为“助产婆”。这是因为一方面巧克力含有大量的碳水化合物，能提供大量的热量，并且能很快被吸收利用，其被吸收利用的速度是鸡蛋的5倍。据产科专家研究，临产前正常子宫每分钟收缩3~5次，正常产程需12~16小时，总共约需消耗热量2.6万焦耳，相当于跑完1万米所需要的能量。如果不进行热量的补充，产程就无法顺利进行。巧克力不但体积小，补充起来不费力，而且香甜可口，孕妈咪比较爱吃，另一方面是因为它含有孕妈咪十分需要的微量元素和维生素、铁及钙等。能加快孕妈咪产后的产道恢复，还能增加乳汁的营养。因此，建议孕妈咪分娩前适量食用些巧克力。

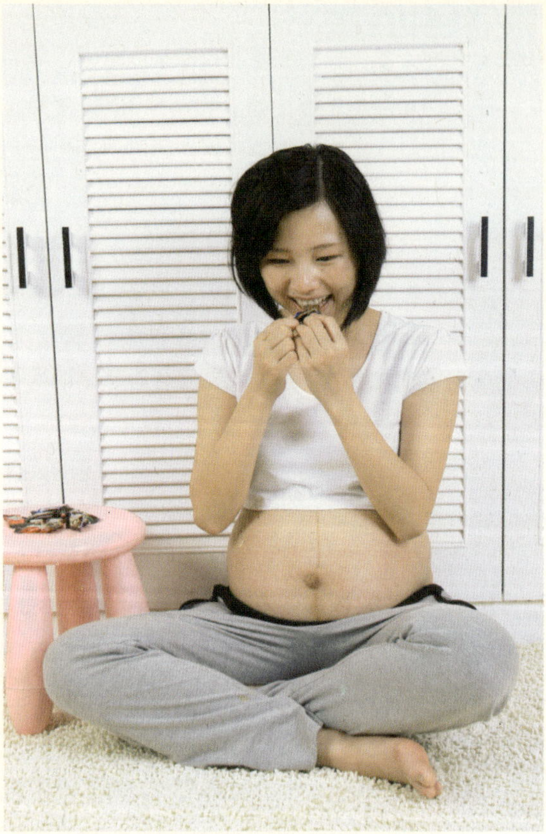

巧克力让孕妈咪保持愉快的心情待产。

听老人们说姜茶有助产的功效，对吗

答：分娩前喝姜茶有一定的助产功效。

老人们常说孕妇在分娩前一周喝一碗姜茶或者食用姜米饭会使生产时更有劲。

中医认为姜味辛、性温，温中解毒，有补气的功效。姜还有发散风寒、化痰止咳、抗感冒的功效。适合孕妈咪产后阳虚入风，能减少孕妈咪患感冒的机会。

乳汁过少怎么办

答：乳汁过少可以采用食疗来催乳。

有很多食物具有下奶的作用，如猪蹄、羊肉、鱼、鸡肉等，一般采用的煲汤或者煮粥等形式几种食物一起来下奶。以下介绍几款催乳的菜谱供孕妈咪参考。

【丝瓜猪蹄汤】

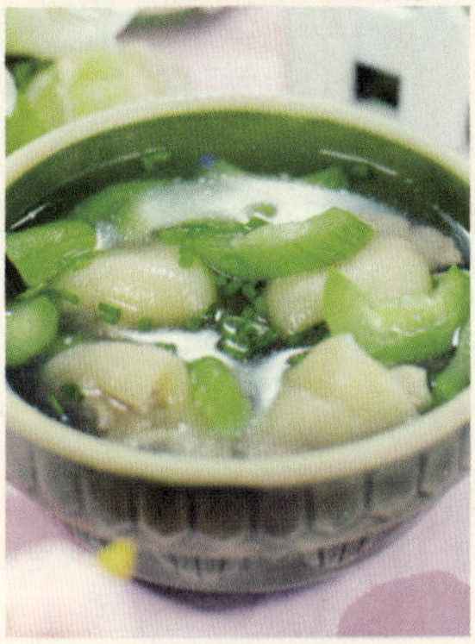

素材

嫩丝瓜100克，猪蹄1只，红枣10克，当归10克，生姜10克，花生油20克，盐8克，胡椒粉少许，料酒3克。

特色

色泽乳白带绿，清新可口。

具体操作

1. 将红枣洗净，生姜、当归切片，嫩丝瓜去皮、籽，切条，猪蹄烧尽毛，刮干净后斩成块。

2. 锅内烧水，待水开后投入猪蹄，用中火煮15分钟，约八成熟时捞起。

3. 烧锅下油，放入姜片炒香，加入猪蹄、红枣、当归，注入适量清汤，烧开，再下入丝瓜，调入盐、胡椒粉，料酒，煮5分钟即可。

小贴士：

此菜用于养血下乳，适合产后乳汁不足的孕妈咪。患有肝胆疾病或高血压的人应不吃或少吃。临睡前不宜食用，以免增加血液黏稠度。

【豆腐烧鲫鱼】

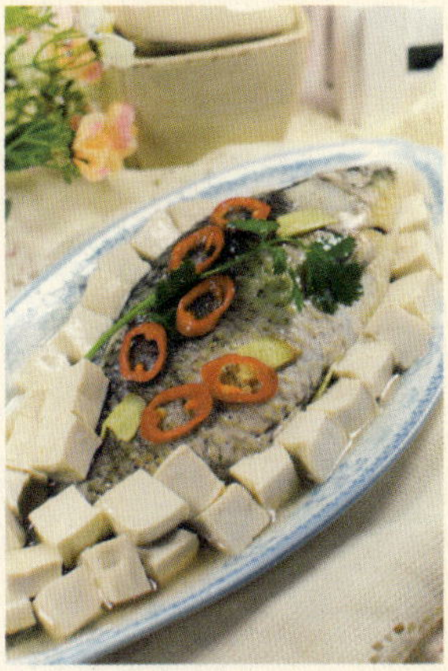

素材

鲫鱼1条(约400克)，鲜豆腐200克，红椒1只，生姜10克，香菜10克，花生油30克，盐5克，白糖1克，料酒3克，胡椒粉少许，酱油3克，湿淀粉适量。

特色

鱼肉细嫩，豆腐鲜美爽滑。

具体操作

1. 将鲫鱼宰杀洗干净，豆腐切成小块，红椒切成小片，生姜切片，香菜洗净。

2. 锅内烧油，放入鲫鱼、姜片，攒入料酒，用小火煎透，注入适量清汤，用小火烧至八成熟。

3. 再加入豆腐、红椒，调入盐、胡椒粉、白糖、酱油，烧至入味，用湿淀粉勾芡，入碟，摆上香菜即可。

小贴士：

此菜有益气催乳、清热解毒的功效，但感冒期间不宜多食鲫鱼。

【百合糯米粥】

素材

糯米110克，百合60克，白糖适量。

具体操作

将糯米、百合洗净，放入开水锅内，加清水

适量，武火煮沸后，文火煮至烂熟，加白糖拌匀即可。

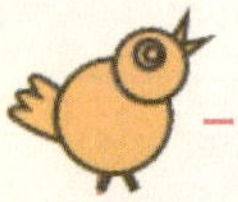

小贴士：

因百合性质偏凉，孕妈咪如有风寒、咳嗽、脾虚等情况都不宜食用。建议选用新鲜百合，此粥秋季食用更佳。

怎样克服分娩恐惧

答：现在的孕妈咪大多是第一次生育宝宝，由于对分娩会发生什么事情都一无所知，仅仅是从妈妈辈姥姥辈听说生一次孩子就如同到鬼门关转了一圈，于是感到忐忑不安，对分娩充满了恐惧，有些孕妈咪甚至整个妊娠期都在担心，那么，孕妈咪该怎样来克服这种恐惧呢？

首先，孕妈咪可以多了解分娩的相关知识，就不会对分娩一无所知。

了解分娩的方式，选择自己想要的、适合的分娩的方式。如果孕妈咪害怕分娩时疼痛可以选择无痛分娩，也可以在了解相关情况后再做出选择。

另外，孕妈咪可以在妊娠前多去熟悉准备分娩医院的环境，还可以与住院待产的孕妈咪们多交流，看看她们是怎样对待分娩的，学习对自己有帮助的方法备用，到时候应用得上。

分娩时对待疼痛要有积极的心态，不必害怕、焦虑，可进行自我暗示和自我安慰。比如你可以想象宝宝就要来到你身边，以后一家三口可以过着快乐的生活。

选择一家可以陪产的医院，请准爸爸或者自己的母亲陪产，疼痛时可以握紧他们的手，跟他们说说话，来转移注意力。

正视分娩的恐惧。与家人反复讨论分娩的事情，将各种可能遇到的问题事先想清楚，同时找出每个问题的解决方法。做好分娩前的物质准备，这样就不会手忙脚乱，也会帮助稳定情绪。

孕妈咪可以参照上面的建议选择适合自己的方法，做好分娩的心理准备，打一场漂亮的“仗”。

为什么怀孕后老公说有依赖心理不好

答：老公说的是有道理的。

有些女性在怀孕后心理变得敏感，再加上现在“母随孕贵”，孕妈咪极易养成依赖心理。内心总是希望家人随时都在自己身边照顾，有时候想吃什么零食希望有人能买到，希望家人什么事情都让着自己，希望老公陪在自己身边，看着宝宝长大，分享快乐与忧愁。

由于怀孕使女性身体和心理都发生了巨大的变化，呕吐、头晕、厌食、身材变形、脸上长斑等一系列的不适使得孕妈咪心理上有一种不平衡感，而如果有人陪在身边，哄自己开心，将自己照顾得无微不至，而且还可以“名正言顺”地发脾气等。当然，这种变化既有生理上的需要，也有感情上的需要，还有妻子对未来生活的担心，对夫妻关系的担心等。

如果孕妈咪因为怀孕而变得太依赖，心理就会变得更加敏感、脆弱。因为你的娇气、小性子等能使在你肚子里的小宝宝一点一滴都能接受到，小家伙长大以后的脾气就会像你一样，甚至比你还要严重哦，因为孕妈咪的性格、情绪是会遗传给胎宝宝的。妻子在妊娠期间适当做点家务不但可以预防过度肥胖，还能促进血液循环，减轻身体不适，打发自己在家的无聊生活。在妊娠期间体谅丈夫，他会更加觉得你的不易，比以前还要爱你、疼你。

随着宝宝的出生，你的角色发生了变化，从女儿、妻子变成了既是妻子又是母亲，应该要学会更加自立，在心理上学会自我调整，慢慢适应为人母的角色，用自己的坚强来给尚在肚中的宝宝上好性格启蒙课，为宝宝出生后的良好的品格夯实基础。

什么是过期妊娠以及怎样处理过期妊娠

答：所谓过期妊娠是指妊娠达到或超过42周。其发生率占妊娠总数的5%～12%。过期妊娠对母婴影响较大。由于胎盘的病理改变致使胎盘内血流量减少，供给胎宝宝的氧气和营养物质减少，使胎宝宝发生宫内窘迫或造成难产，两者均使围生儿死亡率及新生儿窒息发生率增高。对孕妈咪来说，由于难产情况的增加，使母体损伤以及产褥感染的机会加大。

由于过期妊娠需要考虑的因素极多，因此难以确定具体原因。如孕妈咪的月经周期是否规则，此次妊娠前有无月经推迟或提前。有无服用避孕药使排卵期推迟。

医生只有充分考虑到很多因素才能确定妊娠是否过期。

过期妊娠对孕妈咪和胎宝宝都极为不利，会使围生儿的发病率和死亡率增高，容易发生宝宝宫内窘迫，孕妈咪难产等危险，因此，需要积极预防。

在未怀孕的前半年，孕妈咪应及时记录每次的月经周期，以便能推算出较准确的预产期。在停经后2个月，去医院进行产前检查，以后定期产检，尤其在37周以后每周至少做一次产前检查。

如果预产期超过1周还没有分娩征兆，更应积极检查，让医生根据胎儿大小、羊水多少、测定胎盘功能、胎儿成熟度或者通过B超来诊断妊娠是否过期。

孕妈咪也可以自测胎动，如果12小时内胎动数少于20次，说明胎儿异常，少于10次，说明胎儿已很危险，应立即就诊。如果确诊为过期妊娠，应由医生操作注射缩宫素，促进子宫收缩，经阴道分娩或者剖宫产等。

破水了是不是应马上去医院

答：要根据具体情况而定。

一般来说，破水之后，羊水急泄是很少见的。因此，不会出现很多女性朋友说的羊水大量流失。

在预产期，最后一次体检时，医生会为你检查胎宝宝是否已经下降到骨盆内，如果已经到了骨盆，羊水只会一滴一滴地流出来，此时孕妈咪可以在充分准备中住进医院安心待产了。如果还没有到预产期，就出现羊水从阴道流出，而胎宝宝还没有下降到骨盆中，就很危险了。因为此时脐带有可能会出现下垂，先于胎宝宝滑向阴道，胎宝宝的小脑袋就会压迫到脐带中的血管，阻碍氧气的输送，引起胎儿缺氧，危及胎宝宝和孕妈咪的安全。

哪些是分娩前最易忽视的准备工作

答：分娩前一两个月，准爸爸和孕妈咪、家人一起将要住院的衣物、用品、宝宝出生后的衣物用具等都收拾好了，也选择好的医院、医生，做好了充分的准备。但还有一些是要到临产时才想到的，也是最容易忽视的。

要选择什么交通工具好。

发生急产时，家里由谁看家，老人怎么安排。

在交通拥挤时，需要多久可以到达医院。

怎样联系医生和护士。

什么时候给医生打电话。

是先去医院还是先给医生打电话。

有没有备用路线，一旦交通拥挤，时间上比较紧时可以用。

工作上的事情是否都安排好了，上司和同事知不知道你的预产期。

将各个方面的工作计划得越详细，考虑得越充分，越有利于分娩。

产前剃掉阴毛有什么好处？

答：产前剃掉阴毛，医学用语叫“备皮”。

备皮一般不会将全部的阴毛都剃除，只会刮掉大阴唇两侧的阴毛，而且以后还会长出来，所以孕妈咪不用担心。孕妈咪可以自己在分娩前剃掉，也可以分娩时护士帮忙。剃除阴毛的好处有：有利于外阴的全面消毒，使消毒更加彻底。

其次，胎宝宝分娩时实行会阴侧切更加方便，为生产后的创口缝合做好准备，能有效地避免伤口感染。

第三，分娩后，阴道的分泌物会增多，如果阴毛太多、太长会黏结在一起，行走或者翻动身体时，会拉扯到阴毛，使孕妈咪感觉很不舒服。

第四，密集的阴毛使分娩后的恶露，以及分泌物容易引起伤口感染，创口愈合受阻。

如果孕妈咪的会阴部阴毛稀疏，也可以不剃除，但如果是剖宫产手术，建议孕妈咪剃除阴毛比较好。

哪种分娩方式最好

答：因很多孕妈咪都对分娩时的疼痛感到恐惧，为了减少分娩疼痛，很多准妈咪都选择剖宫产，于是一时间剖宫产风靡“孕界”。但并非每位孕妈咪都适合剖宫产。目前，分娩的方式越来越多了，到底哪种更好呢？

自然分娩

自然分娩是一种回归自然本真的分娩方式，对人体造成的伤害小，产后恢复快，通常在分娩当天或第二天就能够下床活动。自然分娩可促进胎儿肺成熟，小儿出生后很少发生肺透明膜病，还能促进母亲产后乳汁的分泌和母儿感情。

自然分娩的缺点是疼痛感比较强，一旦用力不当极易造成产道撕裂，因此选择自然分娩时要注意密切配合医生的指导，将不利因素减少。

无痛分娩

无痛分娩也是自然分娩的一种。

目前通常使用的分娩镇痛方法有两种：一种方法是药物性的，是应用麻醉药或镇痛药来达到镇痛效果，这种就是我们现在所说的无痛分娩。另一种方法是非药物性的，是通过产前训练、指导子宫收缩时的呼吸等来减轻产痛。它能减少分娩时的恐惧和产后的疲倦，有利于医生和产妇的沟通，还能够使医生及护理人员更多关注产妇的变化，如果母体或胎儿一旦发生异常，就可以及早被发现而得到及时治疗。

它的不足在于极少数人可能会感觉腰疼、头疼或下肢感觉异常、低血压等，但发生率很低，而且都不会很严重，因此并不会对身体造成太大的影响。

大多数产妇都适合无痛分娩，但如果孕妈咪患有妊娠并发心脏病、药物过敏、腰部有外伤史，应在分娩前向医生咨询，由医生来决定是否可以进行无痛分娩。

导乐式分娩

导乐式分娩是指一位有生育经验或接生经验的女性，在整个产程中给予孕妈咪持续地心理安慰、感情支持和生理帮助，使孕妈咪顺利完成分娩过程。

优点

有利于减轻产妇焦虑，缓解紧张情绪，可使产程缩短，产后出血量减少。

由于导乐都是有生育经历或接生经验的妇女，她们富有同情心，具有良好的心理素质，能给人亲切感、信赖感，让产妇分娩过程中由被动转化成主动，形成良好的心理状态，促进分娩的进程。

随着爱母行为的倡导，全国许多医院都开展了导乐式分娩。导乐式分娩是自然分娩的一种方式，因此也是最贴近自然的。目前，导乐式分娩备受推崇，据调查统计，98%的产妇在分娩中有恐惧感，期望得到医务人员的关怀和照顾。导乐式分娩能平均缩短产程2小时，使剖宫产率下降50%，需要缩宫素静脉滴注者减少40%，需用镇痛药者减少30%，产钳助产率减少40%，母婴并发症率也明显减少。

水下分娩

水下分娩是指孕妈咪在水温接近人体温度的分娩池中分娩。

1977年，世界上第一个水下分娩的婴儿在前苏联诞生了，产妇坐在一个宽2.0米，深0.65米，水温37℃的水池中。产妇是等到子宫颈口完全开大时入池的，这个水池就与产房相连。助产士始终在水池里观察、护理，并接产。

有人担心宝宝会呛水死亡，事实上，婴儿出世时，像海豚一样，在水中是不会呼吸的。因为婴儿在母亲子宫内的时候一直都待在羊水中，大体环境与水中差不多，温度也一样，故刚离开母体时未受多大刺激，其血液循环仍通过胎盘与母亲联系着。

水下分娩可以减少孕妈咪因子宫收缩引起的阵痛以及腰痛，因此能有效地缓解疼痛，大大缩短分娩时间，减少孕妈咪的体力消耗，有利于产后的迅速恢复，而且在水中出生的宝宝受到的伤害也比较小。

经过大量的试验和研究证明，水下分娩，不但能降低难产和剖宫产的概率，而且能减少药物、器材的消耗。但因胎盘脱离子宫时产妇常感觉不到，同时在水中又不能随时观察新生儿的情况，且分娩时的水怎样消毒以及如何最大限度地防止感染甚至杜绝感染方面还有待深入研究，因此，水下分娩目前仍在试验阶段。建议孕妈咪在选择水下分娩时仍然要慎重考虑。

剖宫产

剖宫产就是剖开孕妇腹壁及子宫，取出胎儿的一种分娩方式。

优点

由于某种原因，绝对不可能从阴道分娩时，施行剖宫产可以挽救母婴的生命。

如果在宫缩尚未开始前就已施行剖宫手术，可以免去母亲遭受阵痛之苦。

腹腔内如有其他疾病时，也可一并处理。

可减少并发症和并发症对母亲和宝宝的影响。

尽管它有以上优点，但免不了有许多不足。

首先，对胎宝宝来说，剖宫产并非是最安全的。由于没有子宫节律性收缩的刺激，宝宝的肺部功能不如自然产的好，而且容易患肺部疾病。

其次，剖宫产新生儿的脐血中，免疫球蛋白含量比自然分娩的新生儿要低，因此，其免疫力较差。

第三，在剖宫产的过程中，由于各种原因，有可能造成宝宝骨折及软组织损伤。

对孕妈咪来说，不但要承担麻醉方面的风险，还可能在术中或术后出现一些相应的并发症。主要有以下几种。

膀胱损伤。多见于腹膜外剖宫产时，分离膀胱层次时有误，或剖宫产术后再孕时，子宫切口瘢痕与膀胱粘连造成的损伤。

肠管损伤。如病人曾有过开腹手术或炎症造成肠管粘连，剖宫产时，易将肠壁误认为腹膜，造成误伤。

子宫切口裂伤漏缝而致产后大出血。剖宫产手术中常会出现切口延裂，边缘不齐，缝合时止血不完全，术后出现腹腔内出血。这种手术无疑会影响孕妇的身体恢复，而且子宫将永远存留瘢痕。因此剖宫产术后，应特别注意避孕问题，万一避孕失败而做人工流产术时，会增加手术难度和危险性。若是继续妊娠，则无论在妊娠或分娩过程中，都存在子宫瘢痕破裂的可能性。

此外，由于术后恢复时间较自然产长，住院时间较久。如果是自费剖宫者，需要花费一笔不算少的费用。

因此，建议孕妈咪不宜不顾自己的实际情况盲目选择剖宫产。

对于上述几种分娩方式可综合考虑自身情况进行选择。

什么是难产

答：妊娠足月到分娩时，因产力、产道、胎儿及精神心理因素中的任何一个或几个因素发生异常以及4个因素间不能相互协调而使分娩进展受到阻碍，胎儿不能顺利娩出，称为难产。

难产使孕妈咪产程延长，体力大量消耗，胎儿发生宫内窒息，大出血以及产后并发症等。严重时会使母亲和宝宝死亡，因此，危害极大。

造成难产的原因主要有

产前没有进行细致、系统的产检，包括胎宝宝的大小，胎位是否正常，孕妈咪盆骨大小等。没有及时发现并处理一系列可能造成难产的因素。

孕妈咪属于高龄危险产妇，患有妊娠并发症。

孕妈咪肥胖，巨大儿造成难产。

孕妈咪子宫收缩乏力或者收缩不协调或者子宫收缩过强等都有可能导致难产。

临产时孕妈咪过度紧张、恐惧，导致血流不畅，造成难产。

鉴于难产无论是对孕妈咪和宝宝，还是对家人都有不小的影响，孕妈咪宜从几个方面预防难产。

定期去医院进行产前检查，及早发现问题。

妊娠期间注意营养要均衡，不要养成贪食等不良饮食习惯，注意适量运动，避免引起自身和胎宝宝过度肥胖。

临产时要注意心情放松，不要过度恐惧，可以在分娩前预约一位导乐，帮助放松心情，调整情绪。

分娩时鼓励产妇多进食，适当的休息和睡眠，保持产妇充沛的体力，有助于产力的恢复。

提前学习有关分娩的知识，练习分娩体操，分娩时能很好地和医生配合。

怎样避免难产

答：选择合适年龄分娩。女性生育的最佳年龄是25～29岁，满35岁已经属于高龄产妇。年龄过大，骨盆的关节变硬，不易扩张，子宫的收缩力和阴道的伸张力也较差，以至于分娩时间延长，容易发生难产。其次孕妇年龄越大，发生妊娠并发症的概率也就越大，顺产的机会就越小。

控制胎儿体重。临床上难产最主要的原因是胎儿肥胖过大，因此孕妈咪要注意妊娠期的饮食与营养。不要过量食用高脂肪、高热量的食物，多吃新鲜蔬菜和含蛋白质丰富的食物。要注意控制体重，适当参加运动，不要整天坐着、躺着。

定时做产前检查。定期检查能连续观察各个阶段胎儿发育和孕妇身体变化的情况，也可及时发现孕妇常见的并发症，另外如果发现异常胎位也能适时纠正。

做专门的助娩体操。助娩体操不但有助于分娩，还能消耗身体热量，有利于控制妊娠期体重。这是因为助娩体操能锻炼孕妈咪的腹肌，腰背肌肉的弹性，有助于肌肉的放松，还能消除疲劳，增加孕妈咪对顺产的信心。

胎位纠正。在孕妈咪的产前检查中，若发现胎位不正，可以让医生及时举正胎位，也可以在医生的指导下，通过服用适量的药物或者胎位纠正体操来自我纠正胎位。

了解有关知识，做到心里有底，以免引起不必要的恐慌。在分娩前的1个月或者1~2周，孕妈咪可以借助于专业分娩书籍或者医院的宣传记录，了解相关的分娩知识，保持正常的生活和睡眠，在正式的宫缩开始时，充满信心。

选择时下流行的导乐式分娩。可以在产前预约一位导乐，在分娩时，导乐的积极、乐观的心态，以及热情周到的服务，可以给孕妈咪很大的帮助。她们能对孕妈咪进行心理疏导，帮助孕妈咪克服分娩的恐惧,使自然分娩率大大提高。

缓解分娩阵痛的方法有哪些

答：分娩阵痛是指孕妈咪在产程中出现的规律性宫缩。宫缩是宝宝得以顺利出生的原动力。

由于分娩的阵痛一阵比一阵要强，新手孕妈咪常常不知所措，这样不但不利于顺利分娩，还有可能会使孕妈咪消耗大量的体力，导致分娩时体力不足，延长产程，使难产的可能性大大增加。如果能运用下列方法，阵痛就能得到有效的缓解。

了解阵痛的意义是为宝宝出生提供动力，知道在适宜的时候配合医生用力。克服恐惧心理，消除精神紧张。

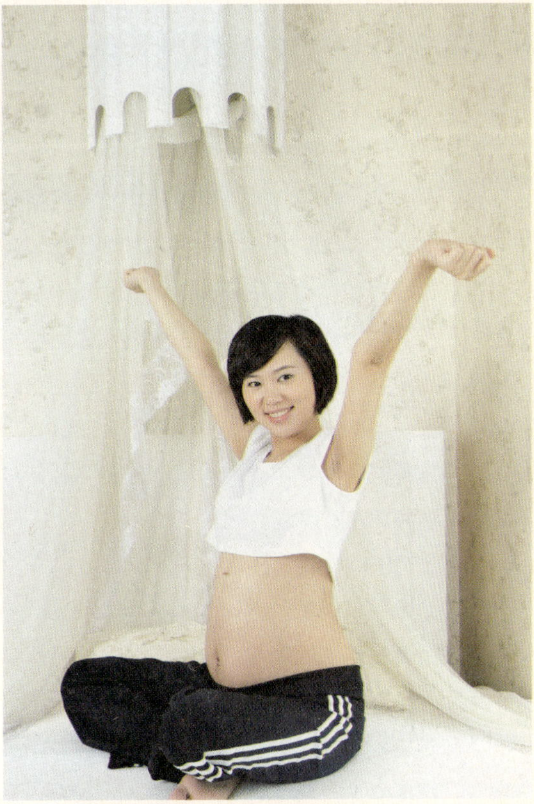
深呼吸、放松全身肌肉有助于缓解阵痛。

调整呼吸。在每次阵痛开始时，先用鼻子深深地吸一口气，然后慢慢用口呼出。接着口微微张开，用口轻轻吸气，然后轻吹气。在每次阵痛即将结束时，再用鼻子深深地吸一口气，然后慢慢用口呼出，如此反复能促进血液循环，增加腹内压力，稳定情绪，有利于分娩。

按摩。配合调整呼吸，效果更佳。具体做法是：吸气时，两手从两侧下腹部向腹中央轻轻按摩，呼气时，从腹中央向两侧按摩。吸气时，两手从两侧下腹部向腹中央轻轻打圈按摩，呼气时，从腹中央向两侧按摩。也可以用手按摩疼痛处，如耻骨、腰部等。可通筋活络，舒缓疼痛。

听音乐。可以选择喜爱的音乐，在阵痛开始时，欣赏音乐以转移注意力，缓解紧张情绪。

什么是会阴侧切术

答：会阴是指从阴道口到肛门之间软组织部位。正常时，为2~3厘米长，但生产时可拉伸至10厘米长。这是为了让宝宝顺利诞生，在激素的帮助作用下所致。会阴侧切术是指在医生确定会阴部位已经拉伸到极致，几乎和纸张的厚度没有区别时，在会阴部做一条斜线或者直线切口的手术。这是产科中最为常见的一种手术。而孕妈咪由于阵痛，几乎感觉不到侧切时的疼痛。

会阴侧切的好处：

能使分娩尽快结束。出现分娩不能顺利进行的情况下进行侧切手术可以加快分娩的速度，还可以保护宝宝尽量不受到伤害。

可以防止孕妈咪的阴道、直肠受到撕裂。如果出现宝宝急速降生，而孕妈咪的会阴、阴道等还没有做好充分的扩充准备，有可能会使产道、直肠等撕裂。

会阴侧切一般分为3种常用方法：正中切开，即从阴道口向下竖直切开。正中侧切，即从阴道口的最下端斜着切开。侧切，即在比正中切开的位置稍微偏上一点的位置斜着切开。

怎样划分总产程

答：总产程是指从规律的宫缩到宝宝出生，胎盘娩出为止的全部过程。它包括三个阶段，即第一产程、第二产程、第三产程。

第一产程，又称宫颈扩张期。子宫颈由原来的2厘米逐渐缩短，直到整个子宫颈腔不再存在，此时子宫颈只剩下一圈薄组织，像纸一样薄，然后开始子宫外口的扩张。一般说来，第一产程的时间长短的个体差异性很大，一般初产妇平均为11小时，经产妇平均为7小时左右。

第二产程，又称娩出期，从子宫颈口全开到胎儿完全娩出为止。这一阶段胎头迅速下降，孕妈咪有不由自主的排便感，新妈咪一般需要1~2小时。

第三产程，又称胎盘娩出期，在宝宝娩出后不久胎盘剥离排出。一般为10～20分钟，不会超过30分钟。

在第三产程结束后，孕妈咪还需要留在产房观察2小时，已确定没有异常情况，如大出血等产后并发症，确定一切正常后方可转移到休息室，整个分娩过程正式结束。

哪些因素会影响分娩

答:影响分娩的因素很多，分娩能否顺利进行取决于4个因素：产力、产道、胎儿、心态。

产力就是将胎宝宝及胎盘等附属物由子宫腔内排出的力量。产力包括子宫收缩力、腹肌及膈肌收缩力和肛提肌收缩力。其中，最主要的产力是由宫缩引起的阵痛提供的，在整个产程中起主导作用。它具有节律性、对称性、极性等特性。

第二是产道。是胎宝宝娩出的通道，分为骨产道与软产道两部分。骨产道即我们所说的骨盆，是一个弯曲的管道。软产道由子宫下段、子宫颈、阴道和骨盆底软组织组成。

第三是胎儿。胎儿的大小、位置和有无畸形是决定宝宝能否顺利通过产道的重要因素。宝宝的头部是身体最大的部分，是最难通过产道的一部分。临床上，一般用B超来测量宝宝的头围，以此判断是否能顺产。如果分娩时，胎宝宝的头部能很好地俯屈，也有利于顺产，否则就会增加难产的概率。

第四，是孕妈咪的心态，我们也可以将它称之为“精神状态”。一般来说，孕妈咪对分娩中的疼痛都有一种恐惧感，尤其是新生代妈咪更是怕痛，因心理紧张或者恐惧会使内分泌发生改变，从而引起子宫收缩乏力，胎儿缺氧等，影响产程的进展或使手术产的机会增加。因此，孕妈咪在分娩时宜保持良好的精神状态，对自己能顺产充满信心，顺利度过分娩的全过程。

整个分娩过程需要了解的事情有哪些

答：需要了解的事情有：

临产前：

征兆：见红、宫缩、破水、腹痛。

假临产：子宫收缩不规律，常在夜间出现，清晨消失，腹部疼痛，很快就过去。

临产前的食物：饮食要少量多餐，不能空腹，补充水分，为分娩做充足准备。

阵痛间歇期可活动、休息。

心理准备：克服恐惧，充满信心。

为分娩做的准备：排尽大小便、剃除阴毛、阴部消毒。

分娩时：

总产程分为第一产程、第二产程、第三产程。

影响分娩的因素：产力、产道、胎儿、心态。

分娩时会遇到的：正常分娩、急产、滞产、难产、会阴侧切。

分娩后：

胎儿娩出后会遇到的情况：胎盘滞留、母婴消毒、阴道修补、观察2小时、产后出血、产后感染。

分娩后要做的事情：给亲人报喜、好好休息、给宝宝喂第一次奶，及时大小便。

产后饮食：食用易消化的食物，不吃或者少吃胀气的食物。

缓解产后疼痛。如子宫收缩疼痛，会阴侧切部位疼痛。

相关的数据

足月分娩：在妊娠37周到42周内分娩.

肥胖孕妇体重指数：体重/身高的平方≥24，即妊娠期体重超过15千克。

预产期误差：提前或者推迟1~2周。

各产程的持续时间（以新手孕妈咪为例）：第一产程10~12小时，第二产程1~2小时，第三产程一般不超过30分钟。总产程初产妇12~16小时，经产妇6~8小时。产后2小时要在产房度过，以随时监护产妇的情况。

过期妊娠：超过预产期2周，即14天。

临产宫缩：每5~6分钟1次，每次30秒以上。

剖宫产在手术前6~7小时不能进水和食物。

滞产是指产程超过24小时。

急产是指产程不超过3小时。

双胎分娩与单胎分娩在哪些方面不一样

答：双胎妈咪在妊娠期间比单胎孕妈咪无论是在营养方面还是在妊娠并发症方面都要更加注意。在分娩方面与单胎分娩不同之处主要有：

产程长短不同。孕妈咪怀双胎本来身体的负担就重，加上阵痛时吃的食物不多，摄入的热量不足，加上子宫比单胎的要大得多，临产后容易发生子宫收缩乏力，使产程延长。

胎儿的安全指数不如单胎高。双胎宝宝一般较单胎宝宝小，且常伴有胎位异常，容易发生脐带先露。在第一胎先娩出后，如果子宫内的可活动空间大，则第二胎容易发生胎位异常，若可活动空间小，则有可能发生胎盘早剥，威胁第二胎的生命。

产后出血。由于双胎娩出后，孕妈咪的子宫骤然变小，收缩剧烈，容易发生产后出血。

产后感染。双胎分娩后比单胎分娩感染的概率要大。

孕妈咪生双胞胎要注意什么

答：双胎妊娠属于高危妊娠，其新生儿窒息发生率、围生儿病死率也高，因此其分娩方式的选择尤为重要。一般说来，双胎经阴道分娩的可能性较大，建议孕妈咪选择自然分娩。

要及时检查胎盘、胎膜是否完整，判定是同卵双胎还是双卵双胎。

胎儿娩出后使腹压突然降低，极易出现休克，因此，待双胎娩出后宜在腹部放置沙袋。

由于感染率高，要注意充分消毒。

准爸爸课堂

舒缓妻子的心理压力

越是临近分娩，妻子的心理压力越大，由于第一次生产，没有什么经验，妻子可能对分娩充满了恐惧，夹杂着对胎宝宝的安危，以及对未来夫妻关系，工作等的担忧，自我调节能力也变得渐渐无力。作为妻子避风港的你是否准备好了，那就担负起安慰妻子的重任吧。

在她担心分娩时的疼痛时告诉她：那些与鬼神作斗争的说法都是夸大其词的，是不真实的，那些疼痛是真实存在的，但我们可以选择无痛分娩。如果她还是很担心，你可以反问她：你说的那个疼得死去活来的产妇是距离今天多久的事情了，那时候医学有现在这么发达吗？她有没有采取什么止痛的方法?如果距离现在哪怕只有4年，当时的条件都是十分落后的，没有采取有效的止痛措施肯定会痛的，只要我们做好充分的准备，那些乱七八糟的事情就绝对不会发生在我们身上，当你疼痛的时候，我也很痛，你放心,我会好好爱你的，宝贝。

提前看看产房

很多人都觉得生孩子很恐怖，将产房形容成“刑房”，甚至有过之而无不及。其实，这些都是人们的揣测，要知道情况，百闻不如一见。准爸爸在进入产房陪妻子分娩之前，可以先了解一下基本情况，熟悉产房，有利于减轻心理的担忧。

产房内

由于摆放着各种器械，联想到它们是用于妻子身上的，就觉得有种恐惧，但这些器械是用于保证妻子和孩子的安全的。

产床

大多数产床是固定在产房内的，有些部位可以抬高和降低，床尾可去掉，以方便分娩和缝合伤口。

在条件较好的医院有可移动的产床，这种床一般放在单独的房间内，产妇待产和分娩都在一个房间内，不必走到产房去，就可以在自己的房间内分娩。

胎儿监测仪

可以时刻记录妻子的宫缩和胎宝宝的心跳，并不断地输出结果，以随时检查胎宝宝的健康状况。

保温箱

因刚出生的宝宝热量易于丧失，将宝宝放入保温箱内可防止体温降低的情况发生。

氧气

在待产室和产房都有吸氧的设备，宫缩时胎儿的血液和氧气供应都受到一定程度的影响，吸氧会使胎儿体内的氧气储备增加，增加对宫缩的耐受能力，对产妇和胎儿是有好处的。

吸引器、产钳

少数新生儿口腔仍有羊水甚至胎粪，就需要用吸引导管吸引。吸引器和产钳都是剖宫产和正常产的必备设备之一。

血压计

用来随时测量产妇的血压。

当然，因各个医院的条件不一样，你们选择的医院的设施和环境可能不同，但以上这些设备在各个分娩医院都有。

拟定产后计划

古语有云曰：运筹帷幄，决战千里。准爸爸提前拟定好产后计划，做到心中有数，免得妻子分娩后由于要应付各种事情忙得一个头两个大还经常丢三落四。

妻子的“月子计划”

产后，妻子处于恢复阶段，偶尔下床活动需要丈夫帮助，由于孩子要护理，产妇要补充营养，准爸爸最好能请有经验的人帮忙，一方面能指导自己，另外一方面也可以使妻子得到很好的照顾。

经济计划

产后有一段时间妻子还不能工作，没有经济来源，宝宝出生后要护理，奶粉、衣服等都需要一大笔开销，准爸爸宜做好经济规划。

陪伴妻子分娩

准爸爸在进入产房陪妻子分娩前需要做好以下准备：

了解妊娠分娩的相关知识，不论是书籍还是纪录片，抑或是医院提供的有关分娩方面的录影带，你都可以拿来看，甚至研究，争取在妻子分娩前把一些相关问题弄明白，如果有什么疑问可以查询资料或者咨询医生，以备不时之需。

保持好的心态。准爸爸宜做好心理准备，要坚强、有主见、果断。如果准爸爸没有好的心态，在妻子分娩的时候表现出害怕的情绪，不但不能为妻子驱除焦虑，还会引起新的恐慌。

及时了解妻子和胎宝宝的动态。陪伴妻子做产前检查时，了解妻子和胎宝宝当前的情况，记住医生的特别嘱咐，对妻子进行密切关注。

尊重医生。在妻子分娩时，见到她饱受煎熬，如阵痛、赤身裸体时，准爸爸要注意控制自己的情绪，不宜按自己的感觉指挥医生或者对医生大吼大叫，以免影响到医生执行专业医疗技术。

给宝宝来一段宫内录像吧

这个即将出生的宝宝，是世界上独一无二的，他在孕妈咪的肚子里的10个月是珍贵的，那么，留下这些珍贵的岁月，给胎宝宝来子宫内的摄像吧。

选择合适的时间。由于个体差异，孕妈咪怀孕的具体情况不同，因此，时间的选择也不一样，具体的时间选择可以咨询医生。

对B超种类的选择。以前只有单一的黑白B超，不但可诊断的疾病途径少，而且分辨率极低，对于摄像来说，条件远远不够。现在出现的三维彩超和四维彩超。成像清晰，有立体感，能从3个或4个面看到胎宝宝在子宫内的表情变化和身体四肢活动情况，便于摄像，永久保存。

三维彩超PK四维彩超

三维彩超相当于照片，四维彩超相当于录像。

三维彩超是立体动态显示的彩色多普勒超声诊断仪，立体动态显示。可实时动态观察胎儿头部、躯体表面及内脏活动，图像清晰精确可靠，具有前后、左右、上下360° 旋转功能，对图像进行不同方位全面观察。可显示不同层次病灶的立体关系及毗邻关系。三维彩超在产科的应用为临床超声诊断提供了丰富的影像信息，胎儿在羊膜腔内被液体包绕是三维超声良好的成像条件，图像立体、形象直观，可任意调整角度，通过3个切面的旋转可观察到可疑结构，对胎儿大体结构的畸形可一目了然，极大地提高了诊疗质量，减少了误诊或漏诊。

四维彩超高清晰度的图像质量，能够显示未出生的宝宝的实时动态活动图像。自动为胎儿进行宫内“写真”和动态录像，孕妈咪不再是仅能感觉宝宝的呼吸和运动，而是可以亲眼目睹他们的一举一动和乖巧的面容。

四维彩超能够多方位、多角度地观察宫内胎儿的生长发育情况，为早期诊断胎儿先天性体表畸形、先天性心脏疾病和骨骼发育异常等提供准确的科学依据。另外，四维彩超比三维彩超在价格方面稍微偏高一点。

好爸爸测试卡

准爸爸们，经过了这么久，来看看你们的表现是否有相应的高分呢，如果分数不多，就及时找出原因吧。

（1）能说出妻子爱吃的5种食物并买给妻子吃。

（2）能及时给妻子买回合适的日用品，如洗发水，牙膏、香皂、洗衣粉、洗涤剂、防水手套、卫生纸、卫生巾、宝宝的纸尿裤等日常用品。

（3）下班后及时回家，并且帮助做一些家务。

（4）能独自给宝宝换尿布，应付宝宝哭闹。

（5）能体谅妻子的小脾气，并且在她无助的时候安慰她。

（6）当妻子身体不适的时候，能温柔、细心地照顾妻子。

（7）当宝宝出现发热、感冒时能及时带宝宝去看医生。

（8）与妻子分工，让妻子有一段安心休息的时间。

（9）能熟练地给宝宝泡牛奶，并喂宝宝喝牛奶。

（10）在与妻子发生不愉快的时候，主动道歉，并安慰妻子，哄她开心。

（11）在妻子产后依然支持她，一如既往地爱她。

以上共11项，如果准爸爸有6分及6分以上，那么准爸爸们，好样的，继续加油，这个家庭因为有了你们会变得更好，更加幸福的。

胎教进行时

给准爸爸的胎教小锦囊

妻子妊娠即将10个月了，在这段时间内，不单是妻子，作为准爸爸的你为宝宝也付出了很多，妻子在这小段时间内因为疲劳而有怠于胎教，作为丈夫的你要及时督促妻子，坚持再接再厉。

在做胎教的过程中，准爸爸要有耐心，不要因为工作忙，身体疲倦，工作不如意而将不满发泄到妻子身上，而应该加倍疼爱老婆，避免妻子产生恐惧、焦虑，让妻子笑口常开。

不要讥笑妻子做胎教时的“幼稚”语言和动作，要多多予以妻子支持和鼓励，主动参与胎教，对胎宝宝讲话要温柔，使宝宝产生足够的安全感。

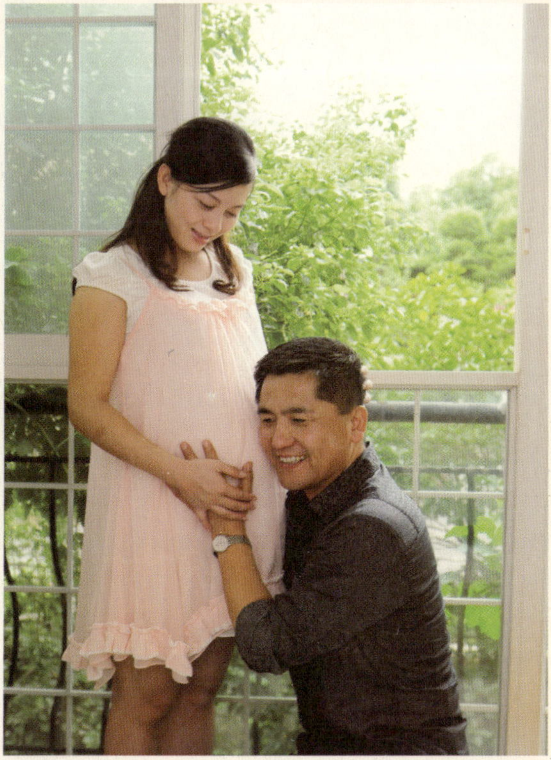

快到预产期了，准爸爸还像以前一样很有耐心地陪着妻子做胎教。

呼唤宝宝的名字

给胎宝宝取好名字了吗？那就经常呼唤你们的胎宝宝吧。有研究材料表明，经常在肚子里接受唤名的胎宝宝出生后一听到自己的名字就会寻找声音的来源，而且宝宝对名字比一般的没有意义的词语要更加敏感。

给胎宝宝取好名字后经常呼唤，可使彼此之间的感情更加密切。

游戏胎教

在本月，胎宝宝还在飞快地成长着。孕妈咪的子宫也因为要迎接胎宝宝，变得更薄、更柔软了，因此，宝宝在子宫内的光线就更加充足了。

那么，来跟宝宝做一次“摘星星”的游戏吧。打开手电筒的开关照进孕妈咪的子宫壁就像一颗星星睁开了眼睛，关闭时也像星星闭上眼睛一样。将手电筒开关打开，先照射一边，也可以选择照射胎宝宝的脑袋位置，看看胎宝宝的反应，当光线的地方有了胎动时，妈咪就要表扬宝宝说：嗯，宝宝摘到星星了，宝宝你真棒！等你出生后，妈咪和爸爸都陪你一起摘星星，好不好。

“摘星星游戏”既富有趣味性，又能够培养胎宝宝对于光线强弱的感觉，提高宝宝出生后对光线的敏感度，帮助胎宝宝形成初始生物钟，有利于胎宝宝大脑的发育和成熟。

第5章 怀孕美容齐步走

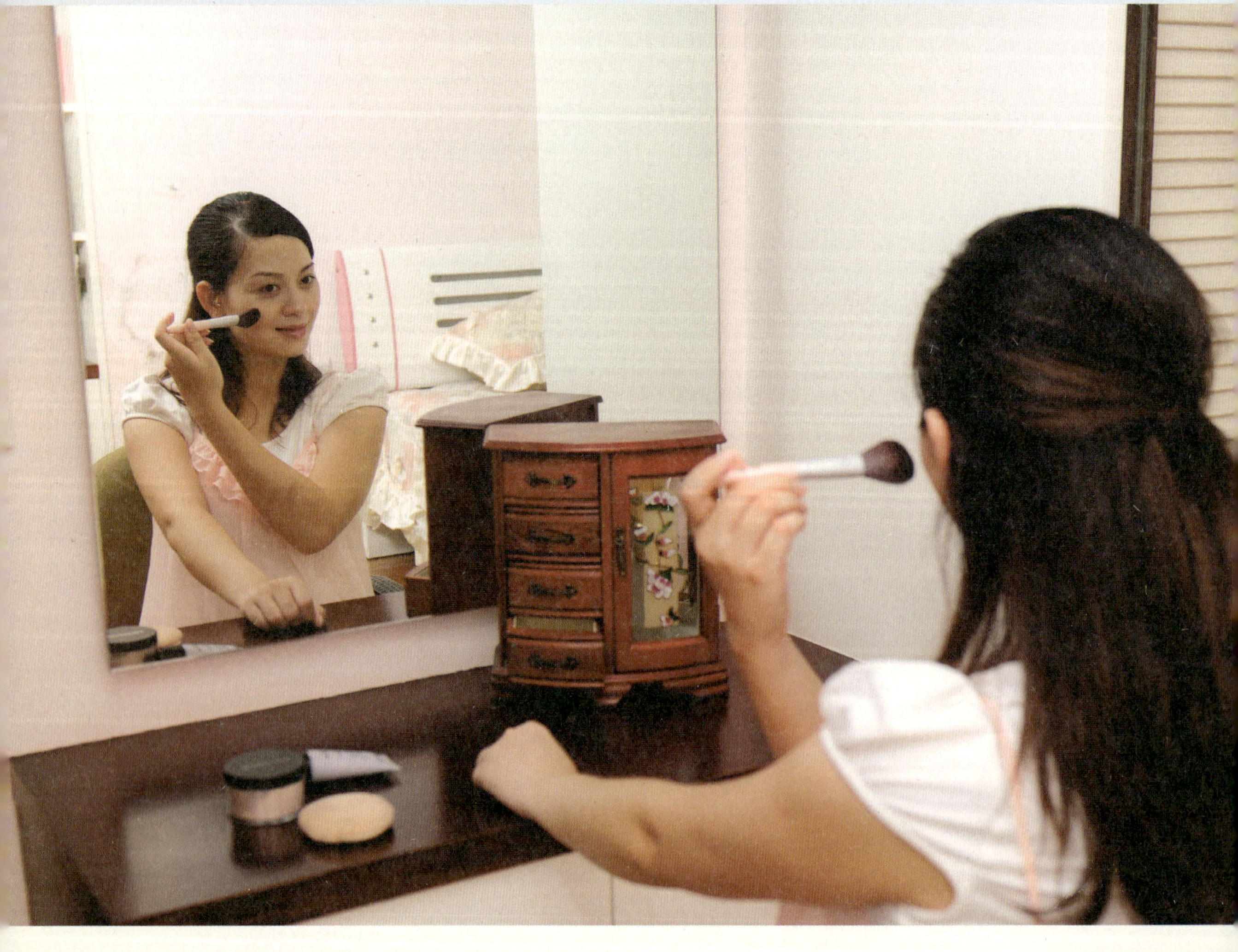

身体皮肤护理

不要妊娠纹

大多数女性在怀宝宝5~6个月时在大腿内外侧、腹部及乳房等皮肤出现许多淡红色或紫色条纹，称为“妊娠纹”。

妊娠纹主要是由于激素的影响，腹部隆起使皮肤变薄，其中的弹力纤维与胶原纤维因过度拉伸后受到不同程度的损伤或断裂，导致腹壁皮肤出现一些宽窄不同、长短不一的粉红色或紫红色的波浪状花纹。妊娠纹一旦出现后，并不会随时间慢慢消失，它会使女性出现乳房下坠、皮肤松弛、褶皱、腹部脂肪堆积，严重影响了女性产后的体态美和身心健康。

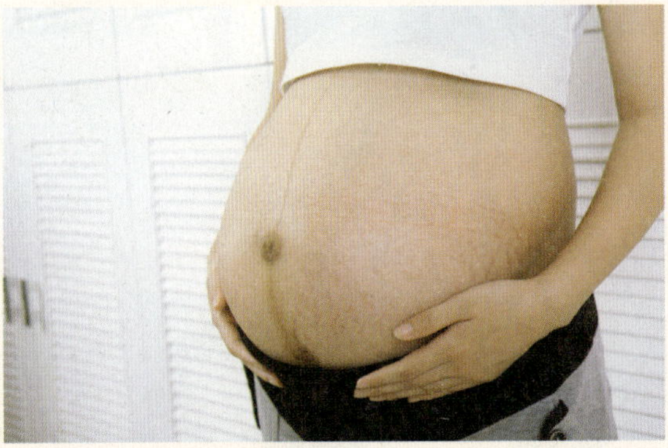

由于妊娠纹并不能消除，因此最好的办法是预防妊娠纹。具体可以从以下几个方面做起：

注意营养，控制体重增长，使用托腹带和专业的去妊娠纹产品。

孕妈咪也可以在家DIY预防妊娠纹的肚皮膜。

蛋清橄榄油膜

蛋清2个，橄榄油或者天然维生素E适量，加入调匀备用。

腹部清洁干净，轻轻按摩3~5分钟。

把准备好的蛋清橄榄油膜敷在肚皮上，10分钟左右擦掉，轻轻按摩，促进营养成分更好地吸收。

鸡蛋中含有胶原蛋白可以促进组织生长，有利于减轻或者消除妊娠纹。维生素E有滋润、美白的作用，能增强皮肤的弹性。

青春痘怎么办

很多孕妈咪在怀孕后不但发现自己的脸部皮肤变油，鼻子变大，还发现脸上、脖子、前胸、后背长出了很多又大又红的青春痘。考虑到要顾及腹中宝宝的安全，又不能使用药物，强行挤破，不但容易留疤，还有感染的可能，很多孕妈咪感到异常苦恼。

妊娠期间长青春痘是正常的，因为孕激素分泌使皮脂腺分泌旺盛，油脂分泌增多，表现为脸部出油、头皮易油、胸前背后长痘痘。再加上妊娠期精神紧张、饮食、睡眠的改变等很多因素都有可能促使痘痘生长。孕妈咪可以从以下几个方面预防痘痘。

保持充足的睡眠，心情愉悦，不让烦恼、抑郁等消极情绪纠缠自己。

注意饮食。避免油炸、辛辣等刺激性食物，避免上火，可以食用下火的水果或者菜肴，如梨、柚子、香蕉、西瓜、柿子、苦瓜、丝瓜。

长了青春痘后不要用手挤捏痘痘，否则会引起红肿、发炎。

不要盲目使用祛痘痘的产品或者用化妆来遮蔽痘痘，有些孕妈咪为了美观，用大量的粉底来遮住痘痘，这样做不但会刺激痘痘，还会堵塞毛孔，使痘痘越来越严重。

咨询皮肤科医生，检查自己用的护肤品以及护肤习惯是否与青春痘有关。如果有关，在医生的指导下治疗。

注意清洁，要保持脸部以及身体的干净，以保持毛孔的通畅。

长痘痘的孕妈咪可以在医生的指导下使用祛痘药物，也可以自己制作祛痘面膜。

对抗黑色素

妊娠后，由于孕激素和雌激素的分泌，垂体受到刺激，分泌大量的黑色素，使孕妈咪脸部变黑，身体的皮肤颜色加深。一般情况下，在产后1年会逐渐消退，但也有人会持续存在。对抗黑色素，建议孕妈咪从以下几个方面考虑。

注意防晒。阳光直射会使皮肤变黑，因此，孕妈咪要注意防晒，出门时可带上遮阳帽、太阳伞，防晒霜等。

多饮水。注意保持充足的水分，使皮肤水水的，有利于排除部分黑色素。

多食用有助于美白的食物，食物中的美白成分如维生素C 、维生素E等。如猕猴桃，草莓、豆浆、牛奶等。

不要熬夜，宜保持充足的睡眠。因为规律的作息不但可以维持皮肤的新陈代谢，还能恢复皮肤的抵抗力，消除恼人黑色素的烦扰，使皮肤有光泽，白皙。

使用美白护肤品。孕妈咪可以选择一款适合自己的美白护肤品，宜天然，少激素与金属元素。

眼部肌肤护理

眼睛是人灵魂的再现，也是人体最容易衰老的部位，要有动人妩媚的双眸，就要用心呵护双眼。

眼部问题主要有：黑眼圈、眼睛浮肿。

消灭黑眼圈

妊娠晚期失眠是常有的事情。由于眼部疲劳，导致静脉血管血流速度过于缓慢，眼部皮肤红细胞供氧不足，静脉血管中二氧化碳及代谢废物积累过多，形成慢性缺氧，血液较暗并形成滞留以及造成眼部色素沉着。

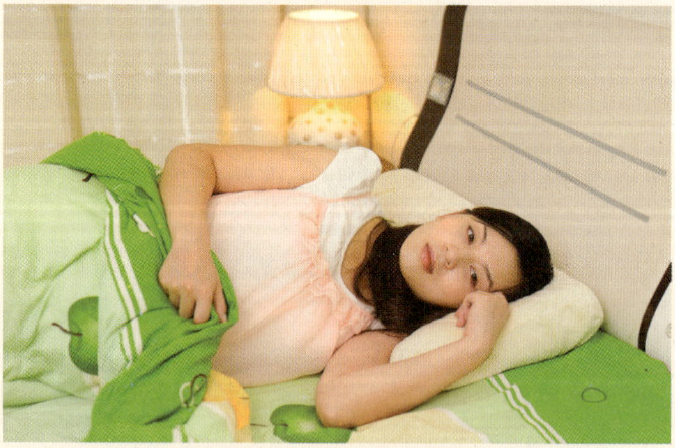

失眠可导致眼部疲劳、浮肿，进而导致眼袋、黑眼圈。

怎样来预防和对抗黑眼圈呢?

由于本身遗传以及疾病如鼻窦炎等引起的黑眼圈，就要积极治疗，以缓解或去除黑眼圈。

良好的饮食习惯。可多食用新鲜蔬菜及水果等，富含脂肪、蛋白质、氨基酸、维生素A及矿物质的食品，为眼部皮肤组织细胞的新生提供必要的营养物质。

日常生活中，劳逸适度，不熬夜，保证充足的睡眠，可预防黑眼圈的产生。

可以选用眼霜、眼膜来缓解眼部细纹，减少黑眼圈。

战胜眼部浮肿

人们习惯将眼部浮肿称为“泡泡眼”，它是由于血流不畅导致水分滞留，或者是心、肾等功能不全或者皮肤病、血管神经性水肿等导致的眼睛肿胀。当眼睛肿胀发生时，整个人就像没有睡醒一样，无精打采，给人一种委靡的印象，建议孕妈咪从以下几点入手。

保持充足的睡眠是很重要的，但在睡前3小时，不宜喝水，以免使水分滞留在身体，加重眼部浮肿。睡觉时，枕头不宜太高。另外，保持精神愉快和身体的健康也有利于眼睛的保健。

多食用有利于眼睛明亮的食物，如鱼肝油、鱼、瘦肉、禽肉、动物的内脏、蛋类、豆类等。

按摩。可以促进眼周肌肤的血液循环，有效减少肿胀。

方法如下：用中指和无名指按压眼窝上方，由眼角至眼尾方向重复3次。

用无名指从下眼睑的眼角开始，以画小圈的方式逆时针方向按压，重复做3次。均可促进眼部淋巴循环。

冷敷。可用经过冷藏的盐水，用化妆棉充分蘸取，然后敷于双眼上。也可用毛巾包住冷茶袋，敷在双眼上5分钟。冷敷双眼3～4次可消肿。

脸部护理

重点突破，远离妊娠斑

很多孕妈咪在怀宝宝4个月后，脸上出现茶褐色斑点，分布于鼻梁、双颊，也可见于前额部，呈蝴蝶形，称“蝴蝶斑”，又称“妊娠斑”或“色素沉着”。

这些斑点是由于妊娠期脑垂体分泌的促黑色素细胞激素增加，以及大量孕激素、雌激素相互作用，致使皮肤中的黑色素细胞的功能增强引起。

影响妊娠斑的因素有：激素、新陈代谢、紫外线、身体酸碱度、情绪、慢性疾病。

孕妈咪可以从以下几个方面着手，远离妊娠斑。

防晒。紫外线的照射可使皮肤中的黑色素活跃，从而加重妊娠斑，因此，孕妈咪妊娠后尽量避免在有强烈阳光的天气出门，出门可带上太阳镜、太阳伞，擦防晒霜，或者是戴遮阳帽，避免阳光直射面部。

适量运动，将体内的毒素、废物及时排出体外。

注意营养均衡，饮食搭配，多喝水、多食用水果，不要过多食用酸性物质，以免引起体质偏酸，导致新陈代谢缓慢，引起色素沉着。

保持皮肤清洁。在妊娠期间尽量不化浓妆，如果有需要尽量化淡妆，不使用劣质化妆品，以减少对皮肤的刺激。

调节内分泌。不服用抗生素等激素类药物，如含有黄体酮等的激素容易引发黄褐斑。保持好的心情，发怒、忧郁、悲伤等不良情绪以及引起内分泌失调。

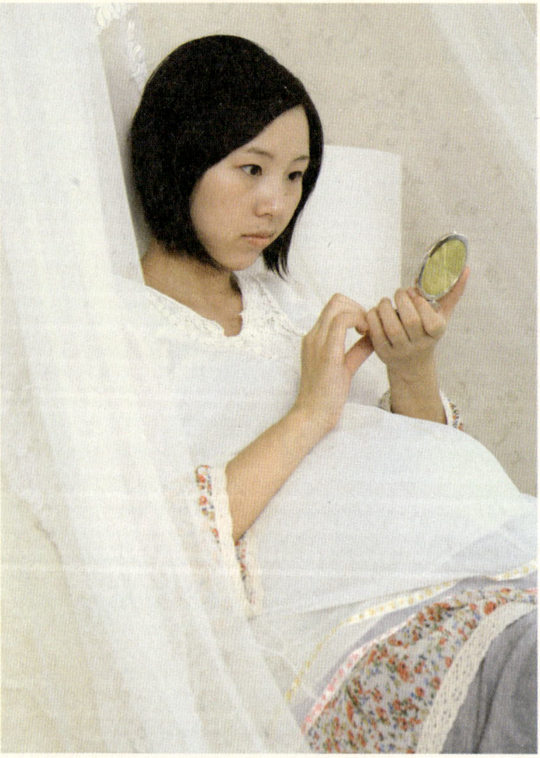

色素沉着让人心情不愉快。

保持充足的睡眠。精神压力大、过度疲劳、长期睡眠不足等会导致栈胺酸酶活跃，以致色素沉着。

积极治疗慢性疾病。慢性病容易引发黄褐斑，如肝肾功能不全、贫血、糖尿病、甲亢等慢性疾病会导致自身代谢障碍、黑色素增加。

祛斑食物大集结

维生素C能使皮肤中的氧化型色素转化成还原型色素，干扰黑色素的形成，预防色素沉淀，保持皮肤白皙。

猕猴桃中的维生素含量极为丰富，如维生素B，维生素C等。

柠檬、榴莲、西红柿、土豆、冬瓜、丝瓜、花菜等食物中含有大量的维生素C。

维生素E能延缓皮肤衰老、有效防止皮肤色素沉着。

含维生素E丰富的食物有大豆、牛奶、柠檬、核桃、全麦片以及深绿色蔬菜等。

建议孕妈咪维生素C与维生素E一起食用，不但有美容祛斑的功效，还能有效防止孕妈咪流产。

各个击破，不同类型的肌肤护理

有些女性怀孕后脸部肌肤变得细腻，而有些孕妈咪的肌肤却变差了，这是什么原因呢，有什么好的方法可以让皮肤细腻，白皙？来看看各种类型皮肤的应对策略。

干性肌肤的护理

诊断：肌肤表面干燥，油脂、水分较少，毛孔不明显。

在秋冬等干燥季节容易缺水，产生脱皮、干燥的现象，容易出现皱纹和斑点。

通常最明显的表现就是在洗脸后有紧绷感。

如果是干性肌肤，有些孕妈咪可能会因为怀孕的关系变得不再那么干燥，而有的孕妈咪则会在怀孕后变得更加粗糙，甚至会有脱皮、刺痒等现象。建议从以下几个方面做起：

不能一味地要保持清洁而频繁地洗脸，以免洗掉皮肤上的天然油脂，刺激皮肤使皮肤干燥，毛孔增大。

注意保湿和防晒。保湿霜或者保湿乳液能给皮肤补充水分，使皮肤滋润，有弹性。

注意营养和睡眠。注意维生素以及优质蛋白质，镁、钙等矿物质的摄取。每日保持10小时的睡眠。

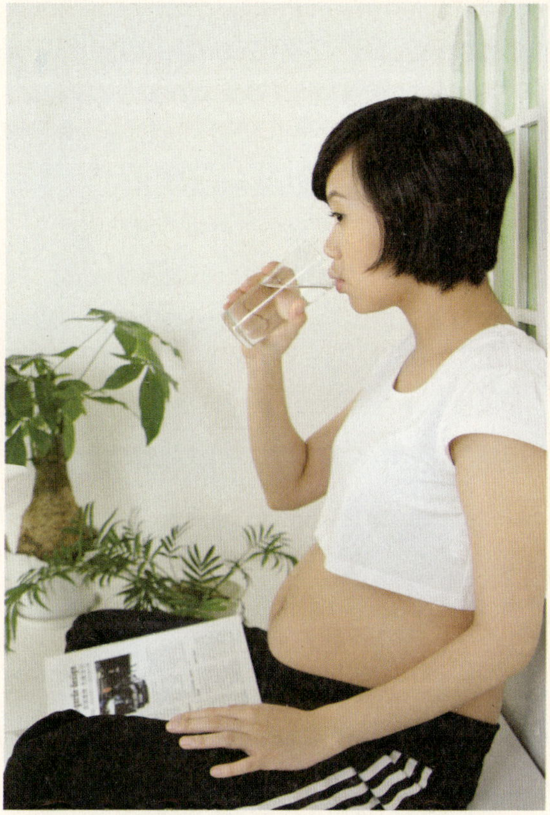

补充水分能缓解肌肤干燥缺水。

补充水分。孕妈咪一日的水分摄入建议在1500~1800毫升，充足的水分使肌肤晶莹如玉。

油性肌肤的护理

诊断：皮脂分泌旺盛，皮肤油腻光亮。毛孔粗大，青春期容易长痘痘及痤疮、长粉刺和面疱，青春期之后，皮脂腺分泌逐渐平衡，皮肤不容易出现皱纹和斑点。化妆不易上妆，且较易脱落。皮肤富有光泽和弹性，抵抗力强。

妊娠后，由于激素的作用，皮脂腺分泌更加旺盛，油性皮肤的孕妈咪还有可能长“痘痘”。如果护理得当，油性肌肤的孕妈咪也可以肌肤水汪汪。

注意皮肤的清洁，每周做1次深层清洁。深层清洁有利于减少灰尘和污垢，防止毛孔堵塞，导致痘痘的发生，还可以减少黑头粉刺及暗疮的发生。

避免使用偏油的护肤品。偏油的护肤品会使脸部皮肤有厚重的感觉，宜选用质地轻薄的护肤品。

注意保湿。当缺水时，脸部就会显得很油，因此，要加强保湿。

在饮食上减少脂肪性物质摄入，避免吃脂肪含量过高，或以煎、炒、油炸等烹饪方式处理过的食品，多吃水果和蔬菜，减少油脂堆积。

中性肌肤的护理

诊断：中性肌肤介于干性肌肤和油性肌肤之间，肤质随季节的变化而变化，夏季略油，冬季略干。皮肤纹理细致、光滑，毛孔不明显。皮肤润泽，弹性很好。

孕妈咪中性肤质比较好护理，相对于其他肌肤来说既不是太干，也不是太油，但保养工作也不能掉以轻心。因为肌肤会随着环境的变化而变化，因此，中性肌肤的孕妈咪也要做好肌肤的保养工作，使肌肤保持良好的状态。

清洁时注意选用性质温和的洁面产品。

白天与夜间的护理不同，白天主要侧重于控油，晚间主要是保湿。

注意营养的摄入，既不要食用太油腻的食物，也不要食用太刺激的食物。保持充足的睡眠，使皮肤有充分的时间修复自我。

肌肤美丽，面膜也是不可少的。孕妈咪可以居家自己动手做一些天然面膜。

混合性肌肤的护理

诊断：混合性肌肤最典型的特点就是T字部位（额头、鼻子和下巴）出油多两颊较干。在温暖的夏季，额头、鼻翼周围毛孔分泌油脂旺盛，会生长粉刺或面疱。但在干燥季节，额头、两颊、嘴唇周围肌肤，又会出现脱皮和肌肤弹性降低的状况。

一般护理：要注意 T字部位的清洁与两颊和眼肌肤的保湿。

特殊护理：妊娠期居家自己动手制作面膜保养。

敏感性肌肤的护理

诊断：敏感性肤质可能出现在任何一种肤质中。这种肌肤脆弱、娇嫩，对外界毒素的抵抗力较差。

通常在表皮上可以看到毛细血管浮现，容易有刺痛感、红肿发痒。对不同的护肤品或者化妆品等作出敏感反应。

皮肤表层较薄，缺乏黑色素保护，肤色因此较白。

敏感性肌肤让很多漂亮孕妈咪失去光彩，它也是所有肌肤中最难以打理的，需要“特别的爱”。

不宜选用含有酒精的护肤品，刺激性太大。

做皮肤清洁时动作要尽量轻柔，以免皮肤发红，另外，清洁时间也不宜过长。

饮食。注意不要食用易引起过敏的食物，如虾、海鱼等海鲜。

乳房护理

乳头护理

乳头清洁

女性在妊娠期间，皮脂腺的分泌增加，乳晕上的汗腺也随之肥大，乳头变得柔软，汗腺与皮脂腺分泌物使皮肤表面酸化，导致角质层被软化。此时，如果用香皂类的清洁物品，从乳头上洗去这些分泌物，对女性的乳房保健是不利的。

因此，要保持乳头及乳房的卫生，最好是用温开水清洗。

乳头按摩

对乳房进行轻轻地按摩，可以使乳头皮肤增厚并富有弹性。同时，还可以促进乳腺导管的发育，为产后哺乳做好充分的准备。

预防乳头开裂

对于新手妈咪来说，乳头开裂影响哺乳是常有的事，乳头开裂后，宝宝吃奶的时候吮吸，也有可能引起发炎等，预防乳头开裂，宜从妊娠期间做起。

孕妈咪可以用温水将乳头清洁后，在乳头上抹上润肤乳或者油脂，然后轻轻按摩乳头，使乳头皮肤角化变厚，增强坚韧性和抵抗能力。

乳头内陷怎么办

乳头内陷有多种原因，有些是遗传因素，主要是乳腺导管过短，牵拉乳头的组织，引起内陷。

不穿不合适的内衣。如长期内衣过紧，压迫乳头，可导致乳头内陷。

乳头内陷不但影响美观，在哺乳的时候也会带来很多不便。如果清洁不当，还容易使污垢堆积引发炎症。

纠正乳头内陷可以在每天洗澡的时候，用手指轻轻地将乳头捻出。如果是严重内陷，可用一只手将乳晕向下按，使乳头向外凸出，也可以借助于吸奶器将内陷的乳头吸出后再用手指轻轻地拉伸。如果自己牵拉无效，需要考虑手术纠正。

孕期全程肌肤护理

基础护理

第一阶段

怀孕早期，内分泌水平的变化极大，使孕妈咪的皮肤敏感、干燥。

本阶段主要是提前预防色斑、暗沉。用专业的护肤品加上充足的皮肤营养。由于早孕反应会让孕妈咪嗜睡，且这个阶段，孕妈咪身体的变化基本不大，无明显不适影响睡眠，因此，会有充足的睡眠来修复肌肤。本阶段皮肤的状况良好。

第二阶段

进入妊娠中晚期，孕妈咪的体型发生了很大的变化，皮肤也因为某些激素而正常的生理功能减弱。因此，出现了妊娠斑、妊娠纹、皮肤变黄、肤色不均、黑眼圈及眼袋，四肢水肿等，总的来说，状况良好，但不如妊娠早期。

要对皮肤进行小心翼翼的呵护，特殊功效的面膜，腹部“面膜”能缓解以上情况，也有利于产后的恢复。

第三阶段

产后身体恢复，体内激素又要重新发生变化，以维持身体内部的平衡。妊娠留下的痕迹在这个阶段表现出来为皮肤松弛、乳房下垂、面有菜色、肌肤老化等，本来好不容易在妊娠期的平衡又被打乱。

在本阶段，孕妈咪要积极修复身材与肌肤。据研究表明，孕妈咪产后的5年内，保养得当，可进行最大限度的修复。需要提醒孕妈咪的是：生完宝宝后，女性的肌肤大都不如以前，孕妈咪也从以前的“女孩”变成“女人”了，以前的护肤品不再适合现在的肌肤，因此，要选择具有修复功能的专用化妆品和护肤品。

面部按摩

按摩可以促进血液循环，促进皮肤营养的吸收，还可以缓解疲劳与压力，进行身体淋巴系统的排毒，有利于身体健康。

用两手掌在整个面颊由内向外做外推按摩，注意不要让肌肉颤动，连续2次即可。

额头按摩

用左右手指从额头中间向左右做弹钢琴式轻轻拍打，连续按摩6次，然后用手掌按住太阳穴，轻轻地加以震动。这样有利于缓解皱纹，使全身心得以放松。

眼部按摩

在眼部周围有很多淋巴细胞，用大拇指在眉毛的下面轻轻地打圈按摩。用拇指按住太阳穴，食指从眉头到眉梢轻轻压按，连续按摩1分钟。

嘴角按摩

嘴巴周围很容易产生细纹。可以用手轻轻推按，促进淋巴的血液向颈部流动。

颈部按摩

颈部的淋巴丰富，且毒素可以从颈部的淋巴排出。取足量的按摩膏或者橄榄油，两手相互揉搓，待按摩膏均匀地覆盖于手掌，然后用手指按压住位于耳朵下方的耳下腺部位，向下一直推至锁骨部位。再用并拢的4个手指压按住锁骨的淋巴结，从中间向外侧进行淋巴导流。使毒素聚集于淋巴结，从淋巴排出。

特殊护理

怎样使用精油

精油是从植物的花、叶、茎、根或果实中，通过水蒸气蒸馏法、挤压法、冷浸法或溶剂提取法提炼萃取的挥发性芳香物质。

因精油的芳香气味以及治病等功效广为人们所喜爱，但对于孕妈咪来说，精油并不是绝对安全的。如薰衣草以及迷迭香等有很强的通经特性，可能会导致流产。但也并非所有的精油都对孕期不利，某些精油能帮助舒缓疲劳，消除水肿，如果应用得当，不但对孕妈咪的不适有所缓解，还有利于胎宝宝健康、聪慧。

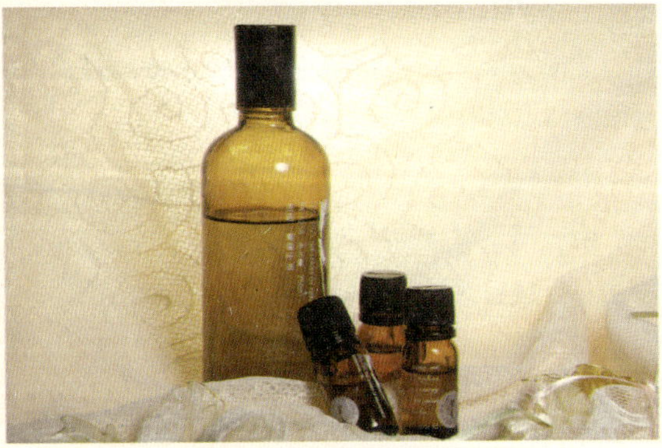

妊娠3个月前，由于胚胎不稳定，因此最好不要用任何精油。如果孕妈咪的护肤品中含有精油成分也最好暂时不用。

在妊娠期间绝对不能用的精油是：洋甘菊、玫瑰、罗勒、肉桂、丁香、薄荷、雪松、没药、丝柏、薰衣草、鼠尾草、迷迭香、牛膝草、杜松、樟树、茴香、马郁兰、百里香、艾草、山金车、白桦、薄荷、冬青以及其他有毒的精油。

孕妇可以选用的精油：安息香、柠檬、天竺葵、鸢尾花、橘、橙花、玫瑰、檀香、乳香。

孕妈咪在选购精油时，要仔细查看包装上是否标注孕妇禁用，查看精油的纯度，纯度过高的精油一般都具有一定的毒性。还有就是不要随意购买促销员推荐的产品。

第6章 产后护理

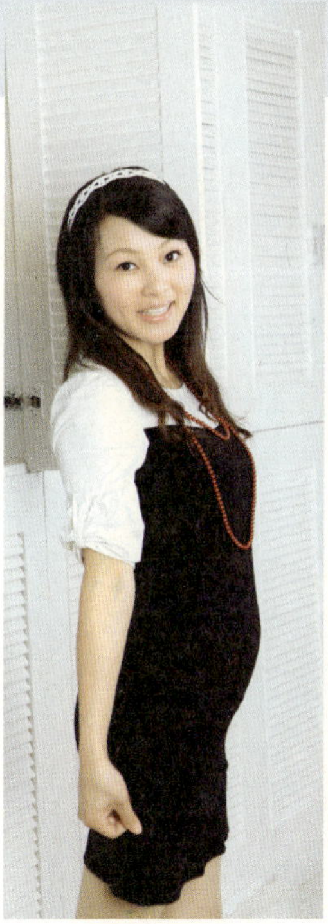

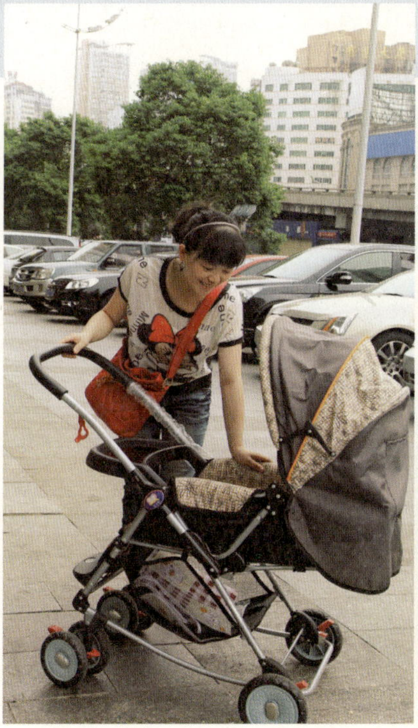

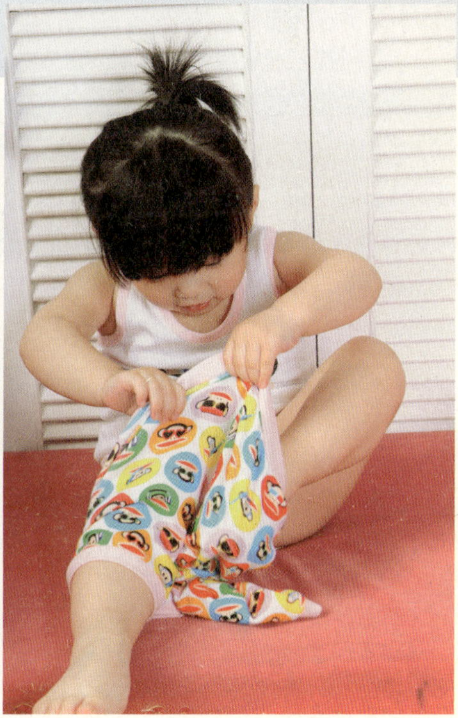

产后的1个月内是女性身体恢复的重要时期，俗称“坐月子”。据称，月子期是女人身体恢复的另一个黄金时期（第一个是青春期），护理得当，身体会恢复得很好，甚至有的疾病都可以痊愈，到底要怎样进行产后护理呢？

身体护理

会阴部护理

因产后会阴部有红肿、感染以及伤口开裂的可能，因此要对会阴部进行额外的呵护，可参照下列情况做出相应的对策。

分娩后，医生会开出清洗剂，孕妈咪可以每天早晚各清洗一次会阴部，或者是大小便后冲洗也可以，尽量保持会阴部的干燥和清洁。

有侧切伤口缝线者，要注意检查伤口周围是否有红肿、发炎的情况。

会阴部伤口拆线后并不牢固，很容易因过度拉扯而再度裂开。因此，孕妈咪不要做一些用力下蹲或者大腿过度外展等动作。也不能因急于恢复身材而过度锻炼，跑步等。

当会阴部肿胀时，可以咨询医生，在医生的指导下用药外敷。此外，睡觉时尽量将臀位抬高，以免恶露流出，刺激伤口，使伤口发炎。

产褥期使用的卫生巾、内裤、卫生纸等要注意勤换洗，不使用过期、劣质的卫生巾以及纸尿裤。以免细菌繁殖，感染伤口发炎。

身体出汗多的护理

分娩之后，胎盘排出，胎盘的新陈代谢停止，大量血液进入身体参加孕妈咪的身体循环，身体的总循环相对增大，因此，身体的新陈代谢旺盛。表现为皮肤大量的排泄废物，妊娠期间，体内大量的水分潴留，而如果要保持正常的血液容量就必须在短时间内排出体外，因此，孕妈咪在分娩后的一段时间出汗很多，这是正常现象，不必担心，可进行以下护理。

洗澡。民间认为产妇不但要捂汗还不能洗澡，其实这种说法并不十分科学。

首先，产妇分泌旺盛、排汗多是正常现象，并不需要“捂”，且出汗后要及时擦干，以免汗液蒸发时带走大量的热量，引起着凉。

由于产妇气血虚弱，抵抗力极差，洗澡时最需要注意的就是保暖，冬天洗澡时要注意避寒风，夏天洗澡时要注意防止中暑。

洗澡的水温接近人体稍微偏高1℃~2℃即可，切不可因天气炎热而用凉水洗澡，否则会受寒气侵害。

洗澡要注意把握时间。时间不宜过长，且饥饿、饱食后不可立即洗澡，以免血糖过高或过低引起昏厥。洗澡前要稍微吃点东西，以补充气血。

洗澡的次数不能太多，因为产妇的身体还处于恢复阶段，身体还很虚弱不能与正常人相比。

洗澡的方式。宜选择淋浴。因分娩后阴道、宫颈等部位会有不同程度的撕裂，且会阴部还有侧切口，如果选择盆浴，容易使细菌进入阴道、子宫，引起感染发炎。一旦感染，轻则出现伤口发炎，子宫内膜炎，严重时细菌会进入血液，引起败血症。因此产后宜选择淋浴，禁止盆浴。

其次，要勤换衣裤、勤洗衣裤，尤其是内衣裤。身体直接接触的衣物要干燥、气味清新。

产妇居住的房间要注意通风，保持空气新鲜不能将所有的房间的门窗紧紧关闭。

穿戴要适宜，不能在炎热的夏季穿得过多，盖被子的厚薄也要根据季节决定。

手部护理

常规保养

手被称为女人的“第二张脸”，一个女人是有一双“指如削葱根”的纤纤玉手，还是“刻满沧桑岁月”的老粗手，取决于平常的保养，那么，新妈咪怎样用简便的方法来保养自己的双手呢?

清洁。先将米醋倒入一盆温水中，将手在温水中浸泡10分钟，有利于去除老化的角质，软化肌肤。

做手膜。

可将吃完后残留在杯内的酸奶涂在手上，然后带上一次性手套或者保鲜膜，15分钟后将酸奶洗净，涂上润肤乳即可。

鸡蛋清手膜。打蛋后，可将残余的蛋清滴到小杯子中，在其中加入维生素E或者蜂蜜、珍珠粉，调匀，均匀涂于手部，约15分钟后用清水洗净。可以减少手部皱纹，令手部皮肤白皙。

按摩。经常按摩双手，可以刺激手部的经脉，加速血液循环，减少手部皱纹。

推荐的自制手膜

红糖柠檬润白护手液

功效：可使手部的硬皮软化，令肌肤更加白皙、细致。

材料：柠檬汁、红糖各1小匙，橄榄油1大匙。

步骤：将红糖、柠檬汁、橄榄油放入容器中充分搅拌均匀。

将此护手液均匀涂于手部，5分钟后用温水清洁即可。

蛋黄木瓜润手膜

功效：此手膜可以使肌肤柔嫩，细致，并能预防肌肤干裂。

材料：木瓜半个，蛋黄1个，橄榄油2大匙，保鲜膜1块。

步骤：将木瓜洗净后捣成泥状。鸡蛋打破，留黄待用，将橄榄油、蛋黄放入木瓜泥中，搅拌均匀。

洗净双手后，将调制好的手膜均匀涂于手部，再盖上保鲜膜，25分钟后取下保鲜膜，用清水洗净双手即可。

护手霜

手部的皮脂腺极少，油脂分泌不足，极易干燥。因此要注意补充油脂，锁住手部水分，防止皮肤开裂。建议孕妈咪选择一款适合自己的护手霜。

在寒冷的冬季，要选择几双手套，以便使双手时时都能得到很好的保护。

产后护足

产后要注意尽量不穿高跟鞋，以免引起盆骨过度受压。高跟鞋还使人极易疲劳，因此，不适宜刚刚分娩的女性。

要注意去除死皮、角质。经常修剪趾甲。

注意足部清洁，以免汗液分泌过多引起脚臭。

要注意补充营养，特别是注意补充B族维生素，预防脚气。

注意脚部的保湿，让足部皮肤健康，柔润。

脚底有“人的第二心脏”之称。可以进行中药足浴，按摩足底，促进血液循环，使脸色红润，身心放松。

头发护理

进入妊娠期，孕妈咪的头发在雌激素以及孕

激素等的作用下头发浓密乌黑，且极少有脱发的现象，分娩后，随着激素水平的复原有可能出现头发脱落，甚至有些孕妈咪的头发出现大片脱落的现象，但这些都属于正常现象，孕妈咪不用太担心。

那么，怎样护理头发呢？

清洁。因分娩后，汗腺分泌旺盛，头发经常被汗湿，如果长期不洗，极易发酸、发臭，影响食欲和美，因此产后要注意头发的清洁。

洗发水的选择。宜选用中性洗发水，不宜频繁换洗发水的品牌。一般洗头发分两步，第一步大致清洁，第二步，细微部位的清洁，使头发更干净。

头皮按摩。洗发后，可用手指的指腹轻轻按摩头皮，以促进血液循环和毛发的生长。

梳理头发。用正确的方法梳理头发，发型尽量简单易于打理。

饮食营养。给头发补充营养，可以多摄入海带、紫菜、芝麻等，使头发柔顺，有光泽。

产褥期保养

产褥期就是俗称的坐月子，在医学教科书上称之为产褥期。

产褥期是指胎儿、胎盘娩出后，产妇的身体、生殖器官和心理方面逐步调整复原的一段时间，一般需要6~8周，也就是42~56日，而非人们说的1个月。

常见产褥期保养误区

分娩后，孕妈咪存在以下几个方面保养误区。

产后居家门窗紧闭

不少人都认为产妇得“产后风”（产褥热）是由“风”引起的。其实，作为自然界的一种自然现象的风又何罪之有，那么，到底是什么原因使产妇患上“产后风”呢？

产后风，医学上叫产褥感染，是产妇在产褥期易患的一种比较严重的疾病。指产后致病菌侵入生殖器官导致胎盘位置的感染。其特点是不超过38℃的轻度发热。

为了防止这种情况的发生，老人们做法将门窗紧闭，蚊帐放下，将产妇包头裹脚。其实，这种是完全没有科学根据的。产褥热的主要原因是因为藏在生殖器内的致病菌由于产妇不注意产褥期卫生，或者是分娩的时候没有严格消毒引起的。

因此，若是长期紧闭门窗，室内的空气不流通、浑浊、潮湿等均可使细菌大量繁殖，且吸入浑浊空气的灰尘或者致病菌还会使产妇和婴儿患呼吸道疾病。如是在炎热的夏季，还会有产妇中暑的可能，因此，产后要保持空气流通，门窗打开通风。

长期静卧

不少人认为产妇分娩时耗费了大量的气血，身体虚弱，尤其是发生难产、实行剖宫产的产妇身体更需要静养，于是让其长期静卧，饭菜端到床上吃，洗脸、擦身体都不用自己动手。实际上，这种做法对产妇来说利少弊多。

生产后，产妇盆腔底部的肌肉需要及时锻炼，以尽快恢复弹性和力气，才能使子宫不下垂、直肠等不过度突出。且产后下床做适量活动有利于恶露尽快排出，还可以促进血液循环，帮助身体尽快恢复。

一般来说，经阴道自然分娩的产妇产后48小时就可以下床活动，剖宫产妇需要的时间稍微长点。

不能洗头、洗澡

民间有这样一种说法产妇不能洗头、洗澡，还要捂着，这样可以防止被邪气侵犯。在这种说法中不能被邪气侵犯是对的，但这种做法不大妥当。一方面，产妇分娩后，由于胎盘已经娩出，血容量要恢复到正常水平，加上妊娠期间大量的水分潴留在体内，此时，汗腺等排泄系统会变得旺盛，身体会大量出汗，如果在夏季几天不洗澡、不洗头很容易出现酸臭的汗味。另一方面，如果不能保持身体的卫生与清洁，极有可能感染致病菌，使细菌大量繁殖，引起“产后风”。

因此，产妇应该要洗头洗澡，保持身体清洁，洗澡宜用淋浴，洗头要注意防着凉。

产后忌口

我国很多地方都有让产妇忌口的传统，产后只能吃鸡蛋或者粥等一两种单调的食物，牛肉、羊肉等食物绝对不能碰。事实上，产妇需要大量的营养来调养身体，保证乳汁分泌。因此，产妇不宜只吃单调的食物，应该饮食多样化，荤素搭配，少食多餐，以免导致营养不良，影响哺乳。

产后饮食清淡

因产后辛辣、味浓的食物容易使产妇上火，（出现新妈咪口舌生疮、便秘、痔疮等）新妈咪上火后喂养宝宝的乳汁进入宝宝身体后又可引起宝宝上火，引起宝宝大便干、小便黄、口舌长泡、吸奶疼痛等，如果不及时治疗极易引起上呼吸道感染、抵抗力下降等症状。因此，孕妈咪不宜食用大蒜、辣椒、胡椒、茴香、酒等辛辣食物，但饮食也不是越淡越好。如果饮食太清淡，影响食欲，摄入的营养物质不足，引起宝宝营养不良。且摄入的食物中如果含盐分等太少，会使身体缺水和钠盐，引起浑身乏力、注意力不集中等。因此，新妈咪的饮食中不宜太清淡。

产后不刷牙

上一代的人普遍认为产妇产后不能刷牙，因此，有“生一个崽，掉一颗牙”的说法。其实，产妇更应比一般人注意口腔卫生。

因为需要补充的营养很多，进食次数多，留在口腔的食物残渣也增多，很容易引起食物残渣发酵、发酸，出现口臭，口腔感染，且产妇在妊娠期间如患有牙龈炎还会使牙龈炎加剧。因此，产妇应该要刷牙，且最好是早晚各一次，每次进食后也要漱口。

产后急于减肥

有些产妇因急于恢复身材，在分娩不到两周就开始进行节食、锻炼等减肥计划，其实，这对自身和宝宝都是不好的。

分娩后，大量的营养成分都随宝宝的分娩被带走，真正储存在产妇的体内的营养素极少。如果此进节食，会使自身的营养不足，且不利于泌乳。

产后会阴侧切口还没有完全康复，如果此时进行大量的大幅度运动，容易使会阴部再度裂开，且运动时大量的汗水，排泄物会污染切口，极易引起感染，因此，产后不宜过早减肥。

什么是恶露

产妇分娩后的胎盘附着物处蜕膜脱落，含有血液、坏死蜕膜等组织经阴道的排出物为恶露。有血腥味，但无臭味。医学上按照时间的依次顺序把恶露分为3种。

血性恶露：色鲜红，含大量血液，量多，当有少量胎膜及坏死蜕膜组织时呈小血块状态。血性恶露持续3~4天，子宫出血量逐渐减少，浆液增加，转变为浆液恶露。

浆液恶露：含有少量血液，色淡红，但含多量浆液。其主要成分有：较多的坏死蜕膜组织、宫颈黏液、宫腔渗出液、白细胞、细菌。浆液恶露大概持续10日。

白色恶露：黏稠，色泽较白或淡黄色。含大量白细胞，坏死组织蜕膜，表皮细胞及细菌等。白色恶露持续3周干净。

恶露的总时间持续4~6周，量的多少因人而异。

恶露的处理

处理恶露可使用卫生巾或者纸尿裤防止身体或被褥被污染，但要注意勤更换，在擦拭恶露时，要选用消毒的卫生纸或脱脂棉。在擦拭大小便时，由外阴部向肛门方向擦拭。如果反向进行的话，就会把杂菌带入分娩后留下的外阴部的伤口中，引起感染。

也可以选用医生开的洗液进行清洗，以保持外阴部的清洁、干燥。一般是用2%的硼酸水或来苏液。

产后的穿着

胸罩

产后如果不戴胸罩，虽然方便哺乳，但不利于乳房的健美和恢复，因此，建议产妇穿胸罩。

怎样选择文胸

文胸的大小要合适。过小会压迫乳房，容易引起乳头内陷，太大会比较空，不利于乳房的集中，最好选择合适的尺码，能刚好容纳乳房，并将其托住。

文胸的质地。最好选择纯棉的，这种材质的胸罩不但舒适透气，而且吸水性极好，能将汗水和奶水吸走，使乳房保持干爽。再者，化纤的材质不但容易使皮肤受到刺激，而且对宝宝的皮肤有刺激，引起宝宝不适。

为了方便哺乳，可以选择哺乳专用胸罩，这样既方便，又有利于冬季保暖，避免喂奶引起的尴尬。

衣服

产妇的衣服款式暂时没有多大的讲究，只要穿平常怀孕时候的裙子或者宽松的衣服就可以。

但衣服的质地是有讲究的。需要选择透气性强、吸水性好的纯棉制品。要柔软、有弹性。需要注意的是，不宜选择紧身衣，以免影响血液循环，压迫乳房。

在月子期间，要注意勤换洗衣裤。因排泄功能比较旺盛、出汗多，汗水常常将衣服等汗湿。且哺乳的时候，乳汁也会不小心弄到衣服上，再加上恶露的排出，如不及时更换，会发出异味。

鞋子

产妇宜选择轻软，舒适的平底鞋，不宜选择高跟鞋，以免引起足部疲劳，且穿高跟鞋还不利于子宫的恢复。

裤子

选择棉织品，宜宽松，透气，在炎热的夏季，不一定非得穿长袖衣裤，可以是裙子，短裤，以免长痱子和中暑，注意不要选择紧身裤，以免阻碍血液循环，使恶露排泄不畅，引起发炎，感染。

束腹

产妇不宜选择束腰

很多产妇一旦分娩就急于将束腹穿上以帮助恢复身体，其实，这对产褥期身体的恢复是不利的。

首先，束腹紧紧包裹着腹部，会使肾、子宫、直肠、膀胱等受到压迫移位，容易引起腹胀、恶心、消化不良等症状。

其次，还会过度压迫横膈肌破裂而使呼吸受阻，影响肺部的功能，使人体产生疲劳、乏力、嗜睡，急躁等缺氧症状。

第三，过度挤压子宫，引起子宫下垂、移位，还会使阴道前后壁凸出，影响再次生育。

第四，束腹阻碍血液循环，极易导致下肢水肿，引起附件炎、盆腔炎等妇科疾病。

产后的饮食

产后忌吃哪些食物

寒凉生冷食物

寒凉生冷食物容易使胃肠受到刺激，引起消化不良。还使气血会受阻，不利于身体的恢复。建议多食用温补食物，以补充产后血虚，如鱼、蛋等。

辛辣刺激食物

辛辣刺激食物会刺激肠胃，引起胃灼烧感，容易伤津耗气损血，加重气血虚弱、便秘，引起上火，火气进入乳汁后对宝宝不利。

含咖啡因，酒精等的食物

如浓茶、咖啡、酒等会引起神经系统的兴奋，影响睡眠及肠胃功能，使分泌的乳汁中也含有咖啡因或酒精，对宝宝不利。

过咸的食物

容易引起水肿，若是晚饭进食过咸的食物，会因口渴摄入太多水分而晚间频繁起床，影响睡眠，还有可能着凉感冒。

产后可多吃的食物

粥

对肠胃的好处。因分娩后不久，身体内的激素处于恢复阶段，肠胃的功能还未完全恢复。粥容易消化吸收，不会加重肠胃的负担。

中医学认为“粥，最养人，能生津”，尤其是对于剖宫产以及会阴侧切的产妇来说，应多食流质或半流质的食物。以下推荐两款粥供参考。

【当归羊肉粥】

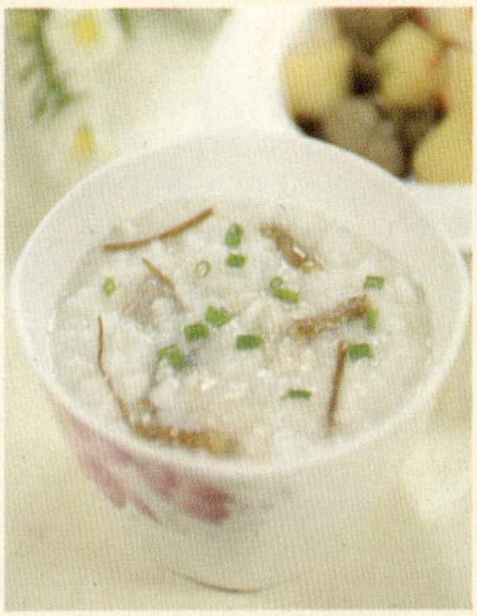

素材

羊肉150克，当归5克，黄芪5克，枸杞5克，党参5克，生姜5克，葱5克，花生油5克，盐6克，味精1克，白糖1克，料酒2克，湿生粉适量，清汤适量，熟鸡油1克。

特点

益气补血，祛风通乳。

具体操作

1. 羊肉去皮切粒，当归、黄芪、党参洗净切粒，枸杞泡透，生姜去皮切粒，葱切花。

2. 烧锅下油，放入姜粒、羊肉粒用大火炒爆至香，攒入料酒，注入清汤。

3. 待水开时，加入当归粒、黄芪、党参粒、枸杞煮透，调入盐，味精、白糖，用湿生粉勾芡，洒上葱花即可。

小贴士：
药材不宜放入太多，以免影响粥的甜味。

【雪花鲫鱼羹】

素材

活鲫鱼1条，鸡蛋2个，生姜5克，火腿3克，色拉油3克，盐5克，味精2克，白糖1克，湿生粉适量，清汤适量，料酒1克。

特点

利水消肿，益气健脾。

具体操作

将活鲫鱼切洗干净切成块，鸡蛋去黄留白打散，生姜去皮切丝，火腿切成米。

烧锅下油，放入姜丝，鲫鱼块，煎至稍黄，掺入料酒，注入清汤，用大火滚白烧汁，去净鱼骨鱼刺。

调入盐、味精、白糖煮透，用湿生粉勾芡，淋入鸡蛋白推匀，撒入葱花即可。

小贴士：
鱼要煎透，盐不宜下得过早，否则会汤不白味易腥。

牛奶和清汤

牛奶中含有丰富的营养，能满足产妇对各种营养的需要。

此外，还可以多饮用一些清淡的汤，如鸡汤、鱼汤、排骨汤等。不但可以补充水分，还可以补充营养。这些汤中含有易于人体吸收的蛋白质、脂肪、维生素等，可促进身体的恢复和乳汁的分泌。

需要注意的是，产后不宜过多饮用高脂肪的浓汤。产妇摄入的脂肪，进入乳汁中，因新生儿的胃肠道功能还不足以吸收这些脂肪，容易引起腹泻、消化不良。

桂圆

产后食用桂圆对身体的恢复大有裨益。

首先，桂圆的营养丰富。含有蛋白质、脂肪、胆碱等人体所必需的营养。还含有丰富的B族维生素，维生素C等。

其次，桂圆针对产后产妇的身体状况进补。产妇血虚体弱、阳气不足、脾胃虚弱。而桂圆味甘、性温，具有健脾、补血、安神养心、壮阳等的功效最适合产妇不过了。

山楂

山楂是孕妇的忌食食品，但对产妇来说却是很有益的食物。山楂有开胃生津、活血化瘀的功效，能刺激胃酸的分泌，使产妇胃口大开，有利于促进产妇对食物的消化和吸收。

山楂活血的功效有利于促进子宫收缩，恶露的排出，还能减轻腹痛，因此，产妇可食用一些山楂。

莲藕

莲藕的营养丰富，其中的维生素、矿物质、核黄素、蛋白质等含量极为丰富，特别是膳食纤维以及大量的淀粉有利于增强饱腹感，能帮助消化，促进乳汁的分泌。

此外，莲藕还有清热凉血作用，对于热病口渴、下血者尤为有益。

莲藕中富含铁、钙等微量元素，有明显的补益气血，增强人体免疫力作用。

对产妇来说，最主要的是藕含有大量的单宁酸，有收缩血管作用，能止血散瘀。

不能急于节食

节食虽然短时间内有可能达到减肥、快速恢复形体的功效，但不利于长期的身体健康。

如果产妇哺乳时节食，乳汁中的脂肪等营养素的来源减少，宝宝吃后极易引起营养素缺乏，造成宝宝发育缓慢、瘦弱、矮小。

如果想要健康地恢复形体，产妇可以采取哺乳的方法。因为乳汁中的主要成分是脂肪，哺乳会消耗产妇大量的脂肪。此外还可以做些减肥操或者瑜伽，以增加脂肪的消耗。

产后减肥的饮食原则是:

不宜大量食用高脂肪的食物，可清淡饮食，增加绿色蔬菜、水果的摄入。

饮食要粗细、荤素搭配。以减少对脂肪和热能过多摄入，增加对膳食纤维的摄入。食用豆类食品、粗粮等既能满足食物品种多样化的原则，又能促进废物的排出。

不吃垃圾食品。那些含有人工色素、化学添加剂的食物不仅营养价值不高，还会随乳汁进入宝宝的身体，对宝宝的发育造成不良影响。

少食多餐，充分咀嚼。充分咀嚼不但有利于促进唾液的分泌，刺激食欲，还有利于促进胃肠吸收、消化功能的恢复，而且还有利于避免因吃得过多而使体重增加。

不能饱一顿，饿一顿。这样反而会使身体将过多的热量储存起来堆积在皮下，不利于减肥。

产后容易发胖的原因

很多女性在分娩之后，身体就逐渐发胖，甚至再也难以恢复以前的苗条身材了，这是为什么呢？

首先，在身体本身方面。妊娠期间，下丘脑腺体代谢紊乱，特别是脂肪代谢不平衡。在产后的一段时间，身体尚在恢复阶段，由于产褥期护理不当，导致激素水平恢复不当，甚至出现代谢功能失灵而导致肥胖。

其次，饮食原因。人们认为在“坐月子”期间，需要大补特补，鸡、鸭、鱼、肉顿顿不停，大量摄入含高脂肪的食物，再加上无节制的饮食，导致营养过剩严重。

大多数产妇在“坐月子”期间主要是在床上活动，平常大门不出，二门不迈，活动极少，能量消耗大大降低，因此脂肪堆积在体内，导致身体肥胖，医学上把这称为“生育性肥胖”。

第三，睡眠不足。由于初为人母，护理宝宝心切，大多数产妇都会出现睡眠严重不足的现象。由于缺乏睡眠，体内的消耗脂肪的激素分泌减少，加上照顾宝宝导致的进食不规律，当身体脏器处于休息的状态时，还在摄入食物，从而使热量和营养过剩，引起肥胖。据研究证明，睡眠时间每日不足8小时的，体重会增加3~5千克不等。

因此，产妇充足的睡眠、良好的饮食习惯，再加上健康的锻炼，对身材的恢复都是很重要的。

产后的居家生活

不可常关门窗

很多人存在“产妇坐月子要捂”的错误观念，经常将门窗紧闭，以防受风。这样反而会对母婴健康十分不利。

首先，有可能会引起呼吸道感染。

由于房间内通风不畅，有可能发霉潮湿，加上产妇代谢快，分泌的汗液和代谢物多，空间的灰尘，虫卵，病菌，空气十分浑浊，容易引起呼吸道感染。

在炎热的夏季，如果紧闭门窗会使房间的氧气不足，容易引起新生儿慢性缺氧，甚至中暑。

因此，为了母婴身体健康，无论是在夏季还是冬季，都应当打开门窗通风，以保证室内的空气新鲜。

产后消暑

产后，由于汗腺分泌旺盛，大量流汗，需要降温，那么，采用什么办法合适呢？

自然风。可以将房间的窗户、门打开，利用空气对流的自然风来降温，但它的缺点是不能够进行人为控制，且“穿堂风”有可能会引起产妇头痛等症。

电风扇。炎热的夏季，如果老是捂着，容易长痱子、中暑。可以用电风扇来降温，但电风扇只能开低挡，且不能直接对着人吹，以免着凉感冒。

空调。产妇的房间可以开空调，但空调要距离产妇的床有一定的距离，以免直吹引起着凉。还要注意空调房的通风、换气，且空调的温度不宜调得过低，以26℃为宜，最好要穿上长袖衣裤和袜子，或者盖上空调被。采取温和的办法保证产妇和婴儿不会中暑，以顺利度过酷热的夏季。

出门时的注意事项

月子里，产妇也需要稍微活动，以促进血液循环，还可以与其他的新手妈咪交流经验，以预防产后抑郁症的发生，但出门前要多多注意。

不宜带上宝宝一起出门。宝宝出生不久，身体的骨骼还很柔软，尤其是脑袋上的囟门还需要高度保护。

更不宜带宝宝去人多拥挤的地方。新生宝宝的抗疾病能力弱，若是感染致病菌，传染给宝宝，有可能使宝宝患病，如流行性感冒、病毒性感冒、肺炎等带来不必要的麻烦。

另外，怎样抱刚刚出生的宝宝对毫无育儿经验的产妇来说有些困难。再者，对于产妇来说，坐月子期间身体的负重不宜超过自己宝宝的体重，如果外出，需要带上的东西很多，如果没有人帮忙的话，还是不要带上孩子一起出门。

出门要注意安全。出门时，要穿舒适、柔软、有防滑纹的鞋子，以免抱着宝宝时不小心滑倒撞伤。

总之，对产妇来说，坐月子期间可以适当地到公园，小路边走走，有一定的好处。

不宜化浓妆

很多人觉得有点纳闷，妊娠期间不化妆是为了宝宝的健康发育，但是现在宝宝已经出生了，还不能化妆吗？

其实，如果是由于工作需要，新妈咪可以稍微化点淡妆，回家后，照顾宝宝前先将妆容卸干净就可以了。

首先，分娩后产妇的身体处于血虚阳衰的状态，急需进补，皮肤的吸收功能很好，如果化妆，劣质的化妆品被吸收进皮肤和身体，对皮肤、身体的健康不利。

第二，一旦有害物质进入产妇的身体，会因为全身的循环进入乳汁，被宝宝摄入后储存在体内，严重影响宝宝的发育和健康，有些有害物质，比如铅、铬等进入身体还有一定的潜伏期，有可能等到宝宝成年后发作。

新生儿出生后，对一定视力范围内的物品可

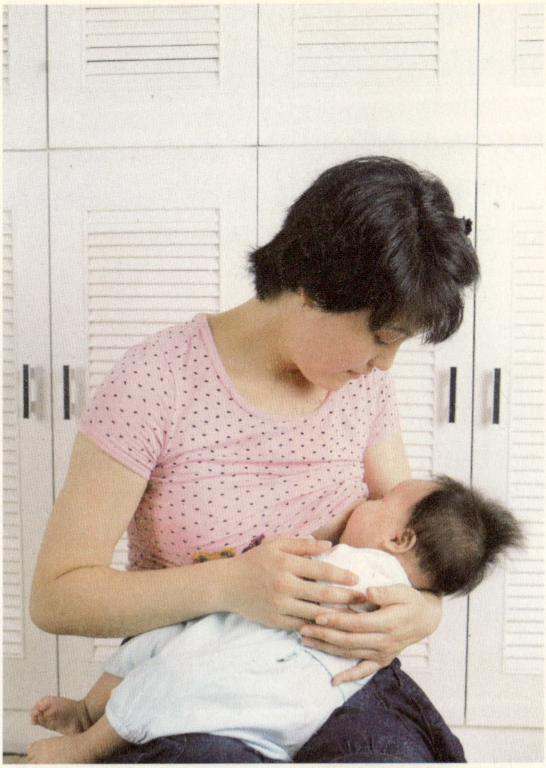

妈妈细心给宝宝喂奶。

见，且范围小得可以忽略不计，因此，新生儿主要是靠气味来“认人”。宝宝出生后50小时，就能对各种气味做出反应，绝大多数宝宝能准确地“认出”妈咪的气味，并在很多人中分辨出母亲的味道，这种气味能使宝宝产生一种安全感与愉悦感。

若产妇使用的化妆品盖住的本身的味道，即使妈咪就抱着宝宝，他也无法“认得”你，于是出现宝宝不悦，哭闹、不吃奶的情况。有趣的是，这时，如果妈咪洗个澡，卸下浓妆，再接近宝宝，宝宝会停止哭闹，愉快地吃奶。

产妇睡弹簧床害处多

很多女性认为在妊娠期间睡硬床，分娩后可以睡软软的席梦思、弹簧床了，其实不然。

由于分娩时，宝宝经过产道时，挤压产道，使骨盆的关节与韧带之间的距离更大，整个骨盆的完整性受到改变，如果此时还睡在柔软的床上极易使盆骨变形，影响形体美。如果要翻身或者起床的话，也必须花费很大的气力，这样就会使骨盆受到过度的拉伸而受伤，从而影响子宫、盆骨等的恢复。

产后美容

产后的美容总原则

作为时尚新妈咪，分娩后也格外关心美容的问题，但产后美容也是有原则的，如果超出这个原则，有可能产生不可挽回的损害，所以，新妈咪要注意了。

不可浓妆艳抹。最好不要化妆。

不可急于求成而到医院接受美容手术。产后身体尚处于恢复阶段，如果急于进行美容手术不但不利于身体的恢复，还造成“旧伤未愈，又添新伤”的局面，不利于照顾宝宝。

穿着得体。不能不顾身体的现状追求搞怪的衣着，也不宜穿过紧的衣服、裤子和高跟鞋，衣着得体就好。

保持充足的睡眠。充足的睡眠不但有利于身体的恢复，还有利于身体内激素水平的平衡，充足的睡眠是好的皮肤的开始。

注重内养。从饮食方面着手，有健康的身体，才会有健康的肤色，肌肤也需要各种不同的营养，俗话说“吃出个漂亮女人”。产妇要特别注意摄入蛋白质、维生素、矿物质等，如果急于减肥的需要，可以食用体积小、营养丰富的食物，如土豆、红薯、鸡蛋、蛋糕等，还可以多吃一些绿色蔬菜和水果。含维生素C、维生素E的食物特别有利于皮肤，如柑橘、柠檬、猕猴桃、桃子、杏等含有丰富的维生素C，有助于美白肌肤，牛奶、玉米、西红柿、核桃等中含有丰富的维生素E，有助于延缓衰老，美白肌肤。

美容可以和瘦身一起进行，以美容（或瘦身）促进瘦身（或美容）。

产后保湿

按道理来说，产后由于激素恢复到以前的水平，皮肤也会变回到以前那样好，但有些新妈咪的皮肤却变得很差，这是因为要照顾宝宝，一门心思都花在宝宝身上，自己平常的基本保养都懒得做，再加上晚间的睡眠不好，导致皮肤变差了，那么，新妈咪怎样让自己变得年轻起来呢，最主要的就在保湿。

肌肤保湿光做基本保养是不够的，除了日常的洁面与润肤霜之外，还需要有更好的保湿霜和保湿面膜等。这是因为，产后与妊娠期的皮肤状态不是一样的，此时的肌肤进入成熟阶段，再说由于考虑到肚子里宝宝的安全，有些新妈咪甚至根本就不用肌肤保养品，因此，要保养就需要更加合适的保养品，以促进肌肤尽快修复。

选择高度保湿的润肤霜或者润肤乳。

每周敷保湿面膜，面膜后再涂上保湿护肤品。

使用抗皱的精油，也可以到美容院进行定期护理。

进行皮肤护理时，手法要尽量轻柔，以免过度拉伸皮肤，反而不好。

产后祛斑

妊娠期，长斑是正常的，这些斑点称为“妊娠斑”。有些妊娠斑在分娩后一段时间会自然消失，而有些斑点却会随着时间的后移颜色加深，这让很多新妈咪苦恼不已。

目前尚未研究出能祛斑又对身体无害的产品，因此，需要根据新妈咪的具体情况来决定选用哪些方法祛斑。在准备祛斑前，新妈咪可以先咨询皮肤科医生，了解自己属于哪种情况，根据情况选择合适的祛斑方法。目前的祛斑方法有：果酸祛斑、激光祛斑、针灸祛斑、磨削祛斑、药物祛斑、中草药祛斑等。

前期祛斑，加上后期的护理，新妈咪一定可以恢复到以前的美丽容颜，甚至比以前更有成熟魅力。

祛除妊娠纹

妊娠纹让很多新妈咪产后不敢穿裙子、短装，甚至出现严重的自卑心理，对以后的工作和家庭生活缺乏信心。

其实妊娠纹在怀孕期预防很重要，有些新妈咪预防得当，只会出现很少的妊娠纹。因此，建议新妈咪在得知自己怀孕后就可以先准备一瓶好的妊娠霜了，在容易出现妊娠纹的地方如腹部、大腿内外侧、臀部等，均匀地涂抹并轻轻地按摩，以促进妊娠霜充分吸收。建议一定要买好的妊娠霜，劣质妊娠霜不但没有预防效果，还可能有不好的影响。

分娩后要注意腹部皮肤的保湿，在洗澡的时候经常按摩颈部、腹部、臀部、大腿的肌肤，沐浴后涂上保湿霜，防止肌肤干裂，也能使妊娠纹相对淡化。

剖宫产后瘢痕的消除

孕妈咪为了生产时保证宝宝的安全，选择了剖宫产，但产后腹部的瘢痕成了新妈咪的烦恼。这些瘢痕质地坚硬，刚开始时会发红、发紫，随着时间的推移有的瘢痕颜色会变淡，而有的则变深，因此，有些新妈咪的瘢痕比较“漂亮”，而有些瘢痕则是“难看”。在天气变化时还会出现皮肤发痒、疼痛等症，人们将其笑称“天气预报”。那么，该怎样来对付这些瘢痕呢?

手术后刀口的痂不要用手揭，以免撕脱真皮组织，妨碍伤口的恢复。

避免阳光照射，防止紫外线刺激形成色素沉着。

改善饮食，多吃水果、鸡蛋、瘦肉、肉皮等富含维生素C、维生素E以及人必需氨基酸的食物，以促进血液循环，改善表皮代谢功能，促进瘢痕颜色变淡。

经常按摩，可以使瘢痕逐渐软化。

使用瘢痕贴。瘢痕贴可以抑制纤维细胞的增生，抑制瘢痕的形成。

产后美腿

对于因妊娠发生水肿、长胖而导致美腿变形的女性来说，产后不仅需要瘦身，更需要美腿，那么该如何美腿呢?

母乳喂养宝宝是最消耗脂肪的，因为母乳中含有大量的脂肪，这些脂肪的来源是孕妈咪怀孕时储存的，因此，可采用哺乳的方法瘦身美腿。

其次，按摩也不失为一种好方法。在洗澡后，涂上能促进血液循环的按摩膏，从踝关节至膝盖部位由下往上按摩，有利于消除水肿以及缓解“萝卜腿”。

第三，做腿部健美操。腿部健美操有利于增强大腿的内外侧肌肉的力量，保持大腿的平衡性和对称性。

第四，经常食用可以美腿的食物，如芝麻、苹果、禽蛋、菠菜、芹菜、葡萄柚、木瓜、番茄、猕猴桃、香蕉等。这些食物已经被证明对美腿修形大有益处，所以不妨多吃。

产后收小腹

分娩后，产妇会出现腹部松弛、乳房下垂等，在产后的一段日子中，腹部仍然像怀有身孕，这是因为子宫还没有复原，而且由于腹部肌肉被膨大的子宫过度拉伸，肌肉的弹性也大不如以前，如果不通过正确的锻炼，仅靠自身恢复是难以复原的，那么，怎样使腹部平坦呢?

居家体操。在居家修养的这段时间，可以在闲暇的时候或者固定的时间做做腹部锻炼操，不但可以瘦身，还能锻炼身体。以下介绍两节简单的锻炼体操。

仰卧床上或者在铺有软垫的地板上，双手抱住后脑勺，背部紧贴地面，两腿伸直做踩单车样交替运动，动作幅度由小到大，由慢到快，连坐50次左右，每日早晚1次。

立于墙边，两手扶墙，身体向后退20~30厘米，保持呈一条直线，两臂弯曲，身体向下压，保持下压2~3秒后，两臂伸直，身体向上，类似于做俯卧撑，每次练习10~15次。

瑜伽练习。瑜伽有很多动作都是锻炼腹部肌肉的，如梨式、站式、单腿旋转式、三角转动式、猫式、侧卧抬腿式、船式等。

腹部按摩。每日洗完澡或者洗澡的时候用按摩膏进行腹部按摩，促进肌肉活力的恢复和血液循环，同时能增加肠胃的蠕动，帮助消化、排便等。

除了要锻炼之外，持之以恒是非常重要的。需要注意的是，产后的最初一段时间身体还在恢复中，不宜大幅度、过度运动。

让你的乳房更挺

产后乳房有下垂的趋势，而拥有一对坚挺的双乳是每位女性的梦想，怀孕使女性的乳房增大，现在要做是的怎样使增大的乳房更加“挺”。

美胸操。仰卧在床上，双臂伸展平放，将两手向上举起，保持左右手平行，连续数次，坚持1个月，可使乳房丰满挺拔，还有利于乳汁分泌。

胸部按摩。清洁胸部后，将按摩膏涂于胸部，顺时针轻轻打圈按摩30次，左手按摩右边乳房，右手按摩左边乳房，持之以恒可以使胸部到围绝经期时仍旧挺拔。

丰胸饮食。除了进行适量的锻炼外塑，还可以通过美胸食物内养。人们熟悉的很多食物都有丰胸的作用，如猪蹄、木瓜、卷心菜、花菜、黄豆、花生、杏仁、桃仁、芝麻，以嫩鸡加入牛奶同炖也能有利于胸部的健美。

游泳有利于水压对胸部起按摩的功效，对乳房的健美有一定的帮助。

产后的性生活

多久可以开始性生活

女性分娩后不宜立即进行性生活，因为生殖器官经过妊娠的变化和分娩时的创伤，必须经过一段时间才能恢复正常。一般来说，产妇身体全面恢复需要56日，因此，在56日后才能进行性生活。

在产妇分娩的6周后，应该先去医院进行检查，特别是需要对生殖系统进行全面检查。如果医生认为产妇生殖系统恢复得好，同时产妇本人也做好了充分的心理准备，那么就可以恢复性生活了。

但是，很多产妇存在着对性生活冷淡的情况。这也是正常的。主要有生理和心理两方面的原因。

生理方面。由于分娩后，除了要恢复身体，还要日夜照顾宝宝，因此，产妇常常会感到身心疲惫，对性生活缺乏热情。

其次，由于受内分泌的影响，雌激素分泌在分娩后的一段时间会相对较少，阴道的分泌物减少，对阴茎摩擦引起的性刺激反应能力下降，因而性欲降低。加上分娩时的阴道损伤、腹部伤口、会阴部的伤口也会在性交时疼痛，因此，性欲降低。

心理方面。女性有了孩子后，会将注意力转向孩子，角色的转化使神经中枢的兴奋优势发生转移，从而抑制性兴奋，因此，产后女性的性欲降低。

再次，因为怀孕使女性的体形发生了很大的变化，这种不好的变化会使其在丈夫面前有自卑心理，这也阻碍了性兴奋的传导。

第三，分娩时的痛苦经历在女性的心理有了阴影，使有些女性不愿意再进行与分娩类似的活动。

产后性生活的注意事项。

情绪不愉悦时或者身体极度疲劳时，不宜进行性生活。

在进行母乳喂养宝宝时不宜进行性生活。

不宜沐浴后马上进行性生活。

性交时，动作不宜剧烈，因剧烈的动作容易引起会阴部损伤、出血，特别是当产妇患有贫血、营养不良，或者阴道炎症时，更加容易受到损伤。因丈夫禁欲时间较长，在性生活时容易动作激烈，情绪兴奋等，所以，在这方面丈夫要特别注意。

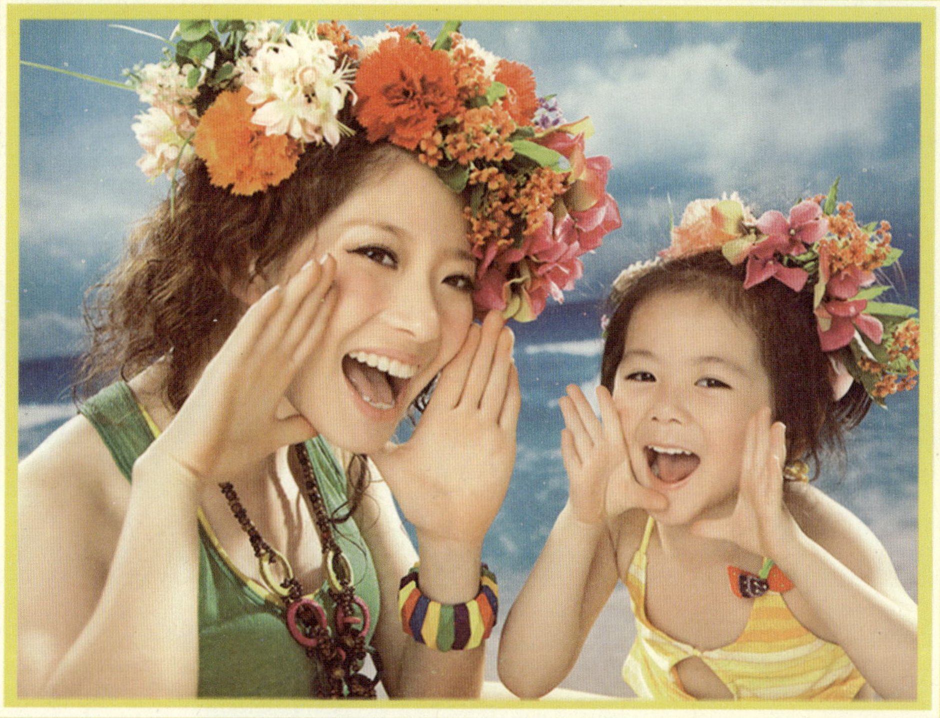

图书在版编目（CIP）数据

孕产期百科全书/王巍主编. —长沙：湖南科学技术出版社，2011
（孕育亲子 2+1 系列）
ISBN 978-7-5357-6955-8

Ⅰ. ①孕… Ⅱ. ①王… Ⅲ. ①妊娠期－妇幼保健－基本知识 ②胎教－基本知识 ③婴幼儿－哺育－基本知识
Ⅳ. ①R715.3 ②G61 ③TS976.31

中国版本图书馆CIP数据核字(2011)第233175号

读者如有不明之处或需邮购，请电话联系。
地　址：长沙市车站北路70号万象企业公馆1808
网　址：http://www.yhcul.com
长沙市越华文化传播有限公司　邮编：410001
电　话：0731-84444800

孕育亲子2+1系列

孕产期百科全书

策　　划：越华文化
主　　编：王　巍
责任编辑：王跃军
编　　委：张　苗　杨湘梅　高　阳　彭　瑶　陈丽娟
出版发行：湖南科学技术出版社
社　　址：长沙市湘雅路276号
http://www.hnstp.com
邮购联系：本社直销科　0731-84375808
印　　刷：长沙湘诚印刷有限公司印刷
（印装质量问题请直接与本厂联系）
厂　　址：长沙市开福区伍家岭新码头95号
开　　本：787mm×1092mm　1/16
印　　张：16
版　　次：2012年第1版第1次
书　　号：ISBN 978-7-5357-6955-8
定　　价：39.80元